innenwelt verlag

MIX
Papier aus verantwortungsvollen Quellen
FSC® C083411
www.fsc.org

Titel der spanischen Originalausgabe:
¿Quien soy? De la Disociacion a la Integration

1. Auflage 2025
Umschlaggestaltung: Agentur Guter Punkt, München unter Verwendung einer Illustration von Lorenzo Lombardi
Übersetzung: Katja Raspail
Lektorat: Beate Steffens, Jivana Werner

Druck: CPI books, Leck
Printed in Germany
ISBN 978-3-910856-06-6

PETER BOURQUIN
MARIO C. SALVADOR

Von der DISSOZIATION zur INTEGRATION

Den Schmerz des Vergangenen heilen und wieder ganz werden

Inhalt

Carmen Cortés | Peter Bourquin – Der Mensch und sein inneres System 7
- Über das Selbst 7
- Die Entwicklung der inneren Teile 15
- Die Organisation unseres inneren Systems 32
- Auf dem Weg zur Integration 41

Mario C. Salvador – Die Topografie des Selbst beim Überleben 52
- Wer bin ich? 52
- Dissoziation und emotionales Trauma 54
- Arbeitsmodell: die Topografie des Überlebenssystems 70
- Die Benutzung des Modells 99

Jesús Atencia – Die kartografische Analyse eines Prozesses 107
- Neuroprocessing: Die Kapsel der traumatischen Geschichte öffnen 108
- Eine kartografische Karte zum Erkunden der Erfahrung 112
- Analyse einer Sitzung und das Lesen der Ebenen 119
- Beobachtung der Interventionen des Therapeuten 162
- Wenn ich kein Therapeut bin, wie kann mir dieses Kapitel helfen? 166

Peter Bourquin | Carmen Cortés – Das inneren System aufstellen 168
- Eine „Landkarte" der systemischen Aufstellungen 168
- Erwachsenen-Ich und Kinder-Ich 172
- Von Eltern, Kindern und inneren Kindern 173
- Selbstgeschaffene Elternfiguren 177
- Mit Gott verhandeln: religiöse Vergebung versus Traumaheilung 179
- Aufstellung mit Laura: „Warum boykottiere ich mich selbst?" 184

Judit Climent – Zum ersten Mal Flügel bekommen 197
- Der Anfang 197
- Der Verlauf der Therapie 202
- Über Dissoziation 216
- Schlüsselaspekte der therapeutischen Intervention 220
- Was ich erreicht habe 230

Quellennachweis 237
Über die Autoren 243

Carmen Cortés | Peter Bourquin

Der Mensch und sein inneres System

Über das Selbst

„Ich hoffe, du wirst der, der du bist."
Pindar, vor 2500 Jahre

Es ist nicht einfach, einer Dimension unserer Existenz, die nicht messbar oder greifbar ist, einen Namen zu geben. Die Benennung ist ein Versuch, sie zu erfassen und verständlich zu machen. Es gibt Worte wie „das Selbst", „die Essenz", das „wahre Ich", die „Seele" oder den Anglizismus „self", um nur einige zu nennen. Wir wollen versuchen, dem Ganzen eine Form zu geben, und benutzen „das Selbst", um es zu benennen. Für uns ist nicht der Name relevant, der je nach persönlicher Vorliebe variieren kann, sondern das ihm innewohnende Verständnis.

Das Selbst existiert in jedem von uns und wird in verschiedenen spirituellen Strömungen und Religionen anerkannt. Es ist eine Dimension, über verschiedene philosophische und mystische Schulen zu kontemplieren. Im Bereich der Psychologie ist es eine inhärente Dimension, da das griechische Wort *psykhé* etymologisch „Seele", „Geist", „Atem", „Leben", „kalter Wind" bedeutet, während *logia* „Rede" oder „Diskurs", „Abhandlung", „Lehre" beschreibt. Psychologie bedeutet also wörtlich „Lehre von der Seele".

Mit dem Begriff „menschliches Wesen" kommen zwei grundlegende Aspekte zum Ausdruck, denn wir leben in der Tat eine Doppelexistenz. Um dies verständlicher zu machen, ist es nützlich, sich mit dem Begriff des „Holon" vertraut zu machen. Wir kennen

Ausdrücke wie holistisch oder Hologramm, die wie Holon ihren Ursprung im griechischen Wort *hólos* haben: „ganz", „Ganzheit", „Totalität", *„Das Ganze ist größer als die Summe seiner Teile."* Es scheint, dass der erste Mensch, der diese geistreiche Idee hatte, Aristoteles war, der damit das allgemeine Prinzip des Holismus auf den Punkt brachte.

Ein Holon ist etwas, das sowohl ein Ganzes als auch ein Teil von etwas ist. Jedes System kann als Holon betrachtet werden, sei es ein subatomares Teilchen oder ein Planet. Zum Beispiel ist ein subatomares Teilchen Teil eines Ganzen, eines Atoms. Ein Atom ist Teil eines Ganzen, eines Moleküls. Dieses ist gleichzeitig Teil einer ganzen Zelle, die wiederum Teil eines größeren Organismus ist, zum Beispiel eines Menschen. Das ist eine Einheit, die auch Teil einer Familie, einer Gemeinschaft, einer Gesellschaft, der Menschheit, des Ökosystems usw. ist. Jede Einheit, jedes System ist gleichzeitig auch Teil eines größeren Systems.

In einem nicht-physischen Bereich sind Worte, Ideen, Klänge, Emotionen und alles, was identifiziert werden kann, sowohl Teil von etwas als auch gleichzeitig aus Teilen zusammengesetzt. Im Sinne der Selbstähnlichkeit sind Holons den Fraktalen sehr ähnlich. Ein Fraktal kommt der Idee des Holons insofern nahe, als ein Teil eines Holons eine Darstellung des Ganzen ist. Die Bilder von Mikrokosmos und Makrokosmos sind in ihrer Ähnlichkeit verblüffend.

Nichts ist nur ein Teil oder ausschließlich ein Ganzes. Wir haben es also immer mit etwas zu tun, das sowohl ein Ganzes als auch ein Teil ist. Um Ihnen ein Bild zu geben: Ein Holon ist wie ein Knoten in einem Netz. Ein Knoten ist eine Einheit, aber er kann nicht für sich allein existieren, er kann nur zusammen mit den anderen ein Netz bilden. Außerdem hat ein Holon zwei Tendenzen: Es will sich sowohl als Einheit als auch als Teil manifestieren. Aber seine tiefste Existenz liegt im Ganzen, das es anzieht. In den Teilen, in den verschiedenen persönlichen Strukturen, gibt es eine tiefe Sehnsucht nach dem Ganzen, der Einheit.

Wir leben eine doppelte Existenz: als Individuum und als Teil einer größeren Einheit. Die größere Einheit könnten wir „das Selbst" nennen. Es ist ein gemeinschaftliches, umfassendes Sein. Es befindet sich nicht so sehr in unserem innersten Wesen, sondern ist vielmehr zwischen uns, umhüllt und vereint uns. Es liegt in unserer Natur als Holon, dass wir als Individuen gleichzeitig ein Netzwerk zwischen allen und allem bilden. Daraus erklärt sich eine Qualität des Seins, die allumfassend ist, alle gleichermaßen wertschätzt und frei von Urteilen ist.

Das Harmonisieren unserer dualen Existenz als Individuum und als Wesen führt dazu, diese Dualität zu transzendieren. Der amerikanische Psychologe Abraham Maslow interessierte sich für die sogenannten „Gipfelerlebnisse" und erforschte sie. Dabei handelt es sich um Momente tiefer Liebe, des Verstehens, des Glücks oder der Verzückung, in denen sich der Mensch vollständiger, lebendiger und sogar wie die Fortsetzung der Welt selbst fühlt, sich der Wahrheit, der Gerechtigkeit, der Harmonie, des Guten und solcher Gefühle bewusster ist.

Dies sind Erfahrungen eines erweiterten Bewusstseins, die viele Menschen irgendwann in ihrem Leben gemacht haben und die keineswegs eine pathologische Erfahrung sind: „Ein wesentlicher Nutzen, den ich aus dieser Erfahrung ziehe und den wir alle haben können, ist, dass sie uns hilft, uns selbst besser zu verstehen. Es gibt viel mehr Harmonie in uns, als an der Oberfläche. Mit anderen Worten: *„Das Persönlichste, das Lebendigste in uns ist etwas, das wir alle miteinander teilen. Denn während dieser Gipfelerlebnisse sind wir uns klar und intensiv bewusst, dass wir zusammengehören und etwas teilen, das jedem Menschen eigen ist (…) in bestimmten Momenten sprechen wir alle eine gemeinsame Sprache, haben eine gemeinsame Erfahrung und leben in der gleichen Welt. In diesen Momenten sind wir am lebendigsten. In unseren lebendigsten Momenten sind wir eins mit einander." (Büntig)*

Maslows Worte spiegeln einige der Qualitäten des Selbst wider, die sich aus der Erfahrung dieser Realität ergeben und nicht aus der bloßen mentalen Reflexion über sie. Das Leben im Selbst führt zu Erfahrungen von Liebe und Weisheit: Liebe als bedingungslose, emotionslose Meta-Liebe und Weisheit als klares, praktisches Wissen, das uns hilft, ein erfolgreiches Leben zu führen und uns mit der Realität in Einklang zu bringen. Dies sind Erfahrungen, die über den individuellen Rahmen hinausgehen.

Ein östliches Sprichwort sagt: „Je tiefer meine Erfahrung, desto größer mein Mitgefühl."

Das Wesen des Selbst zeigt sich in der Manifestation seiner Qualitäten wie Akzeptanz, Vertrauen, Klarheit, Verbindung, Einheit, Neugier, Ruhe, Kreativität, Mut und Mitgefühl. Wir wollen diesen mitfühlenden Blick des Selbst auf sich selbst, andere und die Welt hervorheben. Mitgefühl ist sowohl die bedingungslose Anerkennung der Würde jedes Einzelnen als auch der Wunsch, dass man selbst und andere frei von Leiden sind. Es hat nichts mit dem Leiden des anderen zu tun oder mit einem einschränkenden Blick, der den Nächsten als Opfer des Lebens sieht.

Das Selbst in der Therapie

Alles, was in Beziehung geht, kann heilen. In einem therapeutischen Kontext gibt es dafür mindestens drei Dimensionen: eine ist der innere Prozess des Klienten, der mit bestimmten Themen oder Teilen von ihm in Kontakt kommt, die Schwierigkeiten verursachen; die andere ist die Beziehung zwischen dem Klienten und seinem Therapeuten; und die dritte ist alles, das im Therapeuten in Resonanz mit seinem Klienten geschieht, was wir Gegenübertragung nennen. Damit diese Begegnungen heilsam sind, sowohl auf der intrapsychischen als auch auf der interpersonellen Ebene, sehen wir die Präsenz des Selbst als wesentlich an.

In der Begegnung mit einem Therapeuten, der den Kontakt zum Selbst nie ganz verloren hat oder der es wiederentdeckt hat und dafür sorgt, dass die Tür offen bleibt, kann sich das Selbst des Klienten in dieser Beziehung entfalten und an Präsenz gewinnen. Wir möchten klarstellen, dass das, was wir hier beschreiben, nichts mit einer bestimmten Religion, einem Glauben oder einer spirituellen Praxis zu tun hat, wir beziehen uns einfach auf das Bewusstsein des Therapeuten.

Ein Psychotherapeut, der Zugang zum Selbst hat, tritt auf exklusive Weise in Beziehung mit seinem Klienten, denn in diesem Moment gibt es nichts anderes als sich selbst und den anderen, in ihrer primären

Verbindung zum Selbst. All sein Wissen steht im Hintergrund als Werkzeugkasten zur Verfügung; aber nur dort, wo sich der Therapeut mit seinem ganzen Sein dem Sein des Klienten aussetzt, kann eine heilende Beziehungserfahrung stattfinden, die die Grundlage dafür ist, dass sich einer aus seiner Essenz heraus manifestiert und, um es mit Pindaros Worten zu sagen, zu dem wird, was er bereits ist.

Das eigene Selbst wird nicht von Traumata beeinflusst und ist nicht von Bindungsbeziehungen zu anderen abhängig. Es existiert bereits vor jeder Beziehungserfahrung und geht darüber hinaus, weil es nicht beeinflussbar ist. Diese dem inneren System des Klienten innewohnende Qualität ist eine kraftvolle Quelle für den Heilungsprozess und der „organismischen Selbstregulierung", wie Fritz Perls unsere natürliche und spontane Tendenz zur Verwirklichung unserer Potenzialität nannte. Dazu gehört die Akzeptanz, Wertschätzung und Integration aller Aspekte von uns.

Um es mit den Worten unserer Kollegin Judith Roig zu sagen: „Es ist möglich, jede Erfahrung zu haben und sie zu halten, wenn man in Kontakt mit der Essenz ist, die nicht beschädigt wurde, weil es da keine Materie gibt. Es ist die Materie, die die Erfahrung macht, wobei das Selbst die Instanz ist, die, sicher vor allem, die Erfahrung beobachtet. Wenn wir uns in ihr sehen, wenn sie sich in uns sieht, wenn sie in uns hineinschaut, dann geschieht vielleicht Heilung."

Insbesondere bei schweren Traumata, die durch Gewalt-, Missbrauchs- oder Vernachlässigungserfahrungen in der Kindheit verursacht wurden, kann es ein entscheidender Schritt zur Heilung sein, wenn die Person in sich selbst einen Raum entdeckt, die nie verletzt wurde und nach wie vor intakt ist.

Diese Erfahrung des Selbst im therapeutischen Prozess zu wecken, kann Zeit in Anspruch nehmen, genauso wie das Einleiten, der Aufbau und die Pflege einer Beziehung zu dieser Dimension im Klienten. Aber es lohnt sich, dranzubleiben, denn es wird sowohl ein Anker der Stabilität als auch eine nie versiegende Quelle von Heilungsimpulsen sein – hier liegt ein großes Potenzial für Selbstheilung. Zusammen mit der therapeutischen Beziehung schafft dies einen Rahmen, in dem die

Integration von schmerzhaften Erinnerungen und verletzten Anteilen in eine Einheit möglich ist. Im Vertrauen auf das Selbst gibt es keine Grenzen der Hoffnung, wie weit eine Heilung gehen kann.

In Bezug auf die Aufstellungsarbeit möchten wir die folgenden Überlegungen von Manuel Guerrero Garcia teilen, die wir für sehr einleuchtend halten: *„Der Aufsteller und sein Werk werden dann zu einem Medium, durch das etwas Größeres wirkt. Im ‚Buch der vollkommenen Leere' (Liehtse, 1987, S. 45) heißt es: ‚Im Handeln der Form entsteht nicht eine andere Form, sondern ein Schatten; im Handeln des Klangs entsteht nicht ein anderer Klang, sondern ein Echo; im Handeln der Leere entsteht nicht die Leere, sondern das Sein.' Eine Möglichkeit, eine Aufstellung zu betrachten, besteht darin, sie als ein Ritual zu sehen, durch das – um das obige Zitat zu paraphrasieren – ein Klient mithilfe eines Vermittlers sich wieder mit der Leere verbindet, in der Hoffnung, dass daraus neue Wege des Seins entstehen."*

Der innere Beobachter: Überbrückung der Kluft

Wir wollen über eine angeborene Fähigkeit sprechen, die wir alle haben: den inneren Beobachter. Wir sind in der Lage, uns selbst zu beobachten, was uns in eine Subjekt-Objekt-Beziehung zu uns selbst bringt, zu dem, der beobachtet, und dem, der beobachtet wird. Wer beobachtet?

Es ist das Bewusstsein selbst, das beobachtet, was geschieht, ohne einzugreifen, sondern es einfach aus einem Gleichgültigsein heraus registriert. Bewusstsein ist die Fähigkeit, das Leben in all seinen Aspekten zu beobachten, ohne das Beobachtete zu bewerten, zu beurteilen und ohne das Ergebnis eines Ereignisses kontrollieren zu müssen. Achtsamkeit ist ein Prozess, sie ist etwas, das jeden Moment aufs Neue geschieht. Wir können diese Fähigkeit als eine wiederkehrende Übung der Kontemplation oder Achtsamkeit entwickeln und trainieren, mittlerweile auch *Mindfulness* genannt, um den populären Anglizismus zu verwenden.

Hier ein Beispiel aus einem Vortrag von Claudio Naranjo: *„Wenn du dich in einer unangenehmen Situation befindest, dann sieh dir dieses Gefühl* *der Unzufriedenheit, des Schmerzes oder des Leidens an. Der erste Schritt ist, es mit Gleichmut zu betrachten. Sieh ihm ins Gesicht, schaue es einfach an, gib ihm Raum, mische dich nicht ein. Wenn du es gut ansiehst, weißt du, dass Schmerz eine Sache ist und das Bewusstsein, das es ansieht, eine andere. Wir lernen zu unterscheiden. Es ist wie mit einem Spiegel, der nicht mit seinem Spiegelbild verwechselt wird, er ist immer neutral.*

(Jetzt ist es an der Zeit, das Selbst mit seinen Qualitäten der Liebe und der Weisheit zu erwecken. Obwohl der innere Beobachter eine Brücke zum Selbst schlägt, müssen wir uns vielleicht des Selbst bewusst werden, damit dies geschieht.) *„Schaue mit allumfassender Liebe auf dich. Wenn ich Mitgefühl für mich habe, ist der Mitgefühl gebende Teil glücklich. Wir befinden uns gleichzeitig im Leid und in der Liebe. Es ist eine Übung, die Flamme der Liebe aufrechtzuerhalten, auch wenn es einem schlecht geht. Es ist, dass man auch im Schmerz glücklich sein kann!"*

Diese Brückenfunktion des Beobachters zwischen unserem gewöhnlichen Bewusstsein und unserem Selbst wird durch die Fähigkeit des Beobachters zur Distanzierung ermöglicht. Diese Distanz ist jedoch von einer ganz anderen Qualität als die Dissoziation, die aus einer traumatischen Erfahrung resultiert. Jene will die schmerzhafte Erinnerung vermeiden, was zu einer Fixierung auf etwas Vergangenes führt und den Kontakt mit dem gegenwärtigen Moment unterbindet. Der innere Beobachter hingegen flieht nicht, vermeidet nicht, sondern stellt sich dem Geschehen. Es handelt sich nicht um einen Zustand der Fixierung, sondern um eine flexible Entscheidung des bewussten Selbst, die in jedem Moment getroffen wird.

Das bewusste Selbst als Protagonist

Der Beobachter hat die Gabe, von jeder Erfahrung, jedem Gedanken oder Verhalten zurückzutreten und es zu beobachten. Obwohl er keinen aktiven Einfluss ausübt, beeinflusst er unweigerlich das Beobachtete, wie wir aus der Quantenphysik ableiten können. In der reinen Beobachtung dessen, was ist, beginnt die radikale Akzeptanz von sich selbst und dem Leben, wie es ist.

Jemand muss diese Informationen empfangen und entscheiden, was damit zu tun ist. Es braucht also ein Ich, das ständig dabei ist, sich bewusster zu werden. Die Kombination aus sich ständig erweiterndem Bewusstsein und Erfahrungen schafft das, was wir das „bewusste Selbst“ nennen. Obwohl unser innerer Beobachter nichts tut, da er kein ausführendes Organ ist, nährt er unser bewusstes Selbst, und in der Tat ergänzen sie sich wie zwei Seiten derselben Medaille.

Das bewusste Selbst kann als die Individuation des Selbst verstanden werden, oder, um das Bild des Holons wieder aufzugreifen, sein Aspekt, eine eigene Einheit zu sein, während das Selbst eher seine gemeinsame Dimension ist. Es ist die Präsenz des Selbst im Individuum, der Samen, der in uns allen steckt und der im Laufe unseres Lebens zu wachsen beginnt. Möglicherweise gewinnt das bewusste Selbst im Laufe der Jahre an Präsenz, wird erfahrener und weiser, reagiert auf den gegenwärtigen Moment und ist in der Lage, das Ruder des eigenen Lebens zu übernehmen und die Zügel des konkreten Alltags in der Hand zu halten. Dies ist jedoch kein automatischer Prozess, sondern das Ergebnis einer persönlichen Reifung im Kontakt mit dem Selbst. Es gibt Menschen, bei denen, unabhängig von ihrem Alter, das bewusste Selbst kaum entwickelt ist und nicht genügend Kraft hat, um die Zügel ihres Lebens in die Hand zu nehmen, sondern von den verschiedenen reaktiven Anteilen beherrscht wird, die die ausführende Funktion im System übernehmen.

Es ist der Kontakt mit dem Selbst, der uns lehrt und trainiert, dem Leben mehr zu vertrauen, auch wenn es unvorhersehbar ist, anstatt alte Muster der Vergangenheit zu wiederholen, die ein Versuch sind, das Leben unter Kontrolle zu halten, um ein Unglück zu vermeiden, das bereits geschehen ist. Es ist genau dieses Vertrauen, das aus dem Selbst kommt, das uns weniger reaktiv und offener für das Leben macht. Und in der Entfaltung unserer Fähigkeit zu lieben, manifestiert sich ein angeborener Impuls, unsere Individualität zu transzendieren.

Die Entwicklung der inneren Teile

„Das Eine ist mehr als die Summe seiner Teile."

Die menschliche Persönlichkeit entwickelt sich durch zwei grundlegende und komplementäre Prozesse: Differenzierung und Integration. Die Aufspaltung eines Ganzen in Teile und die Verbindung von Teilen zu einem Ganzen.

Ein neugeborenes Baby ist ein menschliches Wesen, das einerseits mit seiner eigenen genetischen Konstitution und gleichzeitig mit einer spezifischen Qualität des „Seins" auf die Welt kommt, die es einzigartig macht. Gleichzeitig ist ein Baby wehrlos, verletzlich und zum Überleben auf die Welt der Erwachsenen angewiesen, sodass es sich so weit wie möglich an seine Umwelt anpassen wird.

Wir sind also nicht nur die bloße Fortsetzung unserer Eltern und nicht nur das Ergebnis der Konditionierung durch unsere Umgebung, wir sind mehr. Es geht um den Unterschied zwischen dem, was ich bin und dem, was ich habe, indem ich es zu meinem mache, zu meinem Ich und zu meinem Charakter.

James Hillmann, ein amerikanischer Jung'scher Psychologe, hat es so formuliert: „Ich möchte, dass wir uns vorstellen, dass das, was ein Kind erträgt, das ist, was es tun muss, um in der Welt einen Platz für seine eigene Berufung zu finden. Es versucht, zwei Leben gleichzeitig zu leben: das Leben, mit dem es geboren wurde, und das Leben der Menschen und Orte, an denen es geboren wurde."

Das Kind hat das Potenzial, eine große Vielfalt an Ichs zu entwickeln, deren Summe seine individuelle Persönlichkeit ausmacht. Die Persönlichkeit oder der Charakter entwickelt sich, um mit unserer Verletzlichkeit fertigzuwerden und unser Überleben zu sichern. Folglich bilden wir in einem Prozess ständiger Anpassung innere Anteile aus, um bestmöglich auf die Außenwelt reagieren zu können. Watkins und Watkins (1997) unterscheiden drei Prozesse, die unsere Differenzierung fördern und Teile bilden: die natürliche Differenzierung unserer

Persönlichkeit im Laufe unserer Entwicklung, die Verinnerlichung uns bedeutender Menschen und die Fragmentierung aufgrund traumatischer Erfahrungen.

Die verschiedenen Teile, die sich entwickeln, zielen darauf ab, Konflikte und Probleme zu lösen, um unser Leben erfolgreicher zu gestalten. Eine Folge davon ist jedoch, dass wir beginnen, den Kontakt zu unserem Selbst zu verlieren. Kleine Kinder leben jeden Augenblick mit Intensität. Sie projizieren den Schmerz des Augenblicks nicht in die Zukunft, sie haben keine Angst vor ihr, der Impuls des Lebens ist stärker und sie leben darin, als eine kontinuierliche Manifestation des Selbst. Aber es gibt noch keine bewusste Instanz in ihnen. Und genau aus diesem Grund kann das Selbst ihnen nicht als Ressource für den Umgang mit schmerzhaften und traumatischen Erfahrungen dienen.

Wenn wir das Erwachsenenalter erreichen, haben wir im Allgemeinen die Verbindung zu unserem wahren Selbst weitgehend verloren. Es ist bezeichnend, dass das Interesse an Meditation, Spiritualität oder Religion in der Regel erst ab einem bestimmten Alter, frühestens in der Pubertät, auftritt. Denn man kann sich nur nach dem sehnen und suchen, was man verloren hat, wovon man sich getrennt fühlt und wovon man ein anfängliches Bewusstsein hat.

Die archetypische Geschichte von der Vertreibung Adams und Evas aus dem Paradies spiegelt diese evolutionäre Reise des Menschen wider, die kein Zurück mehr kennt. Inmitten einer Welt, in der alles eins war, mussten sie den Apfel der Erkenntnis essen, um sich ihrer Individualität, ihres Getrenntseins von den anderen, bewusst zu werden. Von diesem Moment an beginnt das menschliche Streben, sich wieder mit dem Bewusstsein des Selbst zu verbinden (lateinisch: *relegere*, wörtlich „wieder zusammenführen", daher „Religion"), das sowohl allumfassend ist als auch über unseren Individualismus hinausgeht.

Es ist derselbe primitive und biologische Selbsterhaltungstrieb, der jedem Lebewesen innewohnt, der uns dazu veranlasst, eine der ersten Instanzen, und sicherlich die erste überhaupt, zu entwickeln: einen archaischen Teil, der wie ein Leibwächter über uns wacht und auf uns aufpasst, der uns vor Gefahren warnt, die auf uns lauern können, und der den besten Weg sucht, uns vor ihnen zu schützen. Dieser Teil entwickelt und differenziert sich im Laufe der Jahre, nimmt gesellschaftliche und elterliche Vorgaben auf und steuert unser Verhalten weitgehend, indem er ein Regelwerk aufstellt, das unsere Sicherheit und unsere Akzeptanz durch andere gewährleistet. Es ist das energetische Muster hinter den verschiedenen Ichs (Stone, 2014). Bei den meisten von uns ist es die Kontroll-/Beschützer-Energie, die unsere Persönlichkeit lenkt.

Im „Dialog der Stimmen" wird es das Ego genannt (Stone). Wir nennen es Persönlichkeit oder Charakter. Der Grund dafür ist, dass der Begriff „Ego" für viele Menschen mit einer Bewertung als etwas Schlechtes, Verachtenswertes verbunden ist, das an „Egoismus" usw. erinnert, und es bei bestimmten meditativen oder spirituellen Praktiken das Ziel ist, „das Ego zu töten", wogegen dieser Begriff einfach eine Realität unserer vielschichtigen Existenz beschreibt. Wir kennen niemanden, der kein Ego, keine Persönlichkeit oder keinen Charakter hat.

Der Mensch wird in der Psychologie seit mehr als einem Jahrhundert nicht als monolithische Einheit, sondern als eine Reihe von Anteilen verstanden. Unter anderem Pierre Janets frühes Verständnis von Trauma und der Dissoziation von Teilen der Persönlichkeit, Carl Gustav Jungs sogenannten „psychische Komplexe", bis hin zu neueren Ansätzen wie Hal und Sidra Stones *„Dialog der Stimmen"*, John und Helen Watkins' *„Ego-State-Therapie"* oder Richard Schwartz' *„Inneres Familiensystem" (IFS)*. In diesem Sinne wäre es genauer und realitätsgerechter, von sich selbst im Plural zu sprechen, zu sagen „Wir sind Peter" statt „Ich bin Peter", denn im Moment konzentriert sich ein Teil von mir auf die Formulierung dieser Sätze, während ein anderer Teil von mir merkt, dass ich lieber einen Kaffee trinken und eine Pause machen würde.

Wesentliche Aspekte der Anteile:

- Sie sind Teilpersönlichkeiten oder Aspekte der Persönlichkeit, die auch als Ich-Zustände bezeichnet werden.
- Sie wurden entwickelt, um die Fähigkeit des Einzelnen zu verbessern,

sich anzupassen und mit einem bestimmten Problem oder einer bestimmten Situation umzugehen.

- Sie äußern sich in Form von körperlichen Empfindungen, Gefühlen, Verhaltensweisen, Gedanken, Überzeugungen oder Bildern.
- Sie kommunizieren visuell, auditiv, durch körperliche Symptome, mit Metaphern, durch Träume und auf andere Weise.
- Sie interagieren miteinander. Sie können polarisieren oder Allianzen bilden, um Einfluss im System zu gewinnen.
- Einmal geschaffen, sind sie stark motiviert, sich zu schützen und ihre Existenz fortzusetzen. Jeder Ich-Zustand ist entstanden, um die Anpassung einer Person zu erleichtern, und er ist geblieben, weil er einen gewissen Erfolg hatte.
- Ein kindlicher Ich-Zustand wurde geschaffen, um sich an die Bedingungen von gestern anzupassen, und oft sind seine Versuche, heute zu funktionieren, nicht adaptiv.
- Durch das Erfragen und Einholen von Informationen über den Zeitpunkt und die Umstände, unter denen ein Ich-Zustand sich zeigte, werden Türen zu relevanten Erinnerungen geöffnet.

Wie entwickeln sich die inneren Teile?

Im Folgenden werden drei verschiedene Quellen (Watkins) beschrieben, die zur Entwicklung von Ich-Zuständen führen: Differenzierung als Prozess der kindlichen Entwicklung, Internalisierung signifikanter Anderer durch Introjekte und Identifikationen und innere Fragmentierung durch permanente Dissoziation als Reaktion auf traumatische Erfahrungen.

Darüber hinaus möchten wir eine vierte Quelle vorschlagen: Die transgenerationale Anteile, die als unbewusstes Erbe zu uns kommen, mit dem Schicksal und den Gefühlen eines Vorfahren identifiziert sind und ihren Ursprung im eigenen Familiensystem haben.

Differenzierung

Durch natürliche Differenzierung lernt ein Baby zum Beispiel, Nahrungsmittel, die gut schmecken, von denen zu unterscheiden, die nicht schmecken. Mit der Zeit lernt das Kind komplexere Unterscheidungen, z. B. ganze Verhaltensmuster, die für den Umgang mit Eltern, Lehrern und Spielkameraden geeignet sind, und die sich für die Anpassung in der Schule, in der Familie, bei Freunden usw. eignen.

Auf dem Entwicklungsweg zum Erwachsensein wird diese Differenzierung durch verschiedene Beziehungserfahrungen immer spezifischer oder komplexer, und wir entwickeln immer spezifischere Ich-Zustände in unserer Psyche. Jedes dieser Ichs besteht aus einer Reihe spezifischer Erfahrungen, Einstellungen und emotionaler Zustände, die einer bestimmten Funktion dienen. Diese Fähigkeit, uns in verschiedenen Umgebungen und Beziehungen zu differenzieren, ist eine große adaptive Ressource, die einen wertvollen Reichtum für die Entwicklung unserer Psyche darstellt.

In unserem täglichen Leben können wir beobachten, dass wir unterschiedliche Rollen einnehmen, je nachdem, mit wem wir in Beziehung gehen. Natürlich ist es nicht angebracht, seinen Chef so zu behandeln, als wäre er das eigene Kind und umgekehrt. Es gibt nahe und distanzierte Beziehungen, Beziehungen zwischen Gleichgestellten und solche, in denen eine Art von Hierarchie herrscht, sei es aufgrund von Autorität, Wissen oder Alter. Es ist interessant, die Vielfalt unserer Ich-Zustände oder Teile zu beobachten, je nach Kontext: So sind wir Söhne oder Töchter unserer Eltern, Geschwister unserer Geschwister, Partner unseres Partners, Mutter oder Vater unserer Kinder usw. Das Kinder-Ich unterscheidet sich oft stark vom Eltern-Ich, das Partner-Ich hat einige einzigartige Eigenschaften, das Freund-Ich hat andere. Das berufliche Ich ermöglicht es uns, wieder ganz andere Aspekte zu entwickeln. Wir können eine Unterscheidung in verschiedene Beziehungsbereiche vornehmen: familiäre Beziehungen, soziale Beziehungen, berufliche Beziehungen, innere Beziehungen und existenzielle Beziehungen, insbesondere zum Leben und zum Tod selbst. In ihrer Gesamtheit führen diese zu einem ausgesprochen differenzierten Innenleben.

Internalisierung: Introjekte und Identifikationen

Die normale menschliche Entwicklung beginnt mit der Introjektion, der Verinnerlichung der primären Bezugspersonen – in der Regel der Eltern. Dieser Prozess beginnt bereits während der Schwangerschaft, als Baby im Bauch der Mutter, wenn es intensive und zugleich andauernde Gefühle der Mutter als seine eigenen empfindet. In dieser frühen Phase kann das Ungeborene ja noch nicht zwischen Eigenem und Fremden unterscheiden, da es noch nicht in die duale Welt hineingeborenen worden ist. Daraus entwickelt sich dann eine Identifikation mit diesem inneren Zustand der Mutter. So kann sich jemand als geliebt oder aber als abgelehnt und nicht willkommen fühlen, ohne unterscheiden zu können, ob diese Gefühle im Ursprung seine eigenen sind oder schlicht von der Mutter übernommen wurden.

Als Kinder entdecken wir uns gewissermaßen durch die Augen der Menschen um uns herum, die für unser Wohlergehen und Überleben wichtig sind. Durch das, was sich in ihren Augen gleich einem Spiegel widerspiegelt, entwickeln wir in der Folge ein Selbstbild. Aber diese Blicke sind nicht immer wohlwollend, hier ein Beispiel:

Wenn ein Mädchen wahrnimmt, dass seine Mutter es häufig missbilligend ansieht oder wütend wird, wenn es seine Meinung äußert, seine Lebendigkeit zum Ausdruck bringt oder seine Intelligenz zeigt, kann dies für das Kind schmerzhaft und beängstigend sein.

In der Folge zieht es gewisse Schlussfolgerungen: „Jedes Mal, wenn ich spreche, jedes Mal, wenn ich mich so ausdrücke, wie ich bin, mag mich meine Mutter nicht." Daraus kann sich leicht die Angst entwickeln, die mütterliche Liebe zu verlieren. Es ist dann wahrscheinlich, dass sich ein Anteil in ihr entwickelt, der sich abgelehnt fühlt. Die wahrgenommene Reaktion der Mutter kann als Missbilligung, Ablehnung oder als Scham der Mutter interpretiert werden. Und so nimmt das „zurückgewiesene Kind" Gestalt an.

Diese Erfahrung des „abgelehnten Kindes" führt zu bestimmten Gefühlen über sich selbst und zu bestimmten Schlussfolgerungen oder Überzeugungen, sodass das Kind das Gefühl haben kann: „Ich bin nicht angemessen.", „Ich mache es falsch." oder „Mit mir stimmt etwas nicht." Es ist durchaus möglich, dass dieses Kind später in anderen Beziehungen eine besondere Sensibilität entwickelt, was Ablehnung und Missbilligung angeht. Es neigt dazu, die Realität und Beziehungen auf der Grundlage dieser frühen Erfahrung zu interpretieren. Und so wirkt sich der Einfluss der mütterlichen Missbilligung schließlich darauf aus, wie das Kind sich generell im Bereich der mitmenschlichen Beziehungen wahrnimmt. Es kann zu dem Schluss kommen, dass „niemand mich mag, wenn ich meine Meinung sage".

Außerdem ist es fast unvermeidlich, dass dieses Mädchen parallel zu diesem „abgelehnten Kind" die missbilligende Mutter verinnerlicht. Mit anderen Worten, es introjiziert sie: es übernimmt den Blick der Mutter, das Werturteil der Mutter, und so nimmt die äußere Mutter mit ihrem missbilligenden Blick in der inneren Welt des Kindes als ihr Spiegelbild Gestalt an. Jedes Mal, wenn das Kind den Impuls verspürt, seine Meinung zu äußern oder sich in irgendeiner Weise hervorzutun, wird die Stimme der verinnerlichten Mutter ihre Missbilligung, Tadel und Ablehnung zum Ausdruck bringen, vielleicht mit denselben Worten und Ton der Stimme, die die wirkliche Mutter verwendet.

Warum verinnerlicht das Mädchen diese missbilligende Mutter, und welche Funktion hat diese verinnerlichte Mutter? Für das Kind sind die Mutterfigur und die Beziehung zu ihr äußerst wichtig, und die Verinnerlichung der Mutter ist im Grunde ein Versuch, diese Beziehung zu schützen. Denn der Hauptzweck dieser zensorischen inneren Mutter besteht darin, die Missbilligung der äußeren Mutter zu vermeiden. Wenn die introjizierte Mutter ihre Arbeit gut macht, wenn die innere Missbilligung das Kind davon abhält, sich zu äußern und seine Spontaneität im Zaum hält, wird es vielleicht die Missbilligung und den Tadel der echten Mutter vermeiden. Dann wird diese hoffentlich zufrieden sein und das Kind mit Liebe und Wertschätzung betrachten.

Diese kritischen, missbilligenden oder tadelnden inneren Anteile entwickeln sich oft bei Menschen, die starker Kritik von außen ausgesetzt waren, sei es im familiären Umfeld durch Eltern und Betreuer oder im schulischen Umfeld durch Lehrer und Professoren. Bei vielen bleiben diese Anteile das ganze Leben lang aktiv und kritisieren, beurteilen und entwerten die Person oft auf unbarmherzige und grausame Weise.

Die verinnerlichte kritische Figur ist in vielen Fällen immer noch getrennt von der eigenen Meinung, immer noch die Stimme der kritischen Mutter oder des unnachgiebigen Lehrers. Das bedeutet aber nur, dass der äußere Konflikt verinnerlicht wurde und dass das „zurückgewiesene Kind" sich nun auch mit der introjektierten Mutter auseinandersetzen muss. Das zurückgewiesene Kind fühlt sich von dieser verinnerlichten Mutter, die sich im Laufe der Zeit sogar noch härter manifestieren kann als die wirkliche Mutter, ebenso zurückgewiesen.

In einem nächsten Schritt kommt es allmählich möglicherweise zu einem Prozess der Verdauung des Introjekts, was bedeutet, dass wir diese Botschaften und Blicke verarbeiten und in einen Teil von uns selbst verwandeln. Wir identifizieren uns mit ihren Botschaften, sodass wir das Gefühl haben, „So bin ich." und „So ist das Leben." Auf diese Weise tragen sie dazu bei, unser Welt- und Selbstbild, unsere Werte oder unser moralisches Empfinden zu konstruieren.

Wenn wir auf das Beispiel des Mädchens und seiner tadelnden Mutter zurückkommen, können wir beobachten, wie dieser Prozess der Identifikation dazu führt, dass das Mädchen die Missbilligung und den Tadel der Mutter als ihre eigene Meinung annimmt und sich die Ansicht und Botschaft der Mutter zu eigen macht: „Du darfst nicht auffallen, es gilt diskret und unbemerkt zu bleiben." Dies mag zunächst eine Erleichterung sowohl des äußeren als auch des inneren Konflikts bedeuten. In Wirklichkeit wird der innere Konflikt jedoch nur ignoriert, denn „das abgelehnte Kind" verschwindet nicht, sondern wird nur tief in der Psyche vergraben und sein Schmerz umso stärker geleugnet. (Siehe auch Abbildung 1 von Mario Salvador, Seite 72).

Andererseits bedeutet die Übernahme der Botschaften und Haltung der Mutter, dass sich die Tochter später im Umgang mit anderen Frauen oder mit ihren eigenen Töchtern, falls sie welche hat, so verhält wie die eigene Mutter, denn sie hat sich ja mit deren Überzeugung identifiziert, dass eine Frau diskret und unauffällig zu sein hat. Wenn die eigenen Kinder sich also äußern oder auffallen wollen, werden sie auf die gleiche Missbilligung und den Tadel stoßen, die sie selbst in ihrer Kindheit erfahren hat. So wird der Konflikt von einer Generation zur nächsten fortgeschrieben.

Das Gleiche gilt natürlich auch auf der männlichen Seite mit Botschaften wie „Ein Junge weint nicht und kennt keinen Schmerz." oder „Es gilt, stark und unnachgiebig zu sein." Erst einmal zur eigenen Lebensphilosophie geworden, wird dieses verzerrte Männlichkeitsideal dann wieder der kommenden Generation aufgepropft. Andere Beispiele für schädliche Botschaften sind: „Du bist an allem schuld!", „Du taugst nur als Sexobjekt!", „Du bist dumm!" oder „Du bist nichts wert!"

Kurz gesagt: Durch die Identifikation mit den elterlichen Botschaften versuchen wir, sowohl den äußeren Konflikt mit dieser Figur als auch den inneren Konflikt zu vermeiden. In Wirklichkeit wird der innere Konflikt jedoch einfach begraben, denn um äußere Konflikte zu vermeiden, schaffen wir einen inneren Konflikt zwischen verletzlichen Teilen und einem kontrollierenden inneren Teil. Diese Strategie der Verdrängung der eigenen verletzlichen Anteile ins Unbewusste als Lösung für äußere und innere Konflikte hat zur Folge, dass diese Anteile verbannt oder verleugnet werden.

Dissoziation: Die Bildung von Anteilen des Selbst als Folge traumatischer Erfahrungen

Was versteht man unter Dissoziation? Es handelt sich um einen Zustand, in dem man sich auf die eine oder andere Weise von der äußeren und inneren Realität löst, sich von ihr abgekoppelt fühlt und Tagträume hat oder Dinge tut, derer man sich nicht voll bewusst ist. Wir alle kennen Momente leichter Dissoziation in unserem täglichen Leben. Sie treten auf, wenn wir ein gutes Buch lesen oder einen packenden Film sehen und uns dabei vergessen. Es gibt Zeiten, in denen man automatisch arbeitet oder Auto fährt. Oder man fährt morgens mit Bus oder Bahn zur Arbeit, verpasst die Haltestelle und kommt kurz danach wieder zu sich, weil man in einem Tagtraum vertieft war.

Traumatische Erlebnisse wie körperliche oder sexuelle Gewalt, Unfälle, Operationen oder lang andauernde Vernachlässigung können zu einem hohen Grad an Dissoziation und Amnesie führen, da es sich um einen neurobiologischen Überlebensmechanismus handelt, der in diesen Momenten sehr gut funktioniert und uns hilft, die schlimmsten Situationen zu überleben. Der Mensch ist ein Wunderkind der Anpassung an die Umwelt, das dank der Amnesie über eine der stärksten Waffen des Überlebens verfügt: das Vergessen. In Wirklichkeit handelt es sich dabei um ein Pseudo-Vergessen einer Erfahrung, die ohnehin in unserem Körper gespeichert ist. Obwohl sie oft mit Kindheitstraumata in Verbindung gebracht wird, kann sie auch Erwachsene betreffen. In einer bedrohlichen Situation ist die Dissoziation die Notfallreaktion, wenn wir nicht mit Kampf oder Flucht reagieren können, um unsere Integrität zu bewahren. Wenn wir mit unserem Körper nicht mehr entkommen können, sucht unser Geist nach einem Weg, nicht zu sein.

In einem solchen Moment kann man das Gefühl haben, neben sich zu stehen oder über dem Körper zu schweben, die Dinge um einen herum werden fremd (Derealisation), manchmal auch der eigene Körper (Depersonalisation). In diesem Zustand sind Angst oder Schmerzgefühle stark reduziert, da die Person mit einer Art emotionaler Anästhesie oder körperlicher Analgesie (Aufhebung der Schmerzempfindung) lebt. Bei außerkörperlichen Erfahrungen, einer häufigen Form der Dissoziation, fühlt man sich zum Beispiel als Beobachter und nicht mehr als Teilnehmer einer gefährlichen Situation. Das „Ich" wird zum Objekt. Auf diese Weise erleidet man weder einen von außen zugefügten Schmerz noch einen inneren Kampf.

Wir können eine Dissoziation bei jemandem erkennen, wenn wir ihn als roboterhaft, nicht präsent, mit leerem Blick, mit einem flachen Tonfall wahrnehmen, wenn er uns nicht gut zu hören scheint oder uns nicht fließend versteht, oder wenn er desensibilisiert, von der gegenwärtigen Realität entfernt, abgekoppelt und mit Gedächtnislücken erscheint. Dieser dissoziative Zustand wird durch den Parasympathikus ausgelöst, insbesondere durch den hinteren Ast des Vagusnervs, bei dem somatische Anzeichen wie ein langsamer Herzschlag und Atemrhythmus, verengte Pupillen oder Müdigkeit bis hin zur Ohnmacht auftreten können.

Diese dissoziierten Zustände müssen integriert werden, sobald die Gefahr vorüber ist. Deshalb ist es so wichtig, was in den ersten Stunden und Tagen nach dem Überleben eines traumatischen Erlebnisses, das gleichzeitig eine Erfahrung extremer Einsamkeit ist, mit einem geschieht. In einer unterstützenden Umgebung mit anderen Menschen, in der man sich beschützt, angehört, beruhigt, umarmt usw. fühlt, ist es möglich, diese Erfahrung allmählich zu „verdauen" und sie so wieder in die Psyche und den Körper zu integrieren. Im umgekehrten Fall ist es jedoch sehr wahrscheinlich, dass dies nicht geschieht, und folglich bleibt der Zustand des Ichs, das diese traumatische Erfahrung gemacht hat, dissoziiert, als ein Teil, von dem man nichts wissen will, weil der Kontakt mit ihm zu schmerzhaft ist und eine große Ohnmacht hervorruft. So entstehen verleugnete (Stone) oder verbannte (Schwartz) Teile.

Wir möchten darauf hinweisen, dass wir, wenn wir von Trauma sprechen, nicht nur große und oft desaströse Erlebnisse meinen, die gravierend und intensiv sind. Daneben gibt es auch eher unscheinbare Erfahrungen, die auf den ersten Blick das Kind oder den Jugendlichen nicht zu verletzen oder zu traumatisieren scheinen, wie z. B. Situationen mit vielen Beschimpfungen, ständiger Kritik, Vorwürfen oder Verachtung vonseiten der Erwachsenen. Oft setzen sich solche Situationen in der Schule mit *Bullying* und sporadischen Gewalterfahrungen fort. Auch wenn diese Situationen einzeln erlebt keine große Sache zu sein scheinen, so zeigt sich doch in ihrer Wiederholung und Kumulation, welche Auswirkungen sie haben. Hier würden wir von einem kumulativen Trauma sprechen, das für die Person ebenso schwerwiegende Folgen haben kann, wie offensichtlich traumatisierende Erfahrungen.

Da sie sich über einen längeren Zeitraum erstrecken, beeinträchtigen sie die gesamte psychologische Entwicklung und die Reifung der Gehirnarchitektur, was zu komplexem posttraumatischem Stress führt, der zu den Merkmalen des einfachen Stresses eine intensive emotionale Dysregulation und ein entwertetes Selbstwertgefühl hinzufügt. Er führt auch zu einer stärkeren Fragmentierung der Selbstwahrnehmung, da es mehr innere Spaltungen und widersprüchliche Anteile gibt.

Übertragung: Die transgenerationalen Anteile

Im Verständnis der Aufstellungsarbeit wie auch in anderen transgenerationalen Modellen (Hellinger, Schützenberger; Boszormenyi-Nagy) sind systemische Familiendynamiken bekannt, bei denen ein Nachkomme eine besondere Verbindung zu einem Vorfahren hat.

Auffallend ist, dass er sich dessen in der Regel nicht bewusst ist, den Vorfahren zu Lebzeiten nicht gekannt hat und oft nur wenige Informationen über den betreffenden Vorfahren hat. Dennoch wiederholt er auf völlig unbewusste Weise in seinem Leben wichtige Aspekte der Gefühle und Handlungen dieses Vorfahren und wiederholt in gewissem Maße sein Schicksal.

In der Familienaufstellung wird diese Dynamik als „Identifikation" bezeichnet. Der Nachkomme bezieht so eine ausgeschlossene Person oder eine unerledigte Aufgabe in die Gegenwart ein und versucht so, die Integrität des Systems wiederherzustellen. Es ist hier nicht der Ort, auf die systemische Theorie der Familie und das Verständnis dieser Dynamik einzugehen (siehe auch: Salvador, 2016, S. 193 f.). Was uns interessiert, ist, wie eine Person diesen verinnerlichten Vorfahren oder genauer gesagt verschiedene Aspekte davon in ihrem inneren System haben kann und sie als eigene empfindet, denn im Gegensatz zur Verinnerlichung von Elternfiguren oder bedeutenden anderen Personen, hat sie ja nicht mit diesem Ahnen zusammengelebt.

Das sind Ich-Zustände mit Gefühlen, die für den Vorfahren typisch waren, z. B. Bitterkeit, Schuldgefühle, endloses Warten, Einsamkeit, Verzweiflung, Wut auf das andere Geschlecht, usw. Wir vermuten, dass dies die Ursache für Selbstmorde sein könnte, die ohne jede

Vorwarnung und scheinbar sinnlos geschehen, was bei etwa 10 % der Fall ist. Wenn diese Ich-Zustände das Ruder der Persönlichkeit übernehmen, dann handeln sie so, dass die Person in Lebenssituationen gerät, die denen des betreffenden Vorfahren ähneln. Durch die Arbeit mit dem Genogramm ist es oft möglich, den Ursprung dieser Anteile zu erkennen.

Die Existenz dieser nicht seltenen Dynamiken führt uns zu dem Schluss, dass es sinnvoll und notwendig wäre, diese „transgenerationalen Anteile" oder „ahnenhaften Ich-Zustände" zu berücksichtigen. Wenn wir ihnen einen Namen geben und uns ihrer Existenz bewusst werden, erkennen wir sie wieder und können mit ihnen umgehen. Unserer Meinung nach ähneln sie in ihrem Erscheinungsbild Exilanteilen, Feuerwehrleuten und sogar Managern und bleiben daher auf den ersten Blick unbemerkt. Der Schlüssel zu ihrer Identifizierung liegt darin, dass sie im heutigen Nachkommen fehl am Platz wirken, da ihnen der Kontext der damaligen Zeit und ein eigener Lebensbezug fehlt.

Eine naheliegende Erklärung dafür, wie diese in unser inneres System eindringen, wäre, dass es sich um einen Vorfahren oder eine Vorfahrin handelt, dessen/deren Geschichte durch die Erzählungen der Eltern oder Großeltern sehr präsent war, als mythische Figur, die so in dem kleinen Kind wachgerufen wurde. Bei den meisten der „identifizierten" Personen war dies jedoch nicht der Fall; im Gegenteil, es handelte sich oft um einen Vorfahren, der weitgehend ignoriert, vermieden oder vergessen wurde und am Rande des Familiensystems stand.

Wir wagen es, eine andere Hypothese zu formulieren:

Es ist das familiäre Unbewusste, im Sinne von C. G. Jung als autonomer Akteur, für das wir durchlässig sind und das uns beeinflusst, das diese transgenerationalen Anteile in uns hervorruft. Familiäre Loyalität öffnet uns für diese Einflüsse. Ergänzt man dies mit Hellingers Verständnis, das das Gewissen als die Kraft identifiziert, die ein bestimmtes Familienmitglied dazu antreibt, unerledigte Aufgaben von einem Vorfahren im Familiensystem zu übernehmen, wird diese Dynamik erklärbar. Wenn wir diese Worte schreiben, sind wir uns bewusst, dass wissenschaftliche Theorien nicht mehr als Vorschläge sind, wie man die Dinge betrachten kann. Wir legen sie hier dar, damit der Leser darüber nachdenken kann.

Wir möchten diese kurze Reflexion mit einem Zitat von C. G. Jung (2019; S. 237) abschließen: *„Als ich an meinem Stammbaum arbeitete, verstand ich die seltsame Schicksalsgemeinschaft, die mich mit meinen Vorfahren verbindet. Ich hatte das starke Gefühl, dass ich unter dem Einfluss von Handlungen und Problemen stand, die von meinen Eltern, Großeltern und anderen Vorfahren unvollständig und ungelöst geblieben waren. Ich hatte den Eindruck, dass es in der Familie oft ein unpersönliches Karma gibt, das von den Eltern auf die Kinder übertragen wird. Ich hatte immer das Gefühl, dass ich Fragen beantworten musste, die meinen Vorfahren bereits gestellt worden waren, oder dass ich zuvor ungelöste Probleme abschließen oder fortsetzen musste“.*

Differenzierung in der Psyche

Die Differenzierung in unserer Psyche, die wir von frühester Kindheit an entwickeln, ist normal und wünschenswert, da sie uns hilft, die verschiedenen Aspekte unserer Lebenserfahrung effektiv und ökologisch zu bewältigen. Aber was ist der optimale Punkt der Differenzierung?

Wenn wir uns vorstellen, dass sich die Teile innerhalb unseres inneren Systems zwischen zwei extremen Polen manifestieren, wobei der eine ein undifferenzierter, sich gewissermaßen überlappender Zustand und der andere ein Zustand maximaler Dissoziation ist, dann entsteht die folgende Achse oder der folgende Vektor:

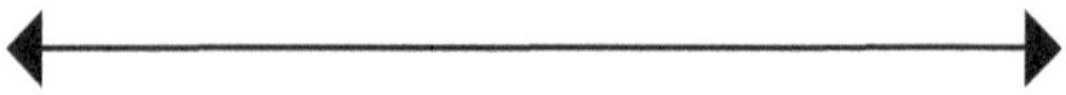

Verschmelzung – Differenzierung – Dissoziation

Bei gut angepassten Menschen sind die Grenzen zwischen den verschiedenen Teilen also weitgehend durchlässig und anpassungsfähig. Die Teile haben viele gemeinsame Inhalte und sind sich gegenseitig durchaus bewusst. Sie werden als gewohnheitsmäßige Stimmungsschwankungen erlebt und funktionieren auf integrierte und organische Weise.

Die Situation ganz links wird dysfunktional, so wie in einem Büro, in dem alle Papiere durcheinander liegen und nicht in verschiedenen Ordnern aufbewahrt sind. Das kann sich als chaotischer und impulsiver Zustand manifestieren, mit abrupten Wechseln von einem Zustand in den anderen und starkem Wettbewerb untereinander, um die Führung der Person zu übernehmen. Oder auch in Form von Demenz. Wenn wir uns auf dieser Achse nach rechts bewegen, stellen wir fest, dass die Grenzen zwischen den Teilen immer starrer werden. (Watkins)

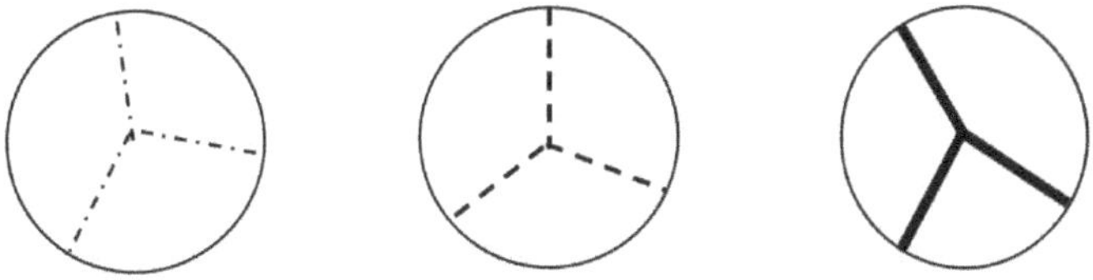

Je weiter wir uns entlang der Achse in Richtung des Extrems der Dissoziation bewegen, desto mehr Schwierigkeiten erlebt die Person, was zu mehr innerer Zersplitterung und weniger Bewusstsein zwischen ihren Teilen führt. Es kann vorkommen, dass es Teile gibt, die sich zwar noch der anderen bewusst sind, aber im harten Gegensatz zueinander stehen, was zu starken inneren Konflikten führt. Dann kommt es zu rücksichtsloser Kritik eines Anteils gegenüber den anderen, mit Gefühlen, die manchmal wie folgt ausgedrückt werden: „Ich kann das nicht ertragen.“, „Ich möchte, dass es verschwindet.“, „Ich hasse es total!“ usw.

Diese widersprüchlichen Beziehungen zwischen verschiedenen Teilen verursachen großes inneres Unbehagen und können bei manchen Menschen zu dem Gefühl führen, ständig mit sich selbst im Krieg zu sein. Es kann auch vorkommen, dass die Person sich selbst nicht wiedererkennt, wenn ein bestimmter Teil, der weiter entfernt ist von der Person, die als ihre Identität identifiziert ist, die Kontrolle übernimmt. Ausdrücke wie: „Ich weiß nicht, was mit mir passiert ist.“, „Das war nicht ich.“, „Ich war nicht bei Verstand.“ können auftreten und zeigen die Entfremdung, die wir bezüglich eines Anteils unseres Ichs empfinden.

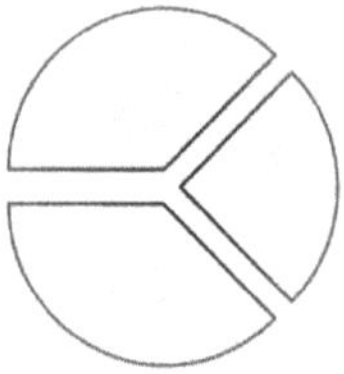

Am rechten Ende der Achse finden wir die „Dissoziative Identitätsstörung“, früher „Multiple Persönlichkeit“ genannt, bei der die Grenzen so undurchlässig sind, dass einige Teile die anderen gar nicht wahrnehmen, und bei der die Veränderungen, die die Person erlebt, je nachdem, wer das Sagen hat, dramatisch sein können. Es können sich sehr unterschiedliche Teilpersönlichkeiten manifestieren, die unterschiedliche Körperhaltungen oder Kleidungsstücke tragen, einen anderen Tonfall und andere Verhaltensweisen an den Tag legen und ein anderes inneres Alter haben. Sie haben ihre Wurzeln oft in lang anhaltenden traumatischen Erfahrungen von Misshandlung und sexuellem Missbrauch in der Kindheit.

Dissoziative Störungen sind durch eine Störung der integrierten Organisation von Gedächtnis, Identität, Wahrnehmung und Bewusstsein gekennzeichnet.

Obwohl sie unterschiedliche Formen annehmen können, sind dissoziative Störungen in der Welt allgegenwärtig. Im Kapitel „Dissoziative Störungen“ des *Treatise on Psychiatry* des Amerikaners David Spiegel (1996, S. 686) findet sich folgende faszinierende Überlegung: „Es ist interessant festzustellen, dass die häufigste Form der dissoziativen Störung in den westlichen Ländern die dissoziative Identitätsstörung ist –

d. h. die Erfahrung der Fragmentierung der individuellen Identität –, während die Störung in östlichen Ländern mit der Besessenheit durch einen externen Geist, eine Gottheit oder eine andere Entität einhergeht. Aufgrund der stärkeren soziozentrischen Organisation der östlichen Kultur macht es Sinn, dass das dissoziative Problem in den östlichen Ländern die Form einer aufdringlichen externen Identität annimmt, während in den westlichen Ländern die Störung die Form eines Wettbewerbs zwischen inneren Identitäten annimmt."

In diesen Fällen spricht man von einer dissoziativen Trancestörung, die in zwei große Kategorien unterteilt wird: dissoziative Trance und Besessenheitstrance. „Die durch eine dissoziative Trance hervorgerufenen Phänomene werden oft von plötzlichen und extremen Veränderungen der motorischen und sensorischen Kontrolle begleitet. Ein klassisches Beispiel ist der in ganz Lateinamerika verbreitete ‚Nervenzusammenbruch'. Typischerweise wird die Person plötzlich krampfhaft unruhig, hyperventiliert, schreit und zeigt unruhige und aggressive Bewegungen. Auf diese Verhaltensweisen folgen ein Zusammenbruch und der Verlust des Bewusstseins. Nach dieser Episode sind die Betroffenen müde und haben eine gewisse Amnesie in Bezug auf das Ereignis." (...)

„Im Gegensatz zur dissoziativen Trance ist die Besessenheitstrance durch die Annahme einer anderen, alternativen Identität gekennzeichnet, meist einer Gottheit, eines verstorbenen Verwandten oder eines Geistes. Die Person, die sich in Trance befindet, führt häufig komplexe Handlungen aus, z. B. die Äußerung verbotener Gedanken oder Bedürfnisse, das Aushandeln einer Veränderung des familiären oder sozialen Status oder aggressives Verhalten. Besessenheit führt in der Regel zu einer Amnesie für einen großen Teil der Episode, währenddessen die alternative Identität das Verhalten der Person kontrolliert."

Die Organisation unseres inneren Systems

„Der Mensch ist in seinem Wesen komplex und mehrdeutig, voller Ausnahmen, Ungewissheiten und moralischer Scheidewege."
Javier Marías

Die Vielfältigkeit unserer Psyche ist ein natürlicher Zustand des Menschseins. Viele der Teile, die wir entwickeln, entsprechen den natürlichen Prozessen der Differenzierung und Internalisierung, die unsere psychische Struktur formen und ein inneres System schaffen. Gleichzeitig sind schmerzhafte, schwierige oder traumatische Erfahrungen in ihrer ganzen Bandbreite Teil unseres Menschseins, und diese Erfahrungen sind von großer Bedeutung, da sie sich oft auf den Prozess der Formung der sich entwickelnden Anteile auswirken.

Aus diesen Quellen gespeist, entsteht eine Psyche, in der es zahlreiche Akteure gibt. Diese Gruppe von Teilpersönlichkeiten, die auch als innere Familie (Schwartz) oder inneres Teilsystem bezeichnet wird, ist um ein übergeordnetes Ziel herum organisiert: das Überleben.

Damit das eigene Leben weitergeht, entwickeln wir ein inneres System, das in der Lage ist, sich den Herausforderungen des Alltags zu stellen, und das auf Funktionalität und die angemessene Reaktion auf eine bestimmte Situation ausgerichtet ist. Ein wesentlicher Aspekt dieses Ziels besteht darin, ein emotionales Gleichgewicht sicherzustellen und zu bewahren, das zwar dynamisch und prekär ist, aber stabil genug, um uns in den gelegentlichen Widrigkeiten unseres Lebens nicht ohne Ressourcen zu lassen. Dieses innere System ist wunderbar, höchst effizient und erreicht in der Regel sein Ziel, indem es sich mit großer Plastizität und Kreativität an die Lebensumstände anpasst.

Ich-Zustände (Watkins), auch innere Anteile (Schwartz) oder energetische Muster (Stone) genannt, lassen sich erst einmal in offene und latente Ich-Zustände unterscheiden (Emerson, 2003). Erstere sind offensichtlich und wir sind uns ihrer bewusst, da wir sie nutzen, um den Alltag in den verschiedenen Rollen zu bewältigen, die wir innehaben, wie z. B.: das Arbeiter-Ich, das Partner-Ich, das Mutter-Ich, das Tochter-Ich, das Freund-Ich, usw. Im Gegensatz dazu sind die latenten Ich-Zustände vorbewusst und enthalten meist wichtige Erfahrungen und Erinnerungen aus unserer Kindheit und Jugend. Diese Unterscheidung ähnelt dem Modell des englischen Psychologen Charles Myers (1940) von „scheinbar normalen Persönlichkeiten" und „emotionalen Persönlichkeiten", das auch in der strukturellen Dissoziationstheorie verwendet wird.

In einem weitergehenden Schritt halten wir es für sinnvoll, die inneren Anteile in einer Dreifaltigkeit zu unterscheiden, die Schwartz so nennt: Manager, Verbannte und Feuerbekämpfer. Im Folgenden werden wir dies im Detail erläutern.

Die Erfahrung des Selbst, das auch als essenzielles Ich, wahres Ich, bewusstes Ich usw. bezeichnet wird, ist eine der menschlichen Befindlichkeit innewohnende Erfahrung. Dennoch ist der Prozess der Entdeckung des Selbst und der Beziehung zu ihm nicht für jeden gleich leicht. Bei der Arbeit mit inneren Anteilen werden wir sehen, dass es ein Schlüsselelement ist, denn ihre Integration kann nur von einer Instanz kommen, die sich auf einer anderen Ebene befindet, da die Lösung nicht auf der Ebene des Problems zu finden ist.

Wir möchten betonen, dass jede Theorie, jedes Konzept oder jeder Begriff – wie z. B. Selbst, verleugnete Teile, inneres Kind usw. – keine Wahrheit an sich ist. Sie sind vielmehr Bilder über intrapsychische Zustände, die sich nur schwer in Worte fassen lassen und zwischen unseren Fingern zerrinnen würden. Die Sprache des Verstandes sind Worte, die Sprache der Seele sind Bilder. In diesen Begriffen zu sprechen, ermöglicht es uns, eine Landkarte zu erstellen, die uns Orientierung gibt und Wege aufzeigt und uns gleichzeitig tiefer erreicht, weil es eine Sprache ist, die Bilder benutzt.

Unterschiedliche Ich-Zustände oder innere Anteile

Es gibt verschiedene Typen von Teilen, die sich durch ihren Zustand, die Art der Belastung und die jeweilige Funktion, die sie im System übernehmen, klar unterscheiden. Im Verständnis des Modells der inneren Familiensysteme *(englisch: Internal Family Systems, kurz IFS)* sprechen wir von: Managern, Verbannten und Feuerbekämpfern. Andere, ähnliche Bezeichnungen wären „exekutive Teile" oder „funktionale Teile", „verleugnete Teile" oder „traumatisierte Teile" und „Notfallteile". Im Folgenden werden wir sie vorstellen und dann erklären, wie sie sich gegenseitig organisieren und so das System unserer Psyche bilden.

Die direktiven Anteile sind Teile, die sich auf Lernen, Funktionieren und Kontrolle konzentrieren. Dabei stützen sie sich auf bestimmte Kapazitäten des Neokortex, obwohl ihre Motivation im Dienste des Überlebens subkortikal ist. Sie sind geschickt darin, uns zu motivieren, uns zu verbessern, produktiv zu sein und sozial akzeptabel zu sein, und als solche sind sie eine große Hilfe bei der Ausführung einer Vielzahl von Aufgaben. Wenn sie nicht zu sehr mit der Anstrengung belastet sind, das innere System über Wasser zu halten und die verbannten Teile zu vermeiden, dann zeigen sie sich als funktional, mit vielen Fähigkeiten, Ressourcen und Know-how.

Einige sind Erwachsenen-Ich-Zustände, die mit uns reifen und an Meisterschaft gewinnen. Andere sind Kind-Ich-Zustände: das Kind, das sich dafür entscheidet, stark zu sein, oder sich anpasst, um zu den Eltern zu passen. Sie haben in der Regel ein Motto: „Nie wieder!" Deshalb haben sie Präventionsstrategien und bemühen sich, auf jedes unvorhergesehene Ereignis vorbereitet und wachsam zu sein. Sie haben eine proaktive Rolle bei der Schmerzvermeidung, und sie üben diese Rolle in zwei Richtungen aus, nach außen und nach innen.

Einerseits sind sie auf das Management und die Kontrolle der äußeren Welt und der Umstände um uns herum ausgerichtet, um den größtmöglichen Schutz zu gewährleisten. Andererseits sind sie nach innen gerichtet, um zu verhindern, dass die verbannten Anteile aktiviert werden und das innere System mit ihren Emotionen und Belastungen überfluten. Ihr Ziel ist es, die funktionale und emotionale Stabilität des inneren Systems aufrechtzuerhalten und Schmerzen um den Preis zu vermeiden, dass die verletzten Anteile verbannt und ignoriert bleiben. Sie tun dies, indem sie eine Vielzahl von Strategien anwenden. Im Folgenden werden einige dieser Strategien vorgestellt, die mehr oder weniger jedem bekannt sind:

Der innere Kritiker	Der Richter	Der Perfektionist
Die Besorgte	Die Entgegenkommende	Der Drängler
Der Sieger	Der Kämpfer	Der Reparateur
Der Pessimist	Der Analytiker	Das brave Mädchen
Superfrau	Die Kriegerin	Der externe Kritiker

Wenn ihr Verhalten extrem wird, kann es zu Verhaltensweisen wie Überforderung, Sorge um andere, während man sich selbst vergisst, Besessenheit wegen Äußerlichkeiten, Perfektionismus, Vermeidung von Konflikten auf Kosten der eigenen Person oder dem Versuch, andere zu kontrollieren, führen. Manager arbeiten hart und sind oft erschöpft von jahrelanger Anstrengung, um zu verhindern, dass sich das Gefürchtete wiederholt, das, was einmal passiert ist.

Die verbannten Anteile entstehen durch schmerzhafte und traumatisierende Erfahrungen, die wir bislang nicht integrieren können. Je jünger wir sind – Jugendliche, Kinder, Säuglinge, Ungeborene –, desto verletzlicher und hilfloser sind wir und desto weniger Ressourcen sind uns zu eigen, um mit widrigen Situationen fertigzuwerden. Aus diesem Grund hat die überwiegende Mehrheit der verbannten Anteile mit dem kindlichen Ich zu tun, was zu einem psychotherapeutischen Fokus auf das „innere Kind" führt.

Aber auch im Erwachsenenalter können verbannte Anteile aufgrund von überwältigenden Situationen entstehen, die die Fähigkeiten der Person übersteigen, sie zu bewältigen. Als Säuglinge und Kinder können wir Verletzungen durch verschiedene traumatische Ereignisse wie unsichere Bindung, Gewalt, ständige Kritik, Missbrauch, anhaltende Vernachlässigung durch oder fehlenden Einklang (Syntonie) mit den Eltern oder primären Bezugspersonen erfahren. Ohne ausreichende Ressourcen, um sie zu verarbeiten, können diese Erfahrungen nicht geheilt und integriert werden, sondern verharren dissoziiert in Körper und Psyche. Darüber hinaus konstruieren wir in unserem ständigen Bemühen, zu lernen und zu verstehen, Bedeutungen für das Geschehene, die in der Folge zu Überzeugungen, Schlussfolgerungen, Gefühlen, Empfindungen und Verhaltensweisen führen. All dies bezeichnen wir als „Belastungen“ (Schwartz).

Wenn sie zu störend oder destabilisierend sind, besteht als eine Möglichkeit, mit dem Schmerz dieser Kind-Ich-Zustände umzugehen, diese im inneren System zu isolieren, in dem Versuch, sie zu „vergessen“, um die emotionale und funktionale Stabilität zu erhalten. Sie werden dann verbannt (Schwartz) oder verleugnet (Stone) und als Teile erlebt, die niemand sieht, die niemand versteht und die um jeden Preis vermieden werden. Aufgrund der Existenz dieser verleugneten Ich-Zustände sind andere Teile gezwungen, eine schützende Rolle zu spielen, um den Kontakt zu ihnen zu vermeiden, was wiederum die Belastung der Verbannten verstärkt, die noch mehr ignoriert und verlassen werden. Auf diese Weise werden sie verbannt und in die vorbewussten Keller unserer Psyche abgeschoben, weit weg von unserem Bewusstsein.

Diese im Exil lebenden Teile haben oft ein bestimmtes Alter, da sie in der Zeit, in der das traumatische Ereignis stattfand, sich eingekapselt haben. Obwohl sie in die dunklen Ecken der Psyche verbannt sind, sehnen sie sich danach, gehört und von ihrer Last befreit zu werden, und können immer verzweifelter versuchen, wahrgenommen und umsorgt zu werden, damit ihre Geschichten bezeugt werden. Wenn dies geschieht, meist aufgrund eines auslösenden Reizes in der Gegenwart, können sie das System mit starken Emotionen überfluten. Oft sind es nicht nur Gefühle wie Schmerz, Angst oder Wut, sondern auch negative Überzeugungen über sich, andere und die Welt.

Die häufigsten Belastungen, die die Verbannten zu tragen haben, sind:

Zerbrechlichkeit	Hilflosigkeit	Unwürdigkeit
Wertlosigkeit	Impotenz	Gefühl der Leere
Einsamkeit	Hoffnungslosigkeit	Unzulänglichkeit
Furcht	Scham	Verlassenheit
Traurigkeit	Wut	Unsichtbarsein

Aus diesem Grund versuchen die schützenden Anteile, sie von Beziehungen zu anderen fernzuhalten. Viele Menschen haben auch Angst, dass sie, wenn diese Teile gesehen würden, von anderen als unwürdig, beschämt, verrückt usw. beurteilt würden, was für sie eine erneute traumatisierende Erfahrung wäre.

Gleichzeitig sind die belasteten Kind-Ich-Zustände oft hochsensibel und reagieren sofort auf jede gefühlte Vernachlässigung oder Verlassenheit. Deshalb zeigen sie sich in der Regel nicht in der Therapie, es sei denn, sie vertrauen dem Therapeuten oder Aufsteller, dass er sie mit größter Sorgfalt und Mitgefühl behandelt.

Für viele Menschen ist es ein entscheidender Schritt, wenn sie entdecken, dass diese kindlichen Anteile ihre wertvollsten Teilpersönlichkeiten sind, diejenigen, die ihrem Wesen am nächsten sind, und es ihnen ermöglichen, wirklich intim zu sein, andere ganz zu erleben und zu lieben. Es sind die sensibelsten, unschuldigsten, freudigsten, neugierigsten und spielerischsten Anteile, und wenn man sich um sie kümmert und ihnen hilft, ihre Lasten abzuwerfen, gewinnen sie diese Qualitäten zurück!

Die feuerbekämpfenden Anteile bilden ein Notfallteam, das unser Gefühl von Sicherheit und emotionaler Stabilität wiederherstellen soll. Sie treten in Aktion, wenn wir unwillkürlich mit den traumatischen Erfahrungen unserer in der Verbannung lebenden Anteile in Berührung kommen und sie im gegenwärtigen Moment wieder erleben, sodass wir uns bedroht, machtlos und von der Situation überwältigt fühlen. Es sind reaktive Anteile, die handeln, um das Leben zu verteidigen, das sie als bedroht empfinden, wobei sie subkortikal und limbisch, d. h. impulsiv und unüberlegt reagieren. Sie verfolgen dasselbe Ziel wie die inneren Führungskräfte, d. h. sie wollen die traumatisierten Anteile isolieren und deren emotionale Belastung vermeiden. In diesem Sinne agieren sowohl Manager als auch Feuerbekämpfer als schützende Anteile. Der Unterschied zwischen ihnen ist, dass die Feuerbekämpfer erst im Nachhinein reagieren, wenn die Kontroll- und Präventivstrategie der Manager nicht funktioniert hat und die Emotionen und Erinnerungen der Exilierten sich bereits zu manifestieren begonnen haben, alles überschwemmen und das System zum Einsturz zu bringen drohen.

Sie versuchen daher, diese intensiven Gefühle so schnell wie möglich abzulenken, ohne Rücksicht auf die Folgen ihrer Strategien. Das Verhalten von Feuerbekämpfern ist extremer, da sie mit aller Macht versuchen, das unkontrollierte Feuer der Emotionen zu löschen, wenn es einmal ausgebrochen ist. Sie neigen dazu, sehr schnell und mit zwanghaften Verhaltensweisen zu reagieren, wie zum Beispiel:

- Wutausbrüche, verbale oder körperliche Gewalt
- Zwanghafte Verhaltensweisen
- Impulse zur Selbstverletzung
- Süchte aller Art: Fresssucht, Alkohol, Drogen, Sucht nach Spielen, Bildschirmen, Handys, exzessives Einkaufen, Sucht nach Sex ...
- Dissoziative Episoden: Leerlauf, Abschalten, Schläfrigkeit, kein Wort mehr verstehen, Amnesie, Ohnmacht
- Selbstmordversuche
- Totschlag und Selbstmord

Feuerbekämpfer, die mit dem Leid traumatisierter Anteile in Berührung kommen, wenden drei Arten von Strategien an, die durch primäre Bewältigungsmechanismen gekennzeichnet sind: Kampf, Flucht oder Totstellreflex. Einige reagieren mit Aggression, andere versuchen, sich mit einer Sucht abzulenken, während die Letzten irgendeine Form der Dissoziation anwenden, um zu „vergessen".

Wie auch immer die Strategie aussieht, das Ziel ist es, den Kontakt mit dem verbannten Teil zu unterbrechen. Obwohl die Feuerbekämpfer die Absicht haben, tiefen Schmerz zu vermeiden oder davon abzulenken, können sie durch ihr Handeln neuen Schmerz verursachen. Sobald der Versuch eines Feuerbekämpfer, das System wieder ins Gleichgewicht zu bringen, vorüber ist, kommt es häufig zu starken kritischen Reaktionen seitens der Führung, die zu Schuldgefühlen, Scham oder Unwürdigkeit führen.

Wie sind die Teile eines Systems organisiert?

Bisher haben wir die verschiedenen Teile beschrieben, aus denen das innere System besteht. Wir werden nun vorstellen, wie sie strukturiert sind und welche Beziehungen zwischen ihnen bestehen.

Das Erste, was wir beobachten, ist, dass das System unserer inneren Anteile um die Verbannten herum organisiert ist. Hier sehen wir eine Parallele zu den Familien, wo ebenfalls die ausgeschlossenen, verachteten und vergessenen Menschen den größten Einfluss auf das Familiensystem haben. Im Falle des inneren Systems ist dies leicht zu verstehen, wenn wir uns vorstellen, dass die verbannten Teile die traumatischen Erfahrungen, die zum Zeitpunkt ihres Auftretens nicht integriert werden konnten, aufbewahren. Es handelt sich also um Anteile, die weiterhin starke emotionale Belastungen mit sich tragen, die, wenn sie zum Vorschein kämen, die Person destabilisieren und sie sogar, zumindest vorübergehend, lebensunfähig machen könnten.

Das System zielt in erster Linie auf das Überleben und in zweiter Linie auf das Wohlbefinden ab, alles in ihm ist darauf ausgerichtet, dass es körperlich und emotional weitergeht. Angesichts der Gefahr, dass diese mit Traumaerfahrungen beladenen Anteile uns überwältigen und handlungsunfähig machen, übernehmen andere Anteile die Aufgabe, sie zu verdrängen und zu verbannen, damit die befürchtete Destabilisierung nicht eintritt. So entstehen die schützenden Anteile, die wir in Form von Managern und Feuerbekämpfern beschrieben haben. Auf diese Weise versuchen beide im Notfall die Anteile, die

die traumatischen Erfahrungen in sich tragen, im Exil zu halten. Manager tun dies im Alltag präventiv und Feuerbekämpfer reaktiv. Die Absicht ist die gleiche: ein Überfluten des emotionalen Schmerzes zu vermeiden. Auf diese Weise werden die Verbannten von den Beschützern zurückgewiesen oder verleugnet. Paradoxerweise reproduzieren sie auf diese Weise die ursprüngliche zwischenmenschliche traumatische Erfahrung, nämlich angegriffen, abgelehnt, verleugnet, ignoriert oder verlassen zu werden. Es hängt von den Lebensumständen und der Selbstfürsorge ab, ob sich diese Belastungen im Laufe des Lebens immer weiter anhäufen und immer mehr inneren Stress erzeugen, oder ob es gelingt, sie zumindest teilweise zu integrieren und so die Spannungen im inneren System abzubauen und zu mildern.

Denn dieses Vermeiden verlangt uns viel Energie ab, was zur Folge hat, dass die schützenden Anteile mit der Zeit stark belastet und immer extremer und starrer werden. Manager drücken oft eine tiefe Erschöpfung aus, wenn sie an den Punkt kommen, an dem sie sich erlauben, zu fühlen, denn es ist eine Herkulesaufgabe, die traumatisierten Anteile mit all ihrem Schmerz ständig zu unterdrücken.

Was die Feuerbekämpfer betrifft, so gibt uns die extreme Art ihres Verhaltens oft einen Einblick in die extreme Notwendigkeit, aus der heraus sie handeln. Außerdem können die Folgen ihres Handelns für das System verheerend sein.

Zu dieser grundlegenden Organisation im inneren System kommen weitere Dynamiken hinzu, von denen die vielleicht wichtigsten die Allianzen und Polarisierungen sind. Allianzen entstehen meist zwischen Parteien mit ähnlichen Strategien, während Polarisierungen zwischen Parteien mit unterschiedlichen Strategien auftreten. So ist es durchaus üblich, eine Gruppe von assoziierten proaktiven Beschützern oder Verbündeten zu haben, zum Beispiel einen kontrollierenden Teil mit einem perfektionistischen Teil und wahrscheinlich mit Unterstützung des inneren Kritikers. Ein anderes Beispiel wäre eine Allianz der Superfrau mit der Nachgiebigen und der Pflegenden.

Wenn wir im Gegensatz dazu auf unterschiedliche Strategien treffen, wie z. B. bei den proaktiven und reaktiven Anteilen, werden wir schnell starke Polarisierungen vorfinden, da ihre Handlungsweisen nicht nur unterschiedlich, sondern auch widersprüchlich sind.

Meinungsverschiedenheiten sind daher unvermeidlich! Beispielsweise erscheint nach dem Ausagieren eines extremen reaktiven Teils, der versucht, den emotionalen Schmerz durch Essen zu vergessen, und folglich Fressanfälle provoziert, wahrscheinlich ein starker innerer Kritiker, der die Person mit verächtlichen und grausamen Botschaften abwertet und ihr das Gefühl gibt, schuldig, unwürdig und ekelhaft zu sein. „Wie konntest du nur …"

Das Interessante beim Umgang mit diesen inneren Konflikten, die sehr intensiv werden können, ist, dass man sich bewusst wird, dass diese unterschiedlichen Anteile in Wirklichkeit das gleiche Ziel verfolgen, nämlich den gefürchteten Zusammenbruch zu vermeiden, der durch die Emotionen der Verbannten verursacht wird. Aber in Wirklichkeit scheitern beide bei ihren Versuchen, eine nachhaltige und ökologische Lösung zu erreichen. Wenn wir ihnen einen alternativen Weg anbieten können, mit der Situation umzugehen, sind sie vielleicht daran interessiert, ihre Konfrontation zu deeskalieren, einen Waffenstillstand zu schließen und einen besseren Weg aus dem Konflikt zu finden.

Auf dem Weg zur Integration

> „Alles, was in Beziehung kommt, kann heilen."
> Thomas Hübl

Das Optimum wäre eine differenzierte und gleichzeitig flexible innere Welt, in der Anteile auf unterschiedliche Funktionen spezialisiert sind und gleichzeitig in einem harmonischen Ganzen zusammenarbeiten. Wie lässt sich dies erreichen?

Wir möchten mit einer Definition des Wortes „Integration" beginnen, das seinen Ursprung in dem lateinischen Begriff *integratio* hat. Es ist die Handlung und Wirkung der Integration oder Eingliederung: ein Ganzes bilden, ein Ganzes mit den fehlenden Teilen vervollständigen oder jemanden oder etwas zum Teil eines Ganzen machen". (Quelle: Autoren Julián Pérez Porto und María Merino; veröffentlicht 2008, aktualisiert 2011. https://definicion.de/integracion/)

Es geht also darum, alle Teile anzuerkennen, sie wertzuschätzen und ihnen den ihnen gebührenden Platz im System zu geben. Ähnlich wie das Familiensystem unterliegt auch unser inneres System bestimmten Ordnungen. Zugehörigkeiten und Einbindung sind der Schlüssel dazu.

Drei Grundprinzipien für die Arbeit mit Anteilen

Das Erste besteht darin, dass zwischen der Person und ihrem Anteil unterschieden wird. Anstatt zu sagen: „Ich habe Angst und laufe weg, wenn ich spüre, dass sich eine Liebesbeziehung konsolidiert.", kann man folgendermaßen differenzieren: „Es gibt einen Teil in mir, der die Bindung an einen festen Partner fürchtet, und es gibt einen anderen Teil, der sie sich wünscht."

Regel Nummer eins lautet also: „Nicht ich bin mein Symptom, sondern nur ein Teil in mir."

Das zweite ist, dass wir als Therapeuten zwischen dem konflikthaften Verhalten dieses Teils und einer guten Absicht hinter diesem Symptom unterscheiden. Sein Verhalten wird von einem nicht integrierten Anteil der Person verursacht, der sich durch dieses bemerkbar macht und etwas Gutes erreichen will.

Das dritte Grundprinzip ist, dass das Symptom implizit viele nützliche und relevante Informationen enthält. Das Symptom selbst ist nicht das eigentliche Problem, sondern der Versuch, ein Problem zu lösen. Diese implizite Information kann als Hinweis darauf dienen, was sich hinter dem Symptom verbirgt.

Auf dem Weg zur Integration: Wenn das Einfache das Komplexe umarmt

Bei der Arbeit mit inneren Anteilen oder Zuständen des Selbst taucht ein Merkmal auf, das in meiner Herangehensweise an diese Prozesse immer präsenter wird und das mit Einfachheit zu tun hat. Sie tritt sowohl in der Einzelsitzung als auch in der Gruppenarbeit mit der Methode der Systemischen Aufstellungen auf. Es ist, als ob sich der gesamte Prozess in Richtung eines immer einfacheren Modells entwickelt.

Einfach bedeutet nicht leicht, und es ist möglich, dass dieser Prozess an der einen oder anderen Stelle schwierig wird, wenn es um ein bestimmtes Teil geht. Es mag sicherlich Zeit brauchen, aber wie lange es auch dauern mag, es wird sich lohnen. Vergessene oder ignorierte Anteile von sich selbst wiederzufinden und mit den verschiedenen Aspekten von sich selbst in Frieden zu kommen, bringt ein neues Gefühl von Vitalität, von Sinn, wie nur wenige Dinge im Leben. Denn in diesem Prozess entdecken wir, wer wir sind, ja vielleicht werden wir sogar, wer wir sind.

Worin besteht er und was sind die Elemente in diesem Prozess der Heilung und Integration unseres inneren Systems? Das wohl Wichtigste ist: jeden Anteil, der auftaucht oder den wir wahrnehmen, zu betrachten, zu erkennen und zu würdigen, ihm einen Platz zu geben, zu verstehen, dass er aus einem bestimmten Grund da ist, dass er eine Geschichte hat, und sich ihm zu öffnen, ihm zuzuhören und ihm im Herzen einen Platz zu geben.

Obwohl ich im Folgenden den Prozess des Klienten beschreibe, formuliere ich ihn in der ersten Person, um dem Leser die Möglichkeit zu geben, ihn selbst zu erleben. Ich möchte auch klarstellen, dass diese Schritte nicht streng linear ablaufen, obwohl ich sie der Übersichtlichkeit halber so aufliste. Vielmehr handelt es sich um einen Tanz, bei dem jeder Aspekt die anderen unterstützt und fördert.

Um einen Teil von mir **betrachten oder wahrnehmen** zu können, bedarf es eines wichtigen Prozesses auf einer inneren Ebene: der Entidentifizierung. Die meiste Zeit neigen wir dazu, identifiziert mit dem einen oder anderen Teil von uns zu leben, der die Oberhand gewinnt. Um aber die verschiedenen Ichs, die mich ausmachen, betrachten zu können, muss ich eine gewisse Distanz einnehmen und erkennen, dass ich mehr bin als die verschiedenen Anteile, die ich geschaffen habe. An dieser Stelle kommt der innere Beobachter ins Spiel.

Ich bin zum Beispiel nicht nur der Teil, der sich leicht verletzt und zurückgewiesen fühlt, wenn er nicht die Aufmerksamkeit bekommt, die er braucht, und ich bin auch nicht nur dieser kritische Teil, der nie mit dem zufrieden ist, was ich tue, und der zu denken scheint, dass ich bei Weitem nicht akzeptabel oder angemessen bin. Um sie wahrnehmen zu können, muss ich mich von ihnen trennen und abgrenzen, um sie auf diese Weise zu betrachten und vielleicht zum ersten Mal zu sehen. Der Moment, in dem ich diesen kleinen Abstand nehme und sie betrachten kann, ist der Beginn der inneren Verarbeitung. Das ist der erste Schritt und erst von dort aus wird der Weg zur Integration möglich.

Was bedeutet es **„einen Platz zu geben"?** Das ist ein Ausdruck, den Menschen, die mit der Aufstellungsmethode vertraut sind, kennen werden, aber für andere ist es vielleicht nicht klar, was er bedeutet. Einen Platz zu geben hat damit zu tun, dass ich meine Zugehörigkeit erkenne, dass ich erkenne, dass der Anteil von mir, den ich manchmal nicht mag, ein Teil von mir ist. Und wenn ich sage, „Er gehört zu mir.", dann meine ich das auch wirklich so! In dieser Hinsicht gilt für das innere System die gleiche Regel wie für externe Systeme, nämlich: **„Wer zum System gehört, gehört dazu."** Das scheint eine Binsenweisheit oder Redundanz zu sein, ist es aber nicht, denn sowohl in den Familiensystemen als auch im inneren System finden wir Individuen oder Anteile, die nicht gesehen, nicht berücksichtigt, nicht als zugehörig anerkannt werden. Die Tatsache, dass ein Anteil oder ein Individuum verdrängt oder vergessen wird, beeinträchtigt die Integrität des Systems.

Diese Ausgrenzung geschieht, um eine Erfahrung zu vermeiden, die die betreffende Person oder das Familiensystem nicht zu integrieren vermochte. Folglich wird diese Erfahrung abgekapselt, in den Keller der Psyche oder in den Familien in die Vergessenheit verbannt, aber von diesem halb bewussten Ort aus übt sie eine beträchtliche Macht aus. Unerledigte schmerzhafte Angelegenheiten belasten uns weiterhin, ob wir es wollen oder nicht, und gleichzeitig kostet es uns große Mühe, sie zu vergessen oder zu verbannen. Daher ist die Anerkennung, dass ein Anteil von mir ein Teil von mir ist, ein wichtiger erster Schritt zur Wiedererlangung von Ganzheit und Gesundheit. Ich gebe ihm einen Platz.

Anerkennen und ehren wäre ein nächster Schritt, der nur möglich ist, wenn ich – indem ich den betreffenden Teil mit der Perspektive betrachte, die mir die Trennung von ihm verschafft – verschiedene Aspekte davon schätzen kann, die sonst außerhalb meiner Sichtweise bleiben würden. Wenn ich mit dem Teil verschmolzen bin, fühle ich nur, was er fühlt, es gibt keine Perspektive. Im Gegensatz dazu: wenn ich mich von ihm trenne und ihn beobachte, beginne ich ihn zu sehen, und dabei kann ich seine Rolle erkennen, was er erreichen oder vermeiden will, seinen Zustand, vielleicht seine Erschöpfung, weil er lange in dieser Rolle geblieben ist, usw.

Wenn ich die Teile auf diese Weise sehe und wahrnehme, erkenne ich normalerweise ihre Funktion und auch die gute Absicht, die ihrem Verhalten zugrunde liegt. Um auf das Beispiel des kritischen Teils zurückzukommen, kann ich erkennen, dass sich hinter der heftigen Kritik der Wunsch verbirgt, mich zu schützen, und sich die Akzeptanz und Liebe der geliebten Menschen zu sichern. All das zu sehen, kann ein Gefühl der Dankbarkeit für diesen Teil in mir hervorrufen, und auf diese Weise kann ich diesen Anteil ehren. Ich weiß das Ich in mir zu schätzen, das diese kluge und kreative Strategie gefunden hat, um mit einer schwierigen und stressigen Realität umzugehen.

Dann ist es notwendig, **seiner Geschichte zuzuhören,** sie mir in Form von Erinnerungen, Empfindungen oder Bildern erzählen zu lassen. Es ist wichtig, das zu tun, während ich von ihr getrennt bleibe – die oben erwähnte Distanz des inneren Beobachters zu wahren –, damit ich ihm wirklich zuhören kann, so wie wir einem geliebten Menschen zuhören würden, der uns von seinen Erfahrungen erzählt: Der Anteil erzählt uns von dem, was ihm wehtut oder ihn verletzt hat, von seinen

Ängsten, von dem, was ihn zu bestimmten Schlussfolgerungen oder Entscheidungen veranlasst hat, von dem, was ihn mit dem, was er tut, erreichen möchte, von dem, was er vermeiden möchte, usw. Durch dieses Zuhören kann sich Verständnis für die gelebte Erfahrung dieses Teils in mir entwickeln. Ich kann die Geschichte und die Gründe für sein Verhalten erkennen.

Irgendwann entsteht in mir normalerweise spontan ein tiefes Mitgefühl für diesen Anteil, für diese Person, die ich war, für dieses Kind, das sich mit den Mitteln, die es damals hatte, einer schwierigen Situation stellte. Auf diese Weise entsteht eine Bewegung, **die den Teil ins Herz nimmt,** denn Mitgefühl ist eine starke Kraft, die das Herz öffnet, gleichzeitig die Würde respektiert und die Realität anerkennt. In dieser Bewegung kann ich das, was ich bin und was ich war, erkennen, annehmen, wertschätzen und Ja sagen. Es ist ein bedingungsloses Zustimmen.

Welche Instanz kann integrieren?

Wie wir sehen, wird dieser innere Prozess möglich, wenn wir in Beziehung treten. Indem wir mit diesen Anteilen auf die oben beschriebene Weise in Beziehung treten, können sie heilen. Aber wer tritt in Beziehung? Wer hat die Fähigkeit, jedem Teil unseres inneren Systems einen Platz zu geben, ihn wertzuschätzen? Andere Teile von mir können das nicht. In Wirklichkeit haben die Anteile nicht die Fähigkeit, das System einzubeziehen und zu integrieren, denn jeder der Anteile kann normalerweise nur seinen Standpunkt oder den Standpunkt gleichartiger Anteile, mit denen er sich verbündet hat, sehen und vertreten. Jeder ist sich nur seines eigenen Teils der Geschichte und seiner eigenen Motive oder Gründe bewusst, die ihn dazu gebracht haben, so zu sein, wie er ist, und so zu handeln, wie er es tut. Es ist deshalb wichtig, sich daran zu erinnern, dass übermäßige Fragmentierung und Dissoziation das Ergebnis von Traumata oder schmerzhaften Erfahrungen sind, die nicht verarbeitet und integriert wurden.

Wer in uns hat also die Fähigkeit, auf die Integration hinzuwirken? Wer in uns kann sich um die Teile kümmern, die die Erinnerungen an das Trauma tragen und so die Integration der Erfahrungen ermöglichen, die isoliert blieben, um einen Zusammenbruch zu vermeiden?

Hier kommt eine weitere Dimension unseres Seins ins Spiel, die wir das Selbst oder das bewusste Ich nennen. Wenn wir vom Selbst sprechen, meinen wir die tiefe Dimension, die in jedem Menschen existiert, der Wesenskern, der in jedem von uns das Zentrum ist. Von diesem Ort aus ist es möglich, eine offene, nicht wertende, mitfühlende und neugierige Haltung gegenüber jeder Manifestation unserer Psyche einzunehmen.

Das Selbst ist kein Teil, es befindet sich nicht auf der Ebene der Dualität, der Gegensätze, man könnte sagen, es trägt alles, was wir sind, es ist geräumig, ohne Vorlieben, es akzeptiert gleichermaßen alle Teile, die wir als Antwort auf die Herausforderungen, die das Leben uns gestellt hat, geschaffen haben.

Es ist also das Selbst, von dem aus wir mit den verschiedenen Zuständen des Ichs in Verbindung kommen können, ohne uns zu identifizieren und ohne zu verwechseln oder zu verwirren. Es ist die Instanz in uns, die in der Lage ist, die verschiedenen Anteile zu beobachten und mitfühlend mit ihnen umzugehen und so jedem von ihnen das zu geben, was er braucht. Es kann das Weinen oder die Scham der verletzten Teile hören und aushalten, es kann den direktiven Teilen für ihre Bemühungen danken, die Stabilität des Systems aufrechtzuerhalten, es kann die explosiven und zerstörerischen Verhaltensweisen der reaktiven Teile verstehen. Indem es jedem Teil, entsprechend seiner Bedürfnisse, Aufmerksamkeit schenkt, bringt es allen Teilen Erleichterung und Heilung und in der Folge dem ganzen inneren System. Wir könnten sagen, dass die grundlegende Qualität des Seins Präsenz ist, eine Präsenz, die nicht durch Urteile, Bewertungen oder Meinungen eingeschränkt ist. Eine Präsenz, die einen echten Kontakt ermöglicht, so wie es ihn braucht.

Dies wirft einige Fragen auf, die ich für wichtig halte: Wie definiere ich meine Identität? Wer bin ich? Wenn ich sage „ich bin“, auf wen oder was beziehe ich mich dann? Mit wem in mir identifiziere ich mich?

Normalerweise identifizieren wir uns mit einer Reihe von Ich-Zuständen, die uns am vertrautesten sind und die wir am häufigsten behausen. Sie sind die Anteile, denen wir am häufigsten das Kommando überlassen und die daher unsere Persönlichkeit oder unseren Charakter bestimmen. Aber in Wirklichkeit üben sie nicht eine angemessene Führung aus, obwohl sie offensichtlich gut genug waren, da sie uns ja geholfen haben, unser Leben auf die bestmögliche Art und Weise zu managen, je nach Ressourcen, die uns zu einem bestimmten Zeitpunkt zur Verfügung standen.

Heute steht uns jedoch eine bessere Option zur Verfügung, nämlich unser bewusstes Selbst. In der Zeit, in der unsere verletzlichen Anteile verwundet und verbannt wurden, was meist in der Kindheit geschieht, war unser Zugang zum Selbst eingeschränkt. Erst im Erwachsenenalter werden wir uns des Selbst bewusst und können lernen, dieses Bewusstsein zu entwickeln. Dies ist Teil unseres Reifungsprozesses und dank ihm haben wir mehr Möglichkeiten als damals. Heute können wir bewusst entscheiden, wer unser Schiff steuern soll, oder nach einem buddhistischen Bild, wer auf dem Sitz des Bewusstseins sitzt, oder um eine musikalische Metapher zu verwenden, wer den Chor unserer verschiedenen Stimmen dirigiert.

Es ist jedoch möglich, dass eine Person zu Beginn ihres therapeutischen Prozesses oder bei der Teilnahme an einer Aufstellung nur begrenzt in der Lage ist, sich in das Selbst in ihm zu verorten. Obwohl dieses Selbst in jedem Menschen vorhanden ist, braucht es Übung, sich dessen bewusst zu werden und sich da hineinzuversetzen. Deshalb ist es wichtig, dass der Therapeut sich dort hinbegibt und von dort aus arbeitet. Auf diese Weise betrachtet der Therapeut zuerst alle Anteile des Klienten mit einem offenen, nicht wertenden und mitfühlenden Blick des Selbst und geht mit ihnen in Kontakt. Nach und nach beginnt er, ein Bewusstseinsfeld zu schaffen, das den Klienten gewissermaßen umgibt und anzieht. Er hat eine Brückenfunktion, damit dann der Klient in dieses Bewusstsein eintreten kann.

Mein Eindruck ist, dass das Wesentliche unserer Arbeit darin besteht, dieses Feld zu schaffen und es dem Klienten zu erleichtern, es zu betreten (was wir „den heilenden Raum“ oder Saviour „die heilende Blase“ nennen). Daher die Einfachheit, auf die ich eingangs hingewiesen habe. Das Heilendste und Transformativste, was man als Therapeut tun kann, ist, im Selbst zu bleiben und gleichzeitig den Kontakt mit dem Klienten aufrechtzuerhalten. In diesem Kontakt zentriert sich der Klient, tritt mehr und mehr in diesen Raum ein und wird mit den Qualitäten durchdrungen, die er oder sie hat: Gelassenheit, Mitgefühl, Klarheit, Neugier, Kreativität, Präsenz. In der Folge bewirkt die immense Selbstheilungskraft, die uns allen innewohnt, dass der Klient seine eigene Heilung herbeiführt.

Die Grenzen des Ansatzes

Das hier Gesagte ist nützlich und gültig für die regelmäßige Arbeit mit Klienten, die in der Lage sind, ihr Leben zu bewältigen, auch wenn sie manchmal mit gewissen Schwierigkeiten zu kämpfen haben.

Je mehr das innere System durch die Anhäufung von traumatischen Erfahrungen belastet ist, desto komplexer wird die Situation. Menschen mit einer psychiatrischen Diagnose, die große Schwierigkeiten haben, ihren emotionalen und funktionalen Zustand aufrechtzuerhalten, benötigen eine angemessene und multidisziplinäre professionelle Begleitung, in deren Rahmen eine Therapie mit den Anteilen eine wichtige Rolle spielen kann. Menschen die extremere Erfahrungen gemacht haben, wie Folter, Gedankenkontrolle, satanische oder andere Rituale, Psychoterror oder lang anhaltende traumatische Unterwerfung, die eine Täter-Opfer-Dynamik hervorrufen, haben oft eine so komplexe Struktur in ihrer Psyche geschaffen, dass dieser Ansatz nicht ausreicht oder ratsam erscheint (Peichl 2013).

Der niederländische Psychologe Onno van der Hart betont, dass der Therapeut je nach Schwere der Belastung die funktionalen Anteile „coachen“ muss, damit sie lernen, sich besser auf die traumatisierten Anteile zu beziehen, und dass man in dieser Phase nicht mit den traumatischen Erinnerungen als solchen arbeiten sollte. Und wir möchten hinzufügen, dass gerade dieser Ansatz es in einem ersten Schritt ermöglicht, mit dissoziierten Zuständen des Klienten zu arbeiten, ohne auf die traumatischen Erinnerungen eingehen zu müssen, mit dem Ziel, das innere System zu stabilisieren und zu verbessern.

Da die verletzten Teile oder Zustände des Selbst oft mit frühen Erfahrungen in der Biografie zu tun haben, begegnen wir inneren Kindern in verschiedenen Altersstufen, von der vorgeburtlichen Phase bis zur Adoleszenz. Der Amerikaner John Bradshaw, der maßgeblich zum Konzept und zur Arbeit mit dem „Inneren Kind" beigetragen hat (2015), sagte: *„Drei Dinge sind bei der Arbeit mit dem inneren Kind bemerkenswert: die Geschwindigkeit, mit der sich Menschen verändern, die Tiefe der Veränderung und die Kraft und Kreativität, die aus dem Loslassen der Wunden der Vergangenheit resultieren."*

DAS GÄSTEHAUS

Der Mensch ist ein Gästehaus.
Jeden Morgen eine neue Ankunft.
Eine Freude, eine Traurigkeit, ein Übel.
Ein gewisses momentanes Bewusstsein kommt
wie ein unerwarteter Besucher.

Heiße sie alle willkommen und empfange sie!
Selbst wenn sie ein jammernder Mob wären,
der dein Haus mit Gewalt leert,
so behandle doch jeden Gast mit Ehre,
denn er schafft dir Raum für eine neue Freude.

Begrüßt sie lachend an der Tür
und bittet sie herein.
Seid dankbar für jeden, der kommt,
denn jeder ist als Führer aus dem Jenseits
gesandt worden.

Rumi, Sufimystiker aus dem 13. Jahrhundert

Mario C. Salvador

Die Topografie des Selbst beim Überleben

Wer bin ich?

„Jeder von uns ist eine Vielzahl von Menschen."
Piero Ferrucci

Der Titel dieses Kapitels bezieht sich auf das Gefühl der Verwirrung, das jeder von uns in seinem Leben hier und da erlebt. Es spiegelt die Verwirrung über das, was wir als unsere Identität empfinden. Warum aber diese Frage? Sie scheint widerzuspiegeln, dass wir irgendwann in unserer Entwicklung den Kontakt dazu, wer wir sind, verloren haben. Dass wir irgendwann aufgehört haben, die innere Verbindung zu unseren Empfindungen, Gefühlen, Sehnsüchten, Fantasien und Illusionen zu spüren, und uns vielleicht in der Welt eines anderen verloren haben.

Sobald uns ein Name „gegeben" wird, fangen wir an, auf die Erwartungen oder Wünsche des „anderen" zu reagieren, der uns seine Perspektive „überstülpt". Das ist ein einfaches Beispiel dafür, wie wir schon sehr früh in unserem Leben auf die Anforderungen des Umfelds reagieren, in dem wir aufwachsen. Natürlich entwickeln wir uns immer in Systemen, wobei das vertraute System das engste und einflussreichste ist und wir auf die Verbindung mit diesem System angewiesen sind, um zu wachsen und zu reifen.

Wenn die Reaktionen unserer Umgebung im Einklang und in Resonanz mit der Welt der Bedürfnisse und Phänomene unserer inneren Welt stehen, entwickeln wir ein Gefühl der Verbundenheit, des

Gefühls, ganz und wertvoll zu sein, und wir lernen, unsere innere Welt (Bedürfnisse, Wünsche, Träume …) in Bezug auf das, was in der äußeren Welt geschieht, zu managen. So können wir uns flexibel anpassen und dabei unser Gefühl, wertvoll und vollständig zu sein, aufrechterhalten.

Wenn jedoch die Anforderungen und Bedürfnisse unserer Umgebung nicht mit unseren Gefühlen übereinstimmen, wenn also das Bedürfnis, dazuzugehören und akzeptiert zu werden, vorrangig für unser Überleben eingestuft wird (Wir können nicht überleben, ohne akzeptiert zu werden und zu unserem Clan zu gehören.), führt dies dazu, dass wir unsere Authentizität opfern und die Verbindung zu unserer inneren Welt der körperlichen Signale und Gefühle aufgeben. Wir beginnen uns von unseren Empfindungen, die uns über den Zustand unseres Körpers und unser Wohlbefinden oder Unbehagen informieren, unserem intimsten Gefühl, wer wir sind, abzukoppeln. Irgendwie sind wir dann abgetrennt von unserer inneren Welt oder zumindest von Teilen von ihr.

Damit beginnt ein Prozess der Entfremdung und wir geben bestimmte Aspekte unserer inneren Welt auf, um die Erwartungen und Anforderungen des anderen zu übernehmen. Zugehörigkeit ist für unser Überleben, zumindest in den ersten Lebensjahren wichtiger als Authentizität. Es stimmt, dass später in unserer Entwicklung das Bedürfnis, authentisch zu sein, stärker wird. Für eine reife Entwicklung wird es entscheidend sein, dass wir in der Lage sind, Ablehnung zu ertragen, auch wenn wir dafür unsere Vitalität aufgeben müssen.

Überanpassung führt zur Verwirrung zwischen dem, was wir „sind/wollen" und dem, was von uns erwartet wird. Obwohl wir uns in diesem Buch in erster Linie auf die dysfunktionale Dissoziation konzentrieren werden, die für die Bewältigung unserer gegenwärtigen Realität höchst unangemessen ist, möchte ich darauf hinweisen, dass Dissoziation an sich eine Aufspaltung und Trennung unserer inneren Phänomene bedeutet.

Die alltägliche Dissoziation, in der wir alle leben, impliziert, dass unser Körper physisch an einem Ort sein kann, während unser Geist oder unsere Gedanken in eine andere Zeit wandern können. Wir können also sagen, dass das Gegenteil von Dissoziation der Zustand der Präsenz und der Ganzheit, der Zugehörigkeit und der Verbindung ist, was in unserer heutigen Gesellschaft immer seltener vorkommt.

Die Antwort auf die Frage „Wer bin ich wirklich?" beginnt in unserer frühen Kindheit. Wenn wir eine gute Erziehung genossen haben, fühlen wir uns erfüllt, zuversichtlich und selbstbewusst; wir sind in gesundem Kontakt mit unseren Sehnsüchten, Wünschen und Träumen. Andernfalls findet eine innere Entfremdung statt. In gewissem Maße leiden wir alle unter dieser Entfremdung, und dies ist auch ein Spiegelbild des Unbehagens in unserer Gesellschaft.

Dieses Kapitel bietet eine anschauliche und praktische Perspektive für den Umgang mit unserer gespaltenen inneren Welt.

Dissoziation und emotionales Trauma

Ich sage oft, dass ein Trauma durch die Art und Weise definiert wird, wie unser Körper – und damit auch unser subkortikales Gehirn, da beide eng miteinander verbunden sind – auf eine unausweichliche und überwältigende Bedrohung reagiert, mit dem Ziel, für den Erhalt des Lebens zu sorgen. Das liegt daran, dass bei einer Bedrohung unser subkortikales (reptilisches und limbisches System) Gehirn unseren Bewältigungsmodus übernimmt; seine Strategien sind in der gesamten Säugetierwelt dieselben, wir unterscheiden uns also nicht von unseren Artgenossen.

Unsere vom Neokortex gesteuerten Prozesse höherer, tertiärer Ordnung – Denken und Bewusstsein –, spielen keine Rolle, wenn wir ernsthaft bedroht werden. Wenn wir mit einer „unausweichlichen" und überwältigenden Lebensbedrohung konfrontiert sind und die aktiven Verteidigungsmechanismen des sympathischen Nervensystems (SN) – Flucht (Angst) oder Kampf (Wut) – nicht funktionieren oder die Situation verschlimmern, muss die Person passive Verteidigungsmechanismen in Gang setzen, um zu überleben. Das wären: Unterwerfen, Einfrieren und Zusammenbrechen. Dies äußert sich als „vorgetäuschter Tod" bis hin zu Lethargie, Betäubung und emotionaler Abkopplung.

Auf der subjektiven Ebene drückt sich das folgendermaßen aus: unsichtbar sein wollen, nicht auf sich aufmerksam machen, unbemerkt bleiben, nicht fragen und in noch stärkerem Maße nicht fühlen oder Bedürfnisse in Bezug auf andere wahrzunehmen oder in einem Zustand der Depression, Hilflosigkeit und Hoffnungslosigkeit leben.

Auf der körperlichen und emotionalen Ebene werden die Abwehrmechanismen außer Gefecht gesetzt, um für eine Verlangsamung der biologischen Reaktionen zu sorgen, mit dem Ziel, in einen Zustand der Taubheit und Lethargie zu gelangen. Das „Herunterfahren" des Systems führt auch zur Ausschüttung von Endorphinen, die als natürliche Betäubungsmittel fungieren, um extreme oder unerträgliche Schmerzen nicht zu spüren. Dies führt zu dem, was in der Fachsprache als „tonische Immobilität" oder Schockstarre bezeichnet wird, die zu einer Verlangsamung und Abschaltung des Systems führt.

Der Organismus reduziert seine Funktionsfähigkeit und auch den Stoffwechsel, um die Aufmerksamkeit des Raubtiers nicht auf sich zu ziehen – als letzten Ausweg, das eigene Leben zu retten. Da Säugetiere Warmblüter sind, können sie diesen Überlebensmechanismus nicht über längere Zeit aufrechterhalten, im Gegensatz zu Reptilien, die problemlos stundenlang dazu fähig sind. (Salvador, 2009)

Wird diese Reaktion über einen längeren Zeitraum aufrechterhalten, kann das für das Leben von Säugetieren tödlich sein (Selye, 1976). Es ist bekannt, dass diese Überlebensstrategie, wenn sie als chronischer und sich wiederholender Mechanismus auftritt, zu dem wird, was wir „Dissoziation" nennen, also eine Trennung oder Abspaltung von Aspekten unserer Erfahrung, die normalerweise integriert sein sollten. Verschiedene Aspekte unserer Erlebens können getrennt werden: Gedanken von Emotionen, Emotionen von Empfindungen, Empfindungen von Gedanken, Erinnerungen an bestimmte Lebensabschnitte; aber auch sensorische Wahrnehmungen: Gerüche, Geschmäcker, visuelle und auditive Bilder … Kurz gesagt, alle sensorischen und wahrnehmungsbezogenen Phänomene, die Teil der ursprünglichen Erfahrung waren. Das liegt im Wesentlichen daran, dass unser System, wenn wir einer lebensbedrohlichen Gefahr gegenüberstehen, der wir nicht entkommen können, diejenigen Reize aus der Außenwelt (exterozeptive Organe) oder Innenwelt (Interozeption) auswählen muss, die am notwendigsten sind, um unser Leben zu retten.

Wenn wir uns zum Beispiel um einen Schwerverletzten auf der Straße kümmern, müssen wir unsere ganze Aufmerksamkeit auf das richten, was notwendig ist, um ihn am Leben zu halten (ihm beim Atmen helfen, die Wunde abdecken, um Hilfe rufen ...), und gleichzeitig unsere eigenen, mit dieser Erfahrung gekoppelten Gefühle zurückstellen. Das bedeutet nicht, dass diese Erfahrungen verdrängt werden, sie werden „zwischengelagert", bis sie verarbeitet und bewältigt werden können. Dieses „Zwischenlager" ist unser Körper, der als „Black Box" fungiert und unsere gesamte Lebensreise aufzeichnet. Hier beginnt die Abspaltung der inneren Phänomene. Wenn z. B. jemand sagt: „Ich weine, aber ich weiß nicht, warum.", kann dies ein Ausdruck dafür sein, dass ein Teil der Person weint und ein anderer bewusster Anteil nicht weiß, warum. Oder wenn eine Person sagt, dass sie nicht weiß, was sie im Leben will, was die Abspaltung von ihrer Welt der Wünsche (ihrer Authentizität) widerspiegelt; wenn jemand sagt, dass er nicht weiß, wann er müde ist oder dass er nicht weiß, was er fühlt. All diese Phänomene deuten darauf hin, dass sich die Person von ihrem innersten Selbst abgekoppelt hat.

Klinische Dissoziation

Vor mehr als 100 Jahren stellte Pierre Janet (1894) fest, dass ein Trauma das Ergebnis eines unvermeidlichen belastenden Ereignisses ist, das die Bewältigungsmechanismen einer Person überfordert. Er sagte, wenn Menschen zu sehr von ihren Emotionen überwältigt sind, können Erinnerungen nicht in neutrale narrative Erfahrungen umgewandelt werden. Auch stellt er fest, dass der Horror zu einer dissoziativen Amnesie wird, die die Integration (Synthese) des traumatischen Ereignisses verhindert und die traumatischen Erinnerungen aus dem gewöhnlichen Bewusstsein abspaltet, sodass sie als visuelle Wahrnehmungen, somatischer Stress und Verhaltensreaktionen organisiert bleiben. (Janet 1894)

Hier spricht Janet eines der zentralen Elemente des Traumas an, nämlich der Versuch, eine Situation, aus der es kein Entrinnen gibt, zu bewältigen, ohne dass die Person fliehen oder kämpfen kann. Das Scheitern dieses Versuches führt dazu, dass traumatisierte Menschen in der Folge „phobisch" werden, z. B. vermeiden sie es, sich an die Elemente zu erinnern, die zum Zeitpunkt der Bedrohung Teil des Erlebnisses waren. Das beeinträchtigt die Integration und Metabolisierung des Erlebten, fragmentiert sie und lässt sie unverbunden zurück – dies nennt man Dissoziation.

Die traumatisierte Person wird es vermeiden, mit dem Schmerz und den Erinnerungen, die mit dem Erlebten verbunden sind, in Kontakt zu kommen, oder sie wird soziale Situationen vermeiden, die zu solchen Erinnerungen führen. Einst war die Dissoziation eine Ressource, um angesichts überwältigender und erschreckender Erlebnisse weiterzukommen, doch später wird die „Erinnerungsphobie" (die Angst, sich der eigenen Erfahrung zu nähern) zu einem Mechanismus, der diese Erinnerungen und Erfahrungen aufrechterhält, und dazu führt, dass man sich lebhaft an sie erinnert, als ob sie sich immer wieder ereignen würden, allerdings außerhalb des Kontext, in dem sie erlebt wurden, und als unvollendet. Als seien es Erinnerungsblitze.

In ähnlicher Weise definierte Pierre Janet Dissoziation als einen Mangel an Integration zwischen zwei oder mehr „verschiedenen Systemen von Ideen und Funktionen, die die Persönlichkeit ausmachen" (Janet, 1907, S. 332), was auf eine Aufspaltung der Persönlichkeit in getrennte und widersprüchliche Ich-Zustände hinweist. Andererseits identifizierte er die Dissoziation von traumatischem Material aus dem Bewusstsein als eine zentrale Abwehrmaßnahme gegen eine überschießende Erfahrung. So bietet die Dissoziation einen psychologischen Ausweg aus der emotionalen und körperlichen Not, die mit einer überwältigenden traumatischen Erfahrung verbunden ist:

Kindesmissbrauch, Kriegstrauma, Folter usw., aus der ein körperliches Entkommen nicht möglich ist. (Kluft, 1985; Nijenhuis, Vanderlinden, & Spinhoven, 1998; Putnam, 1996; Spiegel, 1984; Vermetten, Doherty, & Spiegel, 2007) Die beiden wichtigen Aspekte sind die: dass die Dissoziation zu einer Spaltung des Selbst führt und dass der Kopf, wenn der Körper nicht mehr entkommen kann, nach Wegen sucht, um nicht in diesem Körper zu sein.

Van der Hart und andere Autoren vermuten, dass dissoziative Teile übermäßig statisch sind, was einen Mangel an systemischer Komplexität bedeutet (Edelman und Tononi, 2000). Das heißt, dass Systeme, die zu stark sind, ihre Handlungen nicht den diversen Lebensumständen anpassen, da sie in ihren Reaktionsmustern zu starr sind. Als übertrieben unflexible (Teil-)Systeme führen dissoziative Teile oft feste und starre Handlungen aus. Diese Unflexibilität waren ihr wahrscheinlich in der Vergangenheit nützlich, können sich jedoch nicht an neue Lebensumstände anpassen und sind von daher hinderlich (Nijenhuis et al., 2002; Van der Hart et al., 2006).

Dissoziation und Abspaltung können sich auch als Symptome manifestieren, die die Realitätswahrnehmung eines dieser Subsysteme des Selbst widerspiegeln. Es kann zu einer Trennung zwischen dem Selbst und der Umgebung kommen, die sich in Form von einer Derealisations- und Depersonalisationsstörung äußert.

Auch kann es zu einem Widerspruch zwischen Verhalten, Wahrnehmung und verbalen Äußerungen führen, indem die Person sich gegenteilig zu dem verhält, was sie sagt, oder mit ihrer Körpersprache etwas anderes ausdrückt, als sie verbal zum Ausdruck bringt. Dissoziative Symptome werden in drei Hauptgruppen eingeteilt: Amnesie, Derealisation/ Depersonalisation und Verwirrung/ Identitätsstörung (Steinberg und Schanall, 2002). Jeder dieser Mechanismen wird durch eine traumatische Erfahrung ausgelöst. Die negativen dissoziativen Symptome der *Posttraumatischen Belastungsstörung* (PTBS) und der komplexen PTBS, Letztere eine Folge wiederholter oder lang anhaltender früher Traumata (Herman, 1992; Van der Kolk, Roth, Pelcovitz, Sunday, & Spinazzola, 2005), stehen im Allgemeinen in Zusammenhang mit dem, was Forscher der strukturellen Persönlichkeitsdissoziation als PAN (*Personality Appearing Normal*, die Persönlichkeit, mit der sich die Person normalerweise bewusst identifiziert und mit der sie ihr Leben bewältigt)[1] bezeichnen.

Diese Symptome äußern sich in Form von Funktionsverlusten oder Phänomenen wie emotionaler Taubheit und Vergesslichkeit. Die „positiven" Symptome (aufdringliche Erinnerungen wie Flashbacks, Alpträume, Panikattacken, Somatisierung) stehen in der Regel in Zusammenhang mit dem, was in der Forschung selbst als EP (Emotionale Persönlichkeit) bezeichnet wird. Das ist der Teil der Persönlichkeit, der die Erinnerungen und Erfahrungen des Traumas mit intensiven Emotionen und Reaktionen verbindet. Ich werde sie später als „verleugnete Teile" bezeichnen, die in unserer Neurobiologie eingekapselt bleiben.

Amnesie

Amnesie spielt bei der Bewältigung von Traumata folgende Rolle: Um eine bedrohliche Situation und infolge dessen die unerträglichen Emotionen zu überleben, tun wir so, als ob das Ereignis „nicht stattgefunden" hätte. Dies dient dem Zweck, unser Leben weiter bewältigen zu können, während wir die schmerzhaften traumatischen Erinnerungen verdrängen.

Häufig wird die Erinnerung als „zustandsabhängig" abgerufen. Das bedeutet, dass die Informationen, die in einem mentalen, emotionalen und physiologischen Zustand gespeichert wurden, später leichter reaktiviert werden, wenn sich die Person wieder im gleichen Zustand befindet; das kann z. B. eine Körperhaltung sein, in der sich das Trauma ereignet hat. Die gleichen Erinnerungen sind möglicherweise

1. *Van der Hart et al. (2006, 2011) gehen in Anlehnung an P. Janet und Charles Myers davon aus, dass bei der Dissoziation mindestens zwei „Persönlichkeiten" auftreten, wobei der emotionale Teil der Persönlichkeit (EP) traumatische Erinnerungen enthält, die sich vom autobiografischen Gedächtnis dadurch unterscheiden, dass die Erlebnisse in somatosensorischem Code und intensiven Emotionen erinnert werden. Andererseits muss die Person, da sie ihren Alltag bewältigen muss, traumatische Inhalte vermeiden, da sie sonst dazu nicht in der Lage wäre. Zu diesem Zweck wird ein weiterer Teil abgespalten, der als scheinbar normale Persönlichkeit (ANP) bezeichnet wird.*

nicht zugänglich, wenn sich die Person in einem anderen Ich-Zustand befindet; dies impliziert Dissoziation (Steinberg und Schnall, 2002).

Derealisation/ Depersonalisation

Bei der *Derealisation* (Entfremdung) wird die Realität nicht als Ganzes, sondern nur als getrenntes Element wahrgenommen. Die Wahrnehmung wird als seltsam erlebt, als ob sie nicht real wäre. Die betroffene Person kann ihr Leben wie in einem Film erleben, als ob sie es von einem Fenster aus beobachten würde oder als ob sie sehr weit weg von den Geschehnissen wäre. Bei der Reaktion auf ein akutes Trauma werden die emotionalen Elemente des Erlebnisses oft nicht gespürt, meist als Schutz vor dem unerträglichen und überwältigenden Erlebnis.

Bei der *Depersonalisation* wird die Trennung vom Körper stärker erlebt. Die Person, die körperliche Misshandlung oder Missbrauch erfährt, entfremdet sich von ihrem Körper und versucht, ihn nicht zu spüren und „nicht in ihm zu sein". Die Strategie vieler Kinder, die in emotionalen Höllen leben, besteht darin, Fantasiewelten zu erschaffen oder davon zu träumen, dass sie eines Tages erwachsen werden oder Liebe finden, während sie ihren Körper in dieser Hölle zurücklassen: „Es passiert jemand anderem, aber nicht mir. Ich bin nicht dort." Handelt es sich um sexuellen Missbrauch, bilden sich oft Überzeugungen, dass der Körper „schlecht" oder „schmutzig" ist, und die Betroffenen geben sich selbst die Schuld daran, dass sie missbraucht wurden, weil sie verführerisch oder spontan waren.

Fragmentierung des Bewusstseins: Verwirrung und Identitätsstörung

Bei chronischen und kumulativen Traumata, die über einen längeren Zeitraum gingen (und erst recht, wenn die Traumatisierung in sehr frühen Entwicklungsstadien beginnt), muss das Kind die guten Aspekte der Bezugsperson (die die Hoffnung aufrechterhalten, geliebt zu werden) von den Momenten trennen, in denen es von der gleichen Bezugsperson misshandelt, vernachlässigt oder missbraucht wird. Es braucht deren Liebe und Fürsorge und hat gleichzeitig Angst vor ihr, und kann diese Ambivalenz schlecht aushalten. So schwankt das Kind zwischen dem einen Zustand (zu lieben und die Hoffnung zu spüren, geliebt zu werden) und dem anderen (zu hassen und zu fürchten), ohne ein höheres Bewusstsein entwickeln zu können, das beides umfassen kann.

Um einen misshandelnden Elternteil in seinen „guten" Momenten zu lieben (eine für die Entwicklung wichtige Bindung), verdrängt das Kind die Erinnerungen an den Missbrauch aus seinem Bewusstsein. Dies führt zu einer Spaltung des Bewusstseins, die oft mit einer Fragmentierung der inneren Welt in verschiedene Ich-Zustände oder Teilpersönlichkeiten einhergeht. Die Erinnerungen an die Misshandlung werden erst dann wieder aktiv, wenn das Kind erneut misshandelt wird, und die Abwehrsysteme aktiviert werden, indem es Hass, Angst und Scham gegenüber dem Erwachsenen empfindet.

Um den Wechsel zwischen den gegensätzlichen und inkongruenten Zuständen aufrechtzuerhalten, werden Amnesiebarrieren aufgebaut (der eine will nichts vom anderen wissen), die die psychische Trennung zwischen diesen verschiedenen Ich-Zuständen fördern. In einigen Fällen führt dies zu einer schweren und komplexen Fragmentierung in der Psyche des Kindes und späteren Erwachsenen.

Die „negativen" Teile, die sich an Schmerz und Schrecken erinnern und mit emotionaler Taubheit und Amnesie leben, enthalten oft die traumatischsten Erinnerungen, aber auch einen Großteil der Abwehrkräfte des Patienten. Barach (1991) weist darauf hin, dass neben Missbrauch und Misshandlung auch das Versagen der Eltern, auf die Bedürfnisse des Kindes einzugehen (von Vernachlässigung bis hin zu aktiver Misshandlung), die Entwicklung der dissoziativen Psychopathologie stark beeinflusst. Dazu gehört das Versagen eines oder beider Elternteile, das Kind vor Missbrauch zu schützen, und die Tendenz der Eltern, sich in irgendeiner Weise von der Gefühlswelt des Kindes zu distanzieren oder abzukoppeln (wegschauen, verleugnen ...). Kurz gesagt, die Person, die in einem Umfeld chronischer und kumulativer Traumatisierung aufwächst, neigt dazu, ihre Innenwelt in verschiedene

Ich-Zustände aufzuteilen, die dann in ständigem Konflikt untereinander leben und versuchen, das Selbst der Person zu dominieren.

Dies kann als Identitätsverwirrung („Ich weiß nicht, wer ich bin.“) oder in schwerwiegenderen Fällen als Identitätsstörung erlebt werden: Das, was früher als multiple Persönlichkeit bezeichnet wurde. Es bedeutet, dass einige Ich-Zustände sich der Existenz der anderen nicht bewusst sind, was zu Parallelleben führt, die der Kernpersönlichkeit unbekannt sein können.

Spaltung und Eskapismus

Dissoziative Reaktionen entstehen als Abwehr gegen das Trauma, wobei sie mit der Zeit, nachdem die Gefahr gebannt ist, zu Reaktionsmustern auf Gefühle und Situationen werden, die in irgendeiner Weise an das ursprüngliche Trauma erinnern. Das heißt, was einst ein extrem hilfreicher Bewältigungsmechanismus war, um angesichts einer schrecklichen und unausweichlichen Situation psychisch zu überleben (den Schmerz beiseitezuschieben), kann dann als Phobie beibehalten werden, um so dem Schmerz zu entkommen oder als Mechanismus, um ihn zu bewältigen.

Unser subkortikales Gehirn (reptilisch und limbisch) und das neokortikale Gehirn verfügen über zwei verschiedene Arten von Intelligenz: Das subkortikale Gehirn ist schnell und in der Lage, angesichts von Bedrohungen ohne Nachdenken zu handeln, während der Neokortex langsam ist und eher zum Lernen, Reifen und Schaffen geeignet ist. Die Überlebensstrategie der Flucht vor dem Schmerz, dient dazu um im Leben weiterzukommen, sich in Sicherheit zu bringen und nicht im Schmerz gefangen zu bleiben.

Beim Heilungsprozess geht es darum, dass wir in der Lage sind, den Schmerz mit Fürsorge und Liebe zu erreichen. Die Dissoziation jedoch wird den Zugang zur Wunde, die sie zu schützen versucht, verhindern. Sie ist also eine Möglichkeit, sich vor traumatischen Erfahrungen zu schützen (Levine, 1997; Scaer, 2001), und kann sich mit der Zeit verselbstständigen, indem sie auf jeglichen emotionalen

Stress reagiert, als sei er mit den ursprünglichen schmerzhaften Erfahrungen verbunden. Als Reaktion auf ein extremes traumatisches Ereignis ist sie auf emotionaler Ebene wirksam: Der Mensch trennt sich von einer Emotion, die unerträglich ist und bei der es keine schützende und unterstützende Hilfe von außen gibt. Allerdings ist dieser Mechanismus nicht sehr effektiv, wenn es darum geht, Lösungen für Probleme zu finden.

Es hat sich zum Beispiel gezeigt, dass Personen, die dissoziative Störungen haben, bei Naturkatastrophen keine guten Schutzmaßnahmen ergreifen und angesichts starker Emotionen blockieren; sie sind daher verletzlicher und kollabieren schneller.

Die dissoziativen Anteile sind übermäßig statisch, was einen Mangel an systemischer Komplexität und Flexibilität impliziert, um sich an neue Umgebungen anzupassen. (Edelman und Tononi, 2000)

Was früher die einzige Möglichkeit war, sich zu schützen (sich unsichtbar machen, keine Aufmerksamkeit auf sich lenken, die eigenen Bedürfnisse unterdrücken, um den anderen nicht zu belästigen und zu verärgern, die Hoffnung auszulöschen, etwas haben oder sein zu können), wirkt in der Gegenwart weiter, wo die Person außerhalb des traumatischen Kontexts ist, und den Einsatz von flexibleren Strategien verhindert, die der gegenwärtigen Realität angemessener wären.

Eine Person dissoziiert im Wesentlichen unter zwei Bedingungen:

a. Im Angesicht einer unerträglichen, überwältigenden Situation, aus der es kein Entrinnen gibt. Dazu werden folgende Überlebensmechanismen entwickelt:

- **„Bindungsweinen"**: Das Kind/die Person schreit nach einer Bezugsperson, die es tröstet und beschützt. Wenn die Bezugsperson da versagt,
- **Flucht-Angst.** Die Person wird versuchen, vor etwas zu fliehen, das bedrohlich und gefährlich ist. Wenn dies nicht möglich ist,
- **wird die Person kämpfen** (Wut) und versuchen, sich gegen die

Bedrohung zu wehren. Wenn dies nicht effektiv ist oder die Dinge sogar noch verschlimmert,

- **erstarrt die Person** und bricht zusammen. Der Körper verlangsamt die oben genannten aktiven Abwehrreaktionen, um nicht aufzufallen, oder einfach aus Resignation und Hilflosigkeit. Dies führt dazu, dass das System heruntergefahren wird, um sich selbst auf einen niedrigen Stoffwechselverbrauch zu bringen und unbemerkt zu bleiben. Infolgedessen kann es bei der Person zu Vergesslichkeit (Verleugnung des Geschehens), Depersonalisation (nicht das Gefühl haben, dass es ihr passiert ist), Derealisation (nicht das Gefühl haben, dass es real war, dass es passiert ist), Fragmentierung und Verwirrung der Identität oder zu einer Identitätsveränderung kommen.
- **Unterwerfung,** Nachgiebigkeit gegenüber dem anderen. Ein inhärenter Mechanismus bei allen Säugetieren: Sie neigen ihren Kopf und Körper, um die Sympathie des anderen zu erlangen. Beim Menschen kann sich dies als Tendenz zeigen, den Wünschen und Forderungen des anderen zu entsprechen und sich ihnen anzupassen.

Wenn wir bedenken, dass Traumatisierungen manchmal schon früh im Leben entstehen, sehen wir, dass ein Neugeborenes nur die Möglichkeit hat, zu kämpfen (zu schreien und seinen Protest auszudrücken). Löst dies weitere Aggressionen bei der Bezugsperson aus, bleibt nur noch Raum für Einfrieren und Dissoziation. Manche Menschen „lernen" daher schon sehr früh zu dissoziieren, um mit Schmerzerfahrungen umzugehen. Später wird es zu einem automatischen Mechanismus – vollkommen unbewusst ausgelöst – angesichts von Unbehagen und als antizipatorische Reaktion auf eine Bedrohung.

b. Durch die Abwesenheit einer verfügbaren, schützenden und einfühlsamen Person.

Erinnern wir uns daran, dass das erste System der Emotionsregulation bei Säugetieren die Beziehung zur Bezugsperson ist, mit der das

Kind sich sicher fühlt. Wenn es nicht auf eine solche Bezugsperson zurückgreifen kann, werden andere Regulierungsalternativen in Gang gesetzt und die Hoffnung darauf, dass ein anderer Mensch kommen, es beruhigen, beschützen und begleiten kann, versiegt. Daraufhin werden Überlebensstrategien aktiviert, die mit *Flucht* (Verleugnung, Vergessen, Vermeidung), *Kampf* (Feindseligkeit, Selbstbestrafung, Selbstverachtung, Misstrauen ...) oder *Erstarren* (emotionale Taubheit, Ohnmacht, Hilflosigkeit, Zusammenbruch, dem Gefühl der Hoffnungs- und Energielosigkeit) verbunden sind. Diese Überlebensstrategien, die auf automatischen und subkortikalen Reaktionen beruhen, sind im Falle einer chronischen Traumatisierung das Fundament, auf dem verschiedene Ich-Zustände oder Subsysteme der Persönlichkeit aufgebaut sind, die ein System von Denken, Emotionen, Verhaltensweisen und physiologischen Reaktionen organisieren. (Salvador 2019, Kap. 7) In beiden Fällen führen diese alternativen Selbstregulierungsmechanismen zu Misstrauen gegenüber anderen und zu einer gewissen Erwartung von Aggressionen, Vernachlässigung, Verlassenheit. Wie wir weiter unten sehen werden, versuchen die extremsten Mechanismen, die Welt der Verwundbarkeit abzuschalten oder zu unterdrücken.

Wenn die Person das Gefühl hat, dass der andere nicht da ist oder als Basis für Sicherheit und Regulierung versagt, geht unser autonomes Nervensystem zu Schutz- und Überlebensstrategien über, die ein gewisses Maß an Trennung vom anderen und in gleichem Maße ein gewisses Maß an Trennung von der inneren Welt mit sich bringen, was sehr extrem werden kann.

Daher besteht eine der Aufgaben des Therapeuten darin, der traumatisierten Person zu helfen, das zu identifizieren, was sich in der Beziehung mit anderen als Abwehr- und Selbstregulierungsstrategie manifestiert. Die Mechanismen, die jegliche Art von Phobie bezüglich innerer Phänomenen (vor allem dem Körper, den Emotionen und den Erinnerungen) ausdrücken: die verschiedenen Ich-Anteile oder Zustände des Selbst, die ins Spiel kommen, um die schmerzhafte Erfahrung zu bewältigen.

Indem der Therapeut diese beobachtet und auf sie hinweist, zeigt er sein Interesse daran, ihre Funktion und ihre Ängste zu kennen. Indem er sie direkt anspricht, lädt er sie ein, zu der Person zurückzukommen und der therapeutischen Beziehung beizutreten.
Das Gegenmittel zur Dissoziation ist die Verbindung, die Rückkehr zu einer zwischenmenschlichen Beziehung, die jetzt präsent, verfügbar, stabil und absolut akzeptierend ist. Zunächst beobachtet der Therapeut die Mechanismen des gestörten Kontakts, spricht sie an und initiiert einen neugierigen, respektvollen und sanften Prozess des Kennenlernens.
Dabei geht es ihm im Wesentlichen um zwei Aspekte:

1. Dem Klienten dabei helfen, die positive Absicht der Schutzmechanismen zu erkennen und deren Funktion zu verstehen.
2. Mit Fragen, wie z. B.: „Was befürchtest du, könnte passieren, wenn die defensiven Teile in dir aufhören zu blockieren, zu vergessen, aufhören nicht zu fühlen?“ Mit Ihnen kann der Therapeut helfen, diverse Ängste der Person aufzudecken und die verschiedenen phobischen Themen ans Licht zu bringen.

Das Paradox, das in der Psychotherapie auftritt, besteht darin, dass dort, wo der Klient aufgrund des Versagens der Bezugspersonen, mithilfe verschiedener Mechanismen und einer Trennung von ihrer inneren und äußeren Welt überleben musste, sich nun eine neue Bezugsperson auf radikal entgegengesetzte Weise platziert: präsent, interessiert, verfügbar, sicher, akzeptierend, freundlich und mitfühlend. Und außerdem dazu bereit ist, die Bereiche des Schmerzes gemeinsam zu erkunden und ihn/sie dabei zu begleiten.

Natürlich ist Dissoziation in vielen Fällen eine Angelegenheit, die mit Vorsicht und Behutsamkeit behandelt werden muss, jedoch niemals mit Angst oder Unsicherheit vonseiten des Therapeuten. Patienten mit chronisch traumatischer Geschichte kommen bereits aus einer Welt, in der sie mit Bezugspersonen zu tun hatten, die in Bezug auf (Ver-)Bindungen unzulänglich waren: Sie waren depressiv, ängstlich und besorgt, verängstigt, abwesend, verleugnend, kritisch und verurteilend, aggressiv und gewalttätig. Wenn nun der Therapeut als neue Bezugsperson eines dieser Merkmale aufweist, „riecht" das neurologische Wahrnehmungssystem des Patienten[2], dass der Therapeut nicht sicher, stark und präsent genug ist, um ihn in seinem Prozess begleiten und halten zu können.

Der Therapeut muss durch seine Präsenz, seine Entschlossenheit, sein Können und seinen Mut die vermeidenden Anteile „einladen" zu bleiben und ihnen vermitteln, dass sich die „heilende Intelligenz" von der „Überlebensintelligenz" (Flucht-Kampf-Intelligenz) unterscheidet und dass wir, um den Schmerz zu heilen, mit Freundlichkeit, Fürsorge und Sensibilität darauf zugehen müssen.

Wenn das neurozeptive System des Patienten in irgendeiner Weise Unsicherheit, Angst oder sogar etwas Bedrohliches seitens des Therapeuten wahrnimmt – und das wird es sehr schnell tun –, wird es erneut bestätigen, dass „niemand Verlässliches zur Verfügung steht", und die Mechanismen der Kontaktvermeidung werden wieder ihre Rolle übernehmen: Die Abwehr des Patienten wird als Reaktion auf die des Therapeuten aktiviert. Desgleichen wird der Therapeut, wenn er versucht den Prozess voranzutreiben, weil er es braucht, dass der Patient Fortschritte macht, seine eigenen Bedürfnisse dem Patienten aufzwingen und so Widerstand, Abwehr oder Anpassung im Patienten auslösen. Der Patient muss sich aus freien Stücken verändern, weil er es braucht, nicht weil sein Therapeut es braucht, und dies geschieht, wenn wir die Bedingungen schaffen, die ich in einem anderen Buch als *„Healing Bubble"* bezeichnet habe (Salvador, 2016, Kap. 5), damit das System in seinen Selbstheilungsmodus kommen kann. Wie Stephen Porges feststellt, fallen die neuronalen Bahnen des sozialen Engagements mit denen der Heilung, der Wiederherstellung und des Wachstums zusammen.

Wir heilen in sicheren Beziehungen. Der Therapeut bietet also eine Verbindung und die Rückkehr zu einer gesunden menschlichen Be-

2. Neurozeption ist, wie Stephen Porges sagt, der Prozess, der es dem Nervensystem einer Person ermöglicht, unbewusst zu spüren, ob der andere sicher oder gefährlich ist.

ziehung an, was zuvor seitens des Klienten stets vermieden wurde. Auch hier gilt: Das Gegenmittel zur Dissoziation ist Verbindung, und das Gegenteil von Dissoziation ist Assoziation. Von daher bietet der Therapeut Hilfe bei der Wiederherstellung der Verbindung mit dem, was zuvor weggedrängt und vom Kern des Selbst abgelehnt wurde.

Der Therapeut muss daher die Fähigkeit entwickeln, limbisch (Salvador 2008, 2013, 2021) herauszuhören, was implizit und unter der Oberfläche der bewussten Narration verborgen ist, und Zugang zu der noch immer lebendigen Geschichte finden, die aus der subkortikalen und körperlichen Darstellung des Patienten hervorgeht. Auf diese Weise wird die Erfahrung des Patienten, endlich von einem neuen Menschen gesehen und verstanden zu werden, ko-konstruiert.

So wird die Verbindung mit dem Unbewussten und die Entspannung des Überlebens- und Abwehrsystems erreicht, und die aktuelle Beziehung wird allmählich als sicher und nicht bedrohlich wahrgenommen. Das hat zur Folge, dass sich der nach Außenreizen orientierte Überlebensmodus entspannen kann und dank der Aktivität des präfrontalen Kortex es dem Patienten ermöglicht, sich als mitfühlender Beobachter zu positionieren. Dank dieses notwendingen Abstands wird er sich leichter der Geschichte seines Schmerzes öffnen und sich ihm zuwenden können.

In einem anderen Text (Salvador 2021) stelle ich eine Methodik der selektiven Beobachtung und des limbischen Zuhörens vor (*Trichter-Methode)*: Während dieses Prozesses hilft der Therapeut dem Patienten, seine Abwehrmechanismen zu entspannen und einen achtsamen Geist zu entwickeln. Ein Verstand, der sich nun selbst beobachtet und in dieser mitfühlenden und neugierigen Selbstbeobachtung die unverarbeitete Geschichte der Empfindungen und Emotionen (die unsere schmerzhaften Erinnerungen in sich tragen und die bisher nie ausgedrückt wurden) aufnehmen und willkommen heißen kann.

Zen-Meister Thich Nhat Hanh hat ein Motto, dem wir in der Therapie folgen: *„Kein Lotus ohne Schlamm."* Es besagt, dass die natürlichen Qualitäten, die uns im Wesentlichen menschlich machen, zum Vorschein kommen, wenn wir unser Leiden annehmen und willkommen heißen. Janet drückt es anders aus: Wir müssen unseren Patienten beibringen, dass sie vielleicht eine Erfahrung *machen*, aber nicht die Erfahrung selbst *sind*. Und wir müssen ihnen helfen, ihre Erfahrungen selbst in die Hand zu nehmen. Die Arbeit besteht darin, der Person dabei zu helfen, zu beobachten und sich dafür zu interessieren, was ihre Empfindungen, Emotionen und schmerzbeladenen Schlussfolgerungen noch zum Ausdruck bringen müssen.

Im *Aleceia-Modell* haben wir zehn Phasen. Die ersten fünf Sitzungen zielen darauf ab, die Erlebnisse zu erwecken und die Aufmerksamkeit auf die Zeichen des verschütteten Schmerzes zu lenken, die immer noch in unserer bewussten Erzählung auftauchen (körperliche Reaktionen, intensive Emotionen, Gesten, „da ist ein Teil von mir, der …", körperliche Symptome oder Beziehungsmuster) (Salvador, 2021), während sie dem Klienten helfen, eine Haltung des Selbststudiums – Achtsamkeit – anzunehmen, um seine Beobachtung auf den Kontakt mit der inneren Welt auszurichten.

Die letzten fünf Sitzungen sollen dem Patienten helfen, die aus der somatosensorischen Welt stammende Geschichte anzunehmen, um die Wahrheit zu hören, die nie zuvor enthüllt wurde. Dies wird zu einer transformierenden Erfahrung, da die Vollendung dessen, was unterbrochen wurde, nun von einem mitfühlenden Blick umarmt wird und so ihre Transformation bewirkt.

Arbeitsmodell: Die Topografie des Überlebenssystems

> „Der ‚Abstieg in die Hölle' ist die Reise zu den Teilen von uns selbst, die in den verschiedenen Unterwelten des Bewusstseins getrennt, verleugnet, unbekannt, unerwünscht, geächtet und verbannt sind … Das Ziel dieser Reise ist die Wiedervereinigung mit uns selbst. Diese Heimkehr kann erstaunlich schmerzhaft, ja brutal sein. Um sie zu verwirklichen, müssen wir zunächst akzeptieren, nichts zu verbannen."
>
> Stephen Cope, zitiert in van der Kolk, 2015, S. 139

Wie bereits dargelegt, ist Trauma ein Phänomen der sozialen und inneren Abkopplung. Je nach Vorgeschichte, Chronifizierung und Schwere der Bedrohungen ist diese Trennung mehr oder weniger schwerwiegend. Wenn die Traumatisierung sehr früh im Leben beginnt, lernt das Individuum, seine Bedürfnisse abzuschalten oder zu unterdrücken, um „aus dem Weg zu gehen", „nicht zu stören" oder „die Aggression des Betreuers/Täters nicht zu wecken".

Je früher die Traumatisierung einsetzt, desto extremer, radikaler und schwerwiegender ist die Art und Weise, wie auf die eigenen Bedürfnisse und Verletzlichkeiten eingegangen wird. Wenn die primären Bezugspersonen versagen, zieht sich das System zur Regulierung von Emotionen und sozialen Beziehungen zurück, mit dem Ziel des Schutzes, der Trennung (zwischenmenschlich und intern) und des Überlebens. Dies wird von unserem subkortikalen Gehirn gesteuert.

In den Jahren, in denen ich meine Studenten ausbildete und vielen Kollegen Supervision anbot, entwickelte ich ein System, um die Komplexität der inneren Welt zu verstehen und den Therapeuten beizubringen, was im therapeutischen Moment geschieht, was in der therapeutischen Beziehung vorhanden ist und was noch nicht bereit ist, sich dem Kontakt mit einem anderen Menschen auszusetzen. Hierfür habe ich ein topografisches Modell mit verschiedenen Ebenen entwickelt (Siehe Abbildung 1, S. 72). Es ist ein Versuch, diese Komplexität und den respektvollen Umgang mit ihr zu veranschaulichen und das Prinzip zu ehren, dass alles, was in unserer inneren Welt organisiert ist, den Zweck hatte, uns zu helfen, schreckliche und verheerende Situationen zu überleben.

In den folgenden Abschnitten werde ich auf die verschiedenen Ebenen des Modells eingehen. An dieser Stelle möchte ich jedoch darauf hinweisen, dass über dem gesamten Überlebenssystem unser essenzielles Selbst steht, die Dimension des mitfühlenden inneren Beobachters (unser Achtsamkeitsbewusstsein), die die eigentliche Essenz unseres Wesens ist, und die in jedem von uns bereits existiert, noch bevor wir Beziehungserfahrungen mit anderen machen (siehe Salvador 2017, Kap. 5).

Diese essenzielle Dimension existiert jenseits der Persönlichkeit, die als Anpassung an unsere gelebten Erfahrungen konstruiert wurde, sie ist unser beobachtendes, neugieriges und mitfühlendes Bewusstsein.

In diesem Bewusstseinszustand gibt es keine Urteile, Erwartungen, Wünsche oder Bedürfnisse; es ist unsere „radikal akzeptierende Gegenwart" dessen, was ist, wie es ist. Der Therapeut muss diesen Zustand der absoluten Präsenz trainieren, um den heilenden Raum zu schaffen (*Die Heilungsblase, in Salvador, 2016 Kap. 5; Salvador, 2018 S. 291; Salvador, 2018 Kap. 1)*, damit die Erfahrung des anderen diesen Raum einnehmen und einem Menschen begegnen kann, der ihn nun willkommen heißt und begleitet, sich zutiefst für ihn interessiert und den Mut hat, das zu sehen, was andere nicht sehen wollten.

Aus diesem Zustand der therapeutischen Präsenz heraus hilft der Therapeut dem Patienten auch, einen Geist der Selbstbeobachtung zu erwecken, die innere Abwehr zu entspannen, um auf diese Weise nach innen schauen zu können. Das Ziel ist es, sich inneren Erfahrungen, die bisher vermieden wurden, aus einer Haltung der Neugier, des Mutes und des Mitgefühls heraus anzunähern. Darin liegt die Selbstheilungskapazität des Systems. Es ist die metareflexive Fähigkeit des präfrontalen Kortex, der nun als „Wachturm" (van der Kolk, 2014) die zuvor abgekoppelte, noch abgelehnte Erfahrung des Systems reguliert und bei deren Verarbeitung und Abbau hilft.

Abbildung 1

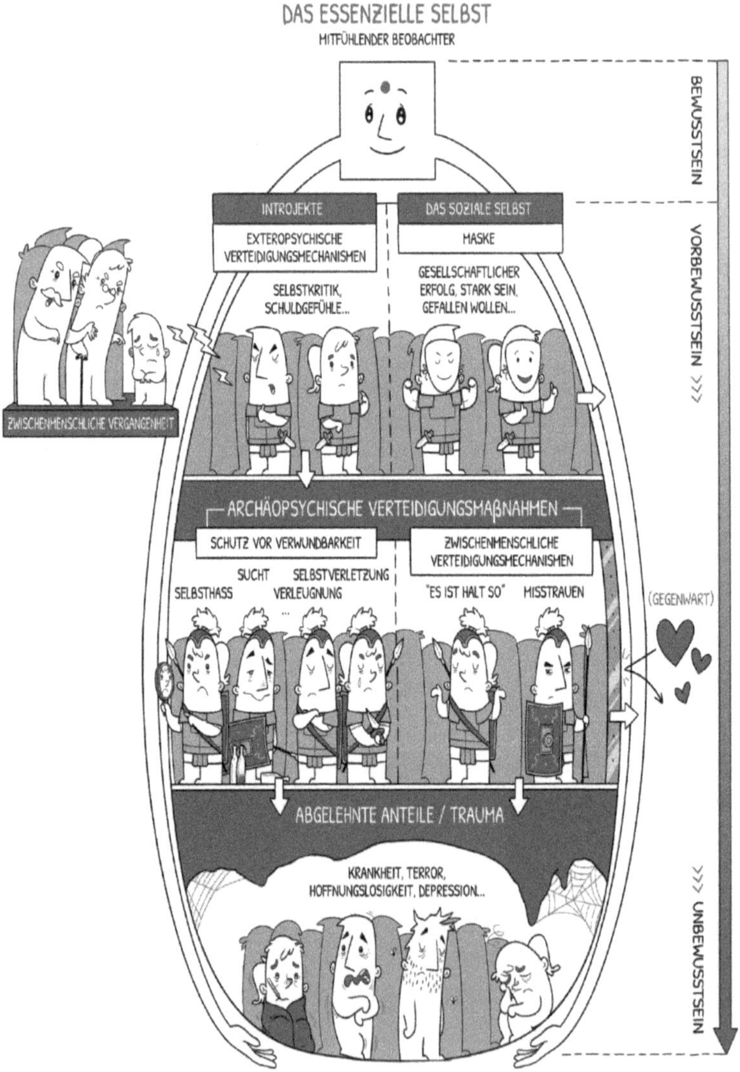
DAS ESSENZIELLE SELBST
MITFÜHLENDER BEOBACHTER
BEWUSSTSEIN
INTROJEKTE
EXTEROPSYCHISCHE VERTEIDIGUNGSMECHANISMEN
DAS SOZIALE SELBST
MASKE
SELBSTKRITIK, SCHULDGEFÜHLE...
GESELLSCHAFTLICHER ERFOLG, STARK SEIN, GEFALLEN WOLLEN...
VORBEWUSSTSEIN >>>
ZWISCHENMENSCHLICHE VERGANGENHEIT
ARCHÄOPSYCHISCHE VERTEIDIGUNGSMAßNAHMEN
SCHUTZ VOR VERWUNDBARKEIT
ZWISCHENMENSCHLICHE VERTEIDIGUNGSMECHANISMEN
SUCHT
SELBSTVERLETZUNG
SELBSTHASS
VERLEUGNUNG
...
"ES IST HALT SO"
MISSTRAUEN
(GEGENWART)
ABGELEHNTE ANTEILE / TRAUMA
KRANKHEIT, TERROR, HOFFNUNGSLOSIGKEIT, DEPRESSION...
>>> UNBEWUSSTSEIN

Wir wissen, dass Achtsamkeit das Gehirnareal entwickelt, das als Brücke zwischen dem Neokortex und dem Subkortex – dem Bewussten mit dem, was unbewusst verarbeitet wird – (cingulärer Kortex) und dem Bereich der Körper- und Selbstwahrnehmung und der Verbindung und Interozeption (Wahrnehmung des inneren Zustands des Organismus) fungiert. Somit hilft Achtsamkeit der Person, sich ihrer persönlichen Geschichte zu bemächtigen und sie auf eine neue Art und Weise zu „bewohnen", die nun durch das Bewusstsein, die Ressourcen der Präsenz und die Begleitung eines anderen, der verfügbar ist, beeinflusst wird.

Das mehrschichtige Überlebenssystem

Um zu verdeutlichen, wie das System funktioniert, unterteile ich das Überlebenssystem in Ebenen: von dem bewusstesten Teil, also dem reinen Bewusstsein (dem essenziellen Selbst), über das, was leichter bewusst werden kann, bis hin zu dem, was am unbewusstesten ist oder von dem/den Teil(en), mit dem/denen wir uns am bewusstesten identifizieren, verleugnet wird. Jenseits unseres essenziellen Selbst befinden sich all jene Aspekte des Selbst, die wir als Reaktion und Anpassung an die Umstände, die wir erlebt haben, „konstruiert" und „organisiert" haben.

Die Grafik auf der gegenüberliegenden Seite versucht, die Organisation unserer überlebensorientierten inneren Welt zu veranschaulichen. Sie hilft, die Abwehrsysteme des Klienten zu identifizieren und mit denen zu arbeiten, die bisher noch nicht dazu bereit sind:

. Die Hilfe anderer anzunehmen und sich helfen zu lassen.
. Zugang zu den emotionalen Wunden zu ermöglichen, die sie schützen.
. Ein Bewusstsein für den gegenwärtigen Moment und einer sicheren Umgebung zu haben, um dadurch die Heilung von dem verborgenen Schmerz zu fördern.
. Aufzuhören zu kämpfen, um zu überleben und der Heilung und Umgestaltung des Systems Platz zu machen.

Ziel ist es, dem Überlebenssystem zu helfen, sich mit dem gegenwärtigen Moment zu identifizieren (die Gegenwart durch seine Wahrnehmungen und Erfahrungen zu registrieren) und dadurch aufzuhören, auf äußere Einflüsse so zu reagieren, als sei die Bedrohung noch akut. Unter diesen Bedingungen wird es möglich, einen inneren Beobachter (essenzielles Selbst) zu erwecken, um die Geschichte zu hören, die zum Schweigen gebracht und isoliert wurde. Er ist nun in der Lage, mit der Erfahrungswelt in Kontakt zu treten, die um den Schmerz und dessen Schutz herum organisiert wurde.

Auf der höchsten Ebene befindet sich das essenzielle Selbst. Ihm entspricht der Überblick, der mit Neugier, Mut und Mitgefühl sich freundschaftlich auf das ganze System bezieht, sich öffnet, um die Überlebensgeschichte zu hören, die jeder einzelne Anteil enthält. Aus dieser metareflexiven Perspektive wird eine neue innere Verbindung mit den fragmentierten Erfahrungen hergestellt, um die Geschichte jemandem zu erzählen, der präsent und akzeptierend ist, was bisher nicht möglich war.

Im Oval darunter und innerhalb der Umarmung des essenziellen Selbst befindet sich das gesamte Überlebenssystem. Es ist in verschiedene Ebenen organisiert, von leicht zugänglich bis unbekannt. Auf der linken Seite befinden sich die „defensiven" Aspekte, die darauf ausgerichtet sind, die innere Erfahrungswelt zu hemmen (Pfeile zeigen nach unten). Die Mechanismen in der linken Spalte des Ovals haben die Funktion, die Welt, in der sich unsere Verletzlichkeit und unsere Bedürfnisse befinden, zu unterdrücken: mehr die der zweiten Ebene – oder weniger – die der ersten, höheren Ebene. Diese Mechanismen versuchen so zu verhindern, dass unsere einstmals schwer attackierte Verletzlichkeit erneut in einen Zustand der Ablehnung, der Verachtung, des Angriffs oder der Ignoranz kommt.

Auf der rechten Seite von Ebene eins und zwei, befinden sich die defensiven Aspekte (Abwehrmechanismen), die darauf abzielen, die zwischenmenschliche Welt zu managen (Pfeile nach außen). Auf der obersten Ebene versuchen sie, das anzubieten, was von anderen am meisten geschätzt wird. Auf der zweiten Ebene versuchen sie, sich dem zu verschließen, was von außen kommt, insbesondere der Liebe. Die Person verschloss ihr Herz und ihre Fähigkeit, die Liebe des anderen zu wollen oder sich danach zu sehnen, weil sie nicht erwidert wurde. Wenn man sich jetzt für die „wahre Liebe" öffnet, wird man daran erinnert, dass sie einst fehlte oder entzogen wurde. Demzufolge kann der jetzige Kontakt mit der Liebe wehtun, da die früheren Mangelerfahrungen nicht integriert sind.

Wenn ich vorhin gesagt habe, dass sich das Überlebenssystem von der sozialen Interaktion zum Schutz und zur Trennung zurückgezogen hat, müssen wir bedenken, dass die Systeme in der oberen Schicht des Ovals zwar eine gewisse Phobie (im Janet'schen Sinne) vor der Beziehung zum anderen haben, aus Angst vor Ablehnung oder Aggression, aber gleichzeitig die Hoffnung hegen, dass sie die Beziehung irgendwie wiederherstellen können. Sie sind also damit beauftragt, dem System eine Art Hoffnung zu „bieten", indem sie etwas tun oder etwas unterdrücken. Indem sie perfekter, keuscher, weniger neugierig, unruhig, sexuell usw. sind, könnten sie vom anderen akzeptiert und geliebt werden.

Oder sie können einige Aspekte des verletzlicheren Zustands und der Spontaneität unterdrücken, um so die schmerzhafte Ablehnung (unserer Person) zu vermeiden. Natürlich geht diese Unterdrückung oder Simulierung auf Kosten wichtiger Aspekte der Vitalität, Spontaneität, Neugier etc. der Person, sodass einige Aspekte der Authentizität des Einzelnen verborgen bleiben.

Die Abwehrmechanismen der zweiten Ebene des Ovals sind ausgeprägter und primitiver, sie mussten ganz früh im Leben organisiert werden, ich nenne sie *reptilische Abwehrmechanismen.* Die vorher beschriebenen sind *limbisch,* da sie sich auf der sekundären Ebene entwickeln – dem Erlernen sozialer Emotionen in der Interaktion mit anderen – und später im Leben, wenn das limbische Gehirn aktiver ist. Die Abwehrmechanismen der zweiten Ebene haben die Funktion, die Verletzlichkeit und Bedürfnisse der Person abzuschalten, sie absolut abzulehnen oder zu unterdrücken.

Schauen wir uns das genauer an:

a. Auf der linken Seite der obersten Ebene des Ovals befinden sich die **„exteropsychischen Abwehrmechanismen."** Ich entlehne den Begriff „exteropsychisch" von Eric Berne (1957), dem Begründer der Transaktionsanalyse, der es als ein psychologisches Organ definierte, das die Einstellungen, Emotionen und Themen von externen Bezugspersonen übernimmt, die uns im Leben beeinflusst haben. Diese Teile werden aus dem gleichen Grund auch als Introjektion (die Aufnahme und Verinnerlichung unverarbeiteter, meist äußerer Realitäten, fremder Anschauungen, Motive, Werte und Normen etc. in das eigene Ich, die in früheren Kindheit stattfindet) bezeichnet, da sie hauptsächlich die emotionale Energie der primären Bezugspersonen aufgenommen haben. Sie sind also wie „Botschafter", die das System an das erinnern, was die primäre Bezugsperson ablehnt oder verachtet. Hier ein paar Beispiele: „Schwäche zeigen ist verwerflich.", „Weinen ist für Weichlinge und bringt nichts.", „Sexuell zu sein ist eine Schande und würdelos.", „Undiszipliniert zu sein ist eine Katastrophe.", usw.

Introjektionen die vielen von uns bekannt sein könnten, sind der innere Kritiker und Schuldgefühle. Der innere Kritiker kann abwertend bezeugen, dass aus uns nichts wird, wenn wir nicht lernen oder härter arbeiten; dass wir chaotisch sind, wenn wir nicht ständig aufräumen, dass wir schmutzig sind, wenn wir sexuelles Verlangen verspüren, oder andere, die noch extremer und feindseliger sein können, wie z. B. „Du bist eine Hure, wenn du das willst.", „Du bist ein Bastard, weil du lügst.", „Du bist ein Betrüger." usw.

Diese Introjektionen zielen darauf ab, innerlich die Art von Ablehnung zu reproduzieren, der die Person in der Außenwelt begegnen wird, wenn sie nicht mehr lernt, schlechte Noten bekommt, wenn sie ihre Angelegenheiten nicht in Ordnung bringt, wenn sie sexuell ist oder Informationen verheimlicht. In jedem Fall zeigen sie auf, welches Verhalten verwerflich ist und wie man sich zu verhalten hat, bzw. was man vermeiden muss, um nicht den tiefen Schmerz der Ablehnung, Verachtung oder Ignoranz zu erleben und einen Weg zu finden, der immer noch die Hoffnung birgt, von den Bezugspersonen akzeptiert und geliebt zu werden. Auf diese Weise können sie immer noch darum kämpfen, dazuzugehören und sich an externe Anforderungen oder Vorwürfe anzupassen.

Ein naher Verwandter des inneren Kritikers ist die Schuld. Dazu gehören oft auch die (nicht immer expliziten) Botschaften oder Erwartungen der primären Bezugspersonen. Die Schuldgefühle, ein „schlechter Sohn" zu sein, wenn er seine Eltern allein lässt, um mit Freunden auszugehen oder eine Partnerschaft einzugehen, geben die Richtung vor. Wenn der Sohn von ihnen geliebt werden will, verzichtet er darauf, sich für andere Beziehungen zu öffnen oder ein eigenes Haus zu bauen. Auch hier ist das Schuldgefühl ein (H)ort der Hoffnung, die (wenn auch dysfunktionale und bedingte) Liebe zurückzuerobern, die nicht auf natürliche Weise gelebt wurde.

Eine primitivere Schuld ist die des Kindes, das missbraucht wurde und annimmt, dass es am Missbrauch selber schuld ist, weil es ungezwungen oder spontan war. In diesem Fall bedient sich der Schuldmechanismus an Glaubenssätzen aus dem Familiensystem, um das Gefühl zu fördern, eine gewisse Kontrolle über die Geschehnisse in seinem Leben zu haben, insbesondere in Gefahrensituationen (dieser Mechanismus wird als „Kontrollort" bezeichnet).

Der „Kontrollort" in der Kindheit wird von den jeweiligen Bezugspersonen besetzt, sie haben die Kontrolle über das Wohlergehen des Kindes, sie sind dafür verantwortlich, etwas zu tun, damit es dem Kind gut geht. In Situationen chronischer Traumatisierung erlebt das Kind, dass es keinen positiven Einfluss auf die Bezugsperson hat, damit diese sich angemessen um es kümmert. Die Bezugsperson reagiert auf schmerzhafte oder frustrierende Weise, und das Kind in dem Versuch, die Situation emotional zu überleben, erklärt sich selbst, warum die Eltern es so behandeln. Damit verlagert es seinen „Kontrollort" und nimmt an, dass es so behandelt wird, „weil ich schlecht bin", sodass es immer noch die Hoffnung und das Gefühl hat, dass die Eltern es akzeptieren und lieben könnten, wenn es etwas anders macht, wenn es anders ist. Dies ist nicht ganz so verheerend wie die Hoffnungslosigkeit, nicht geliebt zu werden und nichts tun zu können, um die fehlende Liebe wiederzuerlangen.

b. Die rechte Spalte der obersten Ebene des Ovals entspricht dem **sozialen (gesellschaftlichen) Selbst oder der Maske.** Sie bezieht sich auf Verhaltensweisen und den Ausdruck von Gefühlen, die vom sozialen Umfeld am meisten anerkannt werden. So entwickelt das Kind und später der Erwachsene in dem Bemühen, sich an die Umgebung anzupassen, jene Eigenschaften oder Charakterzüge, die von der Umgebung am meisten geschätzt werden. Er kann perfektionistisch und selbstgefällig werden, sich um andere kümmern oder versuchen, stark zu sein (indem es seine Angst oder Verletzlichkeit verleugnet), weil dies die Aspekte sind, die in seiner Familie am meisten geschätzt werden. So wird das Kind beispielsweise darin bestärkt, gute schulische Leistungen zu erbringen, sich nicht zu beschweren oder sich den Wünschen anderer zu beugen. Das Kind wird dann diese Verhaltensweisen entwickeln und anderen zeigen, um die Anerkennung zu erhalten, die es sonst für seine Authentizität und Unbefangenheit nicht bekommt.

Es gelingt ihm also dazuzugehören, allerdings für den Preis des Verzichts auf wichtige Aspekte seiner Verletzlichkeit (Unbefangenheit, Verspieltheit, Freude, Abenteuerlust, Durchsetzungsvermögen, Zerbrechlichkeit ...), die nicht vom gesellschaftlichen Umfeld anerkannt sind. Diese Systeme geben Hoffnung, die Bindung aufrechtzuerhalten, verbergen zugleich eine tiefe Wunde, nämlich das Gefühl, nicht für das geliebt zu werden, was man ist (verletzlich und zerbrechlich).

c. Ich habe die Abwehrmechanismen der zweiten Ebene des Ovals allgemein als **„archäopsychisch"** bezeichnet, wobei ich den Begriff von Eric Berne (1957) im Sinne unserer archaischsten Psyche übernommen habe. Auf der linken Seite finden wir die am meisten versteckten Abwehrmechanismen, die darauf abzielen, die innere Welt auszuschalten oder zu betäuben. Ich habe sie **„Anti-Verletzlichkeits-Abwehrmechanismen"** genannt, da ihre Funktion darin besteht, Schmerz und Leid um jeden Preis zu vermeiden.

Es handelt sich dabei normalerweise um primitive Mechanismen, die mit dem Vagusnerv verbunden sind, wie von Stephen Porges (2017) beschrieben. Dazu gehören alle dissoziativen Mechanismen wie Vergessen/Verleugnen, emotionale Betäubung, Depersonalisation, Selbstverletzung und auch solche, die versuchen, den Schmerz durch Drogenkonsum, Essstörungen, verschiedenen Arten von Süchten zu betäuben. Des Weiteren Scham (die uns dazu bringt, den verletzlichsten Teil von uns selbst zu bedecken und zu verstecken, damit er nicht wieder gedemütigt, verachtet oder angegriffen wird), sogar Selbstmord als letzte Möglichkeit, dem Schmerz zu entkommen, indem man dem Leben entflieht.

Wie ich bereits sagte, versuchen all diese Mechanismen, das System „abzuschalten", in dem unsere Vitalität, unsere menschlichen Bedürfnisse, unsere Spontaneität und jegliche Manifestation unseres natürlichsten Selbst, in der Vergangenheit missbraucht, abgelehnt oder vernachlässigt wurden.

Ich bezeichne diese Abwehrmechanismen als primär (*reptilienartig)* weil sie in den sehr frühen Entwicklungsphasen entstanden, als das Kind und sein Nervensystem noch unreif und nicht bereit waren, mit den verschiedenen Problematiken umzugehen, geschweige denn sie auszuhalten. In diesen frühen Phasen können die Abwehrmechanismen Flucht und Kampf wenig ausrichten. Das Kleinkind kann nicht von seiner Bezugsperson und von zu Hause weglaufen, und wenn es aufbegehrt, wird es oft noch schlimmer. Daher wendet es Strategien an, die eher mit emotionaler Taubheit und dem Versuch zu tun haben, das System abzuschalten, um unbemerkt zu bleiben, keine Aufmerksamkeit zu erregen oder die Bezugspersonen nicht zu brauchen, weil es in ihr keinen Trost oder Beruhigung findet.

Diese Person kann später im Leben, wenn sie nicht darauf vertraut, von anderen verstanden und unterstützt zu werden, feststellen, dass wenn er/sie sich betäubt, den Schmerz vorübergehend mit Drogen, Alkohol, unermüdlichem Arbeiten, etc., lindern oder betäuben kann. Das Problem ist, dass diese Hilfsmittel den Schmerz vorübergehend lindern, sie aber immer von außen eingenommen werden müssen und niemals die inneren Mechanismen wiederherstellen, die zur Produktion der Glückshormone (Dopamin, Oxytocin, Prolaktin) führen, die bei der Erfahrung einer gesunden menschlichen Verbindung entstehen.

Die Funktion besteht also darin, nicht das Bedürfnis zu verspüren, von anderen abhängig zu sein, weil es mit dem überwältigenden Schmerz von Missbrauch und Misshandlung verbunden ist. Oft machen Betroffene die „Erfahrung", dass sie nicht in der Lage sind, so viel Schmerz zu ertragen, ohne verrückt zu werden ... und dass ihnen niemand helfen kann. Diese Mechanismen haben die Hoffnung verloren, dass ein anderer Mensch den Schmerz lindert oder einfühlsam ist oder in der Lage ist, starke Schmerzen zu ertragen und auszuhalten, ohne daran zu zerbrechen.

So entsteht eine Beziehungsphobie. Ein wichtiger Teil der Heilung besteht darin, ihnen zu helfen, in eine zwischenmenschliche Beziehung zurückzukehren und darin zu bleiben.

Der Therapeut muss diese Mechanismen als Teil der Person erkennen, die versucht, intensiven Schmerz oder Horror auf eine extrem eskapistische Weise zu bewältigen. Das Paradoxe an dieser tiefgehenden Therapie ist, dass der Therapeut sich quasi mit den Abwehrmechanismen eines Patienten „anfreundet", um deren positive Intention von Grund auf verstehen zu können. Auf diese Weise bietet der Therapeut der Person eine neue Beziehungserfahrung an, mit jemandem, der interessiert ist, der sich auskennt und versteht. Letztendlich jemand, der die wichtige Überlebensfunktion, die die Abwehrmechanismen erfüllt haben, wertschätzt, anerkennt und validiert.

Hierzu ein Beispiel:

Klientin: „Mein Kopf klinkt sich aus." (Als wir uns mit dem Schmerz befassten, den sie als Kind erlebte, als ihre Mutter sie abtreiben wollte, indem sie die Treppe rauf und runter sprang)
Ich sagte: „Nun, wenn dein Kopf weg will, dann will er dich vielleicht an einen wichtigen Ort bringen, und vielleicht versucht er, etwas Gutes zu tun, indem er dich aus dieser schmerzhaften Sache rausholt. Gehen wir mit ihm dahin, wohin er dich bringen will."

> Die Klientin erzählt, wie sie sich durch das Lesen von Abenteuergeschichten in eine Fantasiewelt flüchtete, in der es auch Freundschaft und Liebe gab. Nachdem ich ihr bestätigt hatte, wie wichtig es war, in dieser Lage, in eine Fantasiewelt zu „flüchten", in der sie erforschen, Abenteuer erleben und reisen konnte, und dass dies eine intelligente Überlebenstrategie gewesen war, um der Hölle des Schmerzes zu entkommen, sagte ich ihr: „Das hast du gut gemacht. Und gleichzeitig hast du ein anderes Ich dort allein gelassen: das Kind, das sich von der Mutter verlassen und ungeliebt fühlte. Und weil du es gut gemacht hast und es auf diese Weise bis zu deinen 38 Jahren geschafft hast, ist es nur fair, zurückzugehen, um das Kind zu suchen, das du vergessen und allein dort zurückgelassen hast, und ihm zu helfen.
> Von deinem 38-jährigen Ich zu ihr zurückzugehen, um ihr jetzt Heilung und Aufmerksamkeit zu geben und ihren Horror mit Freundlichkeit zu begegnen ist nur fair. Wir können sie nicht allein lassen, wie es ihre Eltern getan haben, das ist Teil desselben Traumas und so kann ihr Schmerz niemals enden. Wir werden beide zusammen hingehen, um ihr zu helfen."

Was wir in dieser Intervention tun, ist die Anerkennung, Validierung und Normalisierung der Verteidigungsfunktion als intelligent und dem ursprünglichen Kontext angemessen. Und irgendwann verdeutlichen wir ihr, dass die Verteidigungsfunktion jetzt Teil des Problems ist (weil sie ihren verletzlichen Teil so behandelt, wie es die damalige Bezugsperson mit ihr gemacht hat).

Daraus ist zu schlussfolgern, dass das Trauma einmal ein interpersonelles Problem war (etwas, das zwischen zwei oder mehreren Menschen geschah), dann aber intrapsychisch bleibt (wir behandeln uns selbst so, wie wir in der ursprünglichen Beziehung behandelt wurden).

Ziel des Umgangs mit diesen Abwehrmechanismen ist es zunächst, ihnen zu helfen, zu einem System der Verbindung mit einem anderen Menschen zurückzukehren. So lernen sie zu unterscheiden, dass sie andere immer noch auf dieselbe Weise wahrnehmen, wie sie die primären Bezugspersonen wahrgenommen haben, und dass es jetzt nicht mehr hilfreich ist, wenn sie nicht feststellen können, dass es schädliche Menschen gibt und andere, die ihnen wohlgesonnen sind. In dieser neuen Erfahrung der Verbundenheit können sie hoffentlich beginnen, ein gewisses Wohlbefinden als Ergebnis der Beziehung zu empfinden. Es ist wichtig, ihnen dabei zu helfen, bewusst zu beobachten, wie dieses Wohlbefinden jetzt erlebt wird und wie sich das auf ihr Körpergefühl auswirkt, damit daraus eine „evidenzbasierte Erfahrung" entsteht und kein Glaubensakt.

Der zweite Teil des Ziels besteht darin, sich von ihnen die Erlaubnis zu holen, sich direkt mit dem traumatisierten Teilen auseinanderzusetzen, die sie bisher versteckt und niemanden haben sehen lassen (siehe die dritte Ebene des Ovals).

Maria – Fallbeispiel einer adipösen Klientin

Maria sagt, sie spüre ihren Körper vom Hals abwärts nicht mehr. Außerdem sei sie deprimiert und energielos; ihre Wochenenden verbringe sie allein und liege auf dem Sofa, weil keine Freunde sie einladen, weil es ihr immer schlecht gehe. Sie beklagt sich, dass ihre Mutter und ihre Schwester sie nicht verstehen. Sie isst zwanghaft, um das Gefühl zu haben, dass sie existiert, denn ihre Mutter hat sie nur mit Essen versorgt, als sie krank war.
Als Therapeut beginne ich damit, mich auf das Phänomen zu fokussieren, dass sie ihren Körper vom Hals abwärts nicht spürt, und sage: „Wenn du deinen Körper unterhalb des Halses nicht spürst, bedeutet dies, dass es einen Teil von dir gibt, der in deinem Körper vergessen und vernachlässigt wird, dem man keine Aufmerksamkeit schenkt und für den man nicht sorgt."
Sie bestätigt das. Ich sage, dass sie, wenn sie ihrem Körper keine Aufmerksamkeit schenken und ihn nicht kennenlernen will, genau das tut, worüber sie sich bei anderen beschwert, und dass wir heute in der Sitzung etwas anderes machen: nämlich ihm unsere Aufmerksamkeit schenken und den Teil kennenlernen, der sich dort befindet.
Ich schlage vor, direkt mit diesem „verleugneten" Teil im Körper anzufangen. Ich frage ihn, wie es sich anfühlt, von dem Teil vergessen zu werden, der ihn nicht fühlt. Dieser antwortet, dass sie sehr deprimiert, müde und ohne Energie ist. Ich bitte ihn, mir zu beschreiben, wie er den Mangel an

Energie in Marias Körper empfindet. Er antwortet, dass er sich erschöpft und ohne Kraft und Vitalität fühlt und keine Lust hat, etwas zu tun. Ich bitte ihn, herauszufinden, was dieser Körper ohne Kraft von ihm verlangt. Daraufhin lässt Maria sich auf das Sofa fallen. Ich versichere dem kraftlosen Teil in ihr, dass wir bei ihm sein werden, ihn in diesem Loslassen, in einer Erschöpfung und Müdigkeit begleiten werden, um zu erfahren, wie sein Leben dort aussieht.

Maria, die den Teil vertritt, der den Körper bewohnt, antwortet, dass „ich nicht glauben kann, dass jemand so mit mir zusammen sein will, niemand will das". Ich erwidere, dass es kein Glaubensakt ist, sondern dass man nur sich dem öffnen muss, was man erlebt. Ich : „Es gab Menschen, die sich in deiner Kindheit um dich kümmern sollten, und unfähig waren, an deiner Seite zu bleiben, wenn es dir nicht gut ging."

Sie antwortet: „Ich sehe meine Mutter, die nach Hause kommt, anfängt den Haushalt zu machen oder mich bittet, ihr dabei zu helfen. Damit entzieht sie mir meine Energie."

Ich: „Ich kann mir vorstellen, dass dies eine Konstante in deinem Leben war, wie es dir als Kind schlecht ging und deine Mutter die Hausarbeit erledigte, aber keine Zeit fand, sich einfach zu dir zu setzen und sich für dich zu interessieren."

Maria reagiert darauf: „Es kommen mir Bilder von der Mutter, wie sie im Haus arbeitet oder meine Schwester lobt und mich mit ihr vergleicht, ich fühle mich unwohl; ich mag das nicht, da kommen schmerzhafte Erinnerungen hoch und ich will nicht weitermachen. Dadurch fühle ich mich schlecht."

Ich antworte ihr: „Wenn diese Erinnerungen kommen, bedeutet das, dass der Teil von dir – das Kind – der das alles erlebt hat, anfängt durch diese Emotionen und Empfindungen zu sprechen, und wenn du das ignorierst oder unterdrückst, gehen sie wieder dazu über, dich so zu behandeln, wie deine Mutter dich behandelt hat: Deine Bedürfnisse ignorierend und nicht wissend, wie du bei dir bleibst und dich für dein Unbehagen interessierst. (Damit wird dem Teil, der sich dissoziieren und vom Leiden abkoppeln will, mitgeteilt, dass er jetzt Teil des Problems ist.) Wir müssen jetzt etwas anders machen, niemand heilt in Einsamkeit und Verlassenheit, das wäre retraumatisierend."

„Sage ihr, dass wir dieses Mal bei ihr bleiben, um sie kennenzulernen und uns um sie zu kümmern."

Wir haben es mit einer zweiten Verteidigungsebene zu tun – der Anti-Vulnerabilität – und bieten ihr einen Deal an, um sie kennenzulernen, während wir sie darüber informieren, dass sie das gleiche Verhalten wiederholt, das die Depression ausgelöst hat.

Ich sage: „Lass diesen anderen Teil, der darunter liegt und der ignoriert und vernachlässigt lebt, zu dir kommen, bitte ihn auszudrücken, wie es ist, in dieser Welt der Gefühle des Verlassenseins und des Mangels an Energie zu leben."

Damit laden wir den verleugneten Teil ein, die Geschichte auszudrücken, die niemand sehen und beachten wollte, und wir bitten ihn, sie anhand der im Körper verbliebenen Empfindungen und Emotionen auszudrücken. Er antwortet, dass er traurig und deprimiert ist, dass er für niemanden wichtig und wertvoll ist und dass er nicht mehr fragt und resigniert hat. Die Gefühle des Verlassenseins gehen mit Wut und dem Wunsch, alles kurz und klein zu schlagen, einher. Sie spürt es in ihren Händen, die zuschlagen wollen.

(Hier sieht man, wie aus der Verbindung mit der Erfahrung, die durch die dorsal-vagale Deaktivierung motiviert ist, im Sinne der polyvagalen Theorie aktive Abwehrreaktionen wie Wut entstehen, die dem Erwachen des sympathischen Zweigs des ANS, der Kampfreaktion, entsprechen. Man macht sich auf den Weg zurück durch das Nervensystem: von der Trennung, dem Rückzug und der dorsalen vagalen Deaktivierung zur sympathischen Aktivierung – der Protest: Kampf-Reaktion – und weiter zu einer sozialen Verbindung: ventrale, vagale Aktivierung, die eine Rückkehr zu einer Beziehung mit einem Mitmenschen bedeutet.)

Ich schlage vor, dass sie ein Kissen nimmt und ihren Händen erlaubt, alles auszudrücken, was diese Wut mit sich bringt, um gleichzeitig genau darauf zu hören, was diese Wut ausdrücken möchte (Mit diesem Vorschlag unterstützen wir auch das Bewusstsein der Selbstbeobachtung, der Achtsamkeit, und fordern dazu auf, zu beobachten und einzuladen, was aus der Erfahrungswelt kommt.) Schon bald meldet sich eine Stimme, die sagt, dass das nichts bringt, dass sich beklagen nichts ändert: Wir sehen, wie ein neuer defensiver Teil auftaucht, der versucht, die Protestreaktion abzuwehren, indem er berichtet, dass sich zu beklagen keine wirkliche Auswirkung auf andere hatte.) Ich weise einfach darauf hin, dass „es sich scheinbar um einen weiteren Teil handelt, der versucht, sich selbst davon zu überzeugen, dass es besser ist zu resignieren".

Mit diesem Kommentar helfe ich Maria dabei, einfacher das was aufkommt, von außen betrachten zu können. (Mit dieser Intervention behält der Therapeut einfach die aufkommende Erfahrung als Teil der Geschichte, die erzählt wird, sodass die Beobachterdimension sie weiterhin umarmen, kennenlernen und verstehen kann, und dass es ein intelligenter Weg war, angesichts einer nicht reagierenden Umgebung, zu überleben.)

Gegen Ende der Sitzung lenke ich die Aufmerksamkeit auf die Beziehung zwischen uns: „Wie fühlst du dich mit mir?"

Maria antwortet: „Gut, ich fühle mich verstanden, gesehen und begleitet."

Ich lenke die Aufmerksamkeit auf die Auswirkungen der Interaktion unserer therapeutischen Beziehung, um somit zu bewirken, dass sie bemerkt, wie es für sie und auch ihr Körpergefühl ist, eine präsente und verbindliche Art von Beziehung zu erleben. Dies ist eine Möglichkeit, das die neue Erfahrung einer fürsorglichen Beziehung enthält, der Erfahrung des neuronalen Netzwerks, das die Erfahrung des Verlassenseins enthält, gegenüberzustellen. Ziel ist es, dass durch das gleichzeitige bewusste Beobachten das eine das andere durchdringt und beeinflusst.

Ich nenne dies „Meta-Therapie": Wenn das, was in der therapeutischen Beziehung erlebt wird, zum Gegenstand der Beobachtung wird. Eine traumatische Erinnerung muss wieder aufgegriffen und aktiviert werden, damit sie transformiert werden kann, mit dem Unterschied, dass sie nun neue Elemente enthalten, die in der ursprünglichen Erfahrung nicht vorhanden waren.

Ich fahre fort, indem ich vorschlage, dass sie beobachtet, „wie du in deinem Körper spürst, gesehen und verstanden zu werden". Sie antwortet, dass „mein ganzer Körper entspannter ist". Ich schlage vor, dass sie sich genug Zeit nimmt, um sich dieser neuen Erfahrung hinzugeben und in sich hineinspüren soll, um zu bemerken, wie förderlich es für ihr Wohlbefinden ist, wenn sie in einer (gesunden) Beziehung ist (die Opioide, die in einer Beziehung erzeugt werden).

Das ist wichtig, weil es der ursprünglichen Überzeugung entgegenwirkt, dass „sich niemand um mich kümmert, ich allein bin und mich damit abgefunden habe, deprimiert zu leben".

Die ganze Zeit über arbeiten wir mit einem erfahrungsorientierten und limbischen Therapieansatz, bei dem der Körper „spricht" und die beobachtende Dimension (die Metareflexion der Aktivierung des präfrontalen Kortex) erkennt, zulässt und begrüßt, was der Körper berichtet und erlebt. Gleichzeitig lassen wir uns bei diesem „Verweilen bei der Erfahrung" Zeit, damit die im „Arbeitsgedächtnis" gespeicherten Informationen irgendwann in das Langzeitgedächtnis übertragen werden können; so funktioniert unsere Neurobiologie. Durch diese Arbeit wird der Teil, der sich im antriebslosen Körper befindet, in den nächsten Sitzungen zurückgerufen, damit er seine vergessene Geschichte in der Gegenwart des Therapeuten und des inneren Beobachters des Klienten (des essenziellen Selbst), der die Geschichte des Überlebens kennt und begrüßt, weiter erzählen kann.

Im Mitteilen der Geschichte in Gegenwart eines empathischen und mitfühlenden Zeugen kann Erlebtes erzählt, vervollständigt und schließlich transformiert werden.

Ein weiteres Beispiel ist der Umgang mit der „Abwehr in Form von Selbstmordgedanken". Welche positive Absicht kann hinter dem Wunsch stecken, das eigene Leben beenden zu wollen? Ich sehe den Suizid als letzte Möglichkeit, dem Leiden zu entkommen, wenn die bisherigen Bewältigungsstrategien nicht funktioniert haben. In der Regel haben die Betroffenen keine Hoffnung mehr, dass ihr Leiden gelindert werden kann, sodass sie die Beendigung des Lebens als einzigen Weg sehen, die Qual zu beenden. Der Therapeut muss sich dafür interessieren, wie es dazu gekommen ist, diese extreme Möglichkeit in Betracht zu ziehen.

In der Regel kommt dabei die Geschichte von Enttäuschung oder Misserfolg in früheren Helferbeziehungen zur Sprache, möglicherweise auch in früheren therapeutischen Beziehungen. Wir sind also daran interessiert, zu erfahren, was zuvor schiefgelaufen ist und warum die Betroffenen generell nicht wussten, wie sie mit ihrem Leiden umgehen sollten. Gewöhnlich geht Selbstmordgedanken ein starkes Misstrauen voraus (über das ich als Nächstes sprechen werde), das es früheren Annäherungsversuchen (wenn diese gut waren) verwehrt hat, das System (den Patienten) zu beeinflussen oder zu erreichen. Wir werden uns mit dem Misstrauen befassen, um endlich an den Schmerz heranzukommen, der in der abgelehnten Erfahrung liegt und sie begleiten kann.

Ein Seminarteilnehmer: „Mario, ich glaube nicht daran, dass Therapie hilft. Nach zwei therapeutischen Prozessen habe ich mich nicht besser gefühlt."
Ich antworte: „Was ich höre, ist, dass etwas, das du dir erhofft hast, nicht so eingetreten ist, wie du es erwartet hast, und dass du jetzt keine Hoffnung mehr hast. Was hat in diesen früheren Beziehungen gefehlt oder woran ist es gescheitert?"
Er sagt: „Es gab keine Zuneigung und keinen Respekt."
Ich erwidere: „Wow, Zuneigung und Respekt, wie kann man das therapeutisch nennen? Und wie kommt es, dass du so viele Jahre in vermeintlich therapeutischen Beziehungen warst, wenn es keine Herzenswärme und keinen Respekt gab?"
Er antwortet lächelnd: „Beim Letzten habe ich schon lange daran gedacht, aufzuhören, aber er tat mir leid."
„Das klingt anders. Wie steht es um deinen Glaubenssatz, dass du dich um die Gefühle desjenigen kümmern musst, der sich eigentlich um dich kümmern sollte?"
Wir sehen an diesem Beispiel, wie wir in den Interventionen das Thema „Hoffnungslosigkeit" fokussieren und analysieren, um es zu einer Erzählung bezüglich der jeweiligen Beziehungserfahrung zu machen; das bringt Bewegung in das Erlebte und schafft gleichzeitig eine neue Beziehung.

d. Auf der zweiten Ebene des Ovals, in der rechten Spalte, finden wir die **„zwischenmenschlichen Abwehrmechanismen"**. Im Diagramm ist am äußeren Rand des Ovals eine abschirmende Barriere zu sehen, die wie eine Mauer wirkt und „emotionale Nährstoffe" von außen fernhält. Diese Schutzmechanismen sollen den Schmerz und die Verletzung schützen, die durch Verrat, Vernachlässigung und Missbrauch von externen Bezugspersonen verursacht werden. Wenn unsere Bedürfnisse auftauchen und „hungrig" werden, treiben die traumatisierten (verleugneten) Anteile die Suche nach langersehnter Liebe voran.

Normalerweise suchen sie verzweifelt jemanden, der sie liebt, der sich um sie kümmert, der sie rettet. Dieses verzweifelte Bemühen bietet jedoch nicht die beste Voraussetzung für die Wahl des richtigen Menschen, sodass die Person in der Regel bestätigt bekommt, dass „niemand mich lieben kann", „es niemanden für mich gibt", „ich keine Liebe verdiene" usw.

Die zuständigen (zwischenmenschlichen) Abwehrmechanismen versuchen das System davon zu überzeugen, nicht nach etwas zu suchen, das nie da war, oder es nicht zu glauben, wenn jemand sie gut behandelt oder gar liebt.

Ich stelle hier zwei wichtige Mechanismen fest:

„So ist es nun mal."

Diese Abwehrstrategie versucht, die verleugneten/ verbannten Anteile davon zu überzeugen, dass es keine Liebe für sie gibt, dass sie sich damit abfinden und aufhören sollen, etwas zu brauchen oder sich danach zu sehnen, was für sie nicht verfügbar ist. Denn was sie beim anderen finden werden, ist immer dasselbe: Abwertung, Herabsetzung oder Verachtung. Zumindest ist das die Antwort, die sie in ihrem frühen Umfeld bekommen haben. In gewisser Weise hat dies zum emotionalen Überleben beigetragen, indem die Person so dazu befähigt wurde, in einer Wüste ohne Liebe, Freundlichkeit und Fürsorge zu leben. Sie hat sich damit abgefunden, vielleicht auf eine bessere Zeit gewartet: „Wenn ich erwachsen bin, wenn ich mein eigenes Zuhause habe, wenn ich jemanden finde, der mich liebt … " Sie hat die Befriedigung ihrer Bedürfnisse auf eine spätere Zeit verschoben oder manchmal einfach das Leben verstreichen lassen, um auf den Tod zu warten. Die Bedürfnisse wurden also in eine Art Ruhezustand versetzt und mit dem Nötigsten gelebt. Das Problem ist, dass die implizierten Anteile dann auf eine starre und festgefahrene Weise funktionieren und die Person, die sich in der Gegenwart befindet, dazu bringen, weiterhin „auf Sparflamme“ zu leben, selbst wenn ihr Gutes widerfährt.

„Vertraue niemandem.“

Dieses Abwehrsystem ist in der Regel bei Menschen stark ausgeprägt, die während ihrer Entwicklungszeit und besonders in den ersten Lebensjahren eine Traumatisierung erfahren haben. Wie ich bereits erwähnt habe, stammen diese Abwehrmechanismen aus dem Reptiliengehirn (Hirnstamm), denn das Kind hat noch ein sehr unreifes Nervensystem, und die Amygdala steuert die emotionalen Reaktionen des Kindes in Erwartung von Gefahren; die Amygdala ist dann als ständig klingender Wecker überaktiviert, auch wenn die Person nicht mehr in Gefahr ist, oder gegenüber Personen, die eine Gefahr bedeuten; (Hier widerspricht er sich, bzw. ist aus seiner Aussage zu schließen, dass die Aktivierung sowohl mit der einen als auch mit der anderen Personengruppe geschieht: dieser Alarm wirkt besonders bei denjenigen, denen sich die Möglichkeit einer guten Betreuung bieten könnte.) Da es sich hier um Abwehrmechanismen handelt, die in sehr jungen Jahren entwickelt werden, neigen sie dazu, das Misstrauen gegenüber der ganzen Menschheit zu hegen und alle in dieselbe „Schublade“ zu stecken. Sie versuchen auch, das System davon zu überzeugen, dass man niemandem trauen kann, weil es immer schiefgehen wird, dass es vergeblich ist.

Das kann viele Formen annehmen: „Sie sagen dir, dass sie dich lieben, weil sie Mitleid mit dir haben, aber es stimmt nicht.“, „Sie sagen es, weil es ihre Pflicht ist.“;, „Sie sagen es dir, weil du sie bezahlst.“, „Sie sind jetzt da, aber später, (wenn du wieder zu Hause bist,) sind sie nicht mehr da, du wirst wieder allein sein.“, „Wenn sie dein wahres Ich kennen würden, würden sie dich nicht mögen.“, „Am Ende werden sie dich verlassen oder deiner überdrüssig werden.“

Dieses System funktioniert in der Regel bei Menschen mit einem Bindungstrauma und verhindert, dass die gute Behandlung oder Liebe, die jetzt von außen kommen, den Zugang zu den verletzten Anteilen versperrt. Aus Angst davor, dass sich das, was sie früher erlebt haben, wiederholt, wirken sie also wie eine Mauer oder ein Schutzschild, das emotionale Zuwendung verhindert. Stellen wir uns vor, dass einige Menschen mit einem frühkindlichen Trauma (auch wenn dies nicht die Regel ist) in liebevollen Beziehungen leben. Und warum scheint nichtsdestotrotz diese gute Liebe, die sie vielleicht von ihren gegenwärtigen Partnern oder Freunden – oder von dem Therapeuten, der sie behandelt – erfahren, nicht ausreichend sein, um die Wunde der ursprünglichen Lieblosigkeit zu heilen.

Die interpersonellen Abwehrmechanismen wirken wie ein Filter, der die aktuelle Liebe nicht hereinlässt, und sie von der Wunde des abgelehnten Teils fernhält, der in dem Moment des Verlassenwerdens verankert lebt. Ich verwende gerne folgende Analogie: Jemand könnte ein gutes Essen in einem guten Restaurant haben; aber er/sie isst es nicht, weil es am nächsten Tag diese Möglichkeit nicht mehr gibt. Darauf bezogen würde ich dann fragen: „Wie kommt es, dass du aus dem Grund, dass du morgen nicht die Gelegenheit haben wirst, etwas Gutes zu essen, es jetzt nicht isst? So wirst du nie deinen Hunger stillen können. Wenn du bei der Gelegenheit isst, wenn du kannst, wirst du die nötige Energie bekommen, um andere Dinge zu tun. Das, was du heute zum Frühstück gegessen hast, ist jetzt ein Teil von dir."

Ich versuche zu vermitteln, dass etwas nicht Teil deiner inneren Welt werden und deinen ständigen Hunger stillen kann, wenn du es nicht annimmst. Die Betroffenen suchen also ständig nach Aufmerksamkeit und Liebe. Dadurch dass diese gleichzeitig nicht zugelassen oder wahrgenommen werden, kann das tiefere System nicht beeinflusst werden. Dies kann in aktuellen Beziehungen geschehen. Aber in der Regel ereignet es sich in der therapeutischen Beziehung und bildet eine unüberwindbare Hürde für die Bemühungen des Therapeuten, der Interesse, gute Interventionen und eine fürsorgliche Beziehung bietet. Trotz der Arbeit und Dauer der Therapie ändern sich die tiefen Gefühle der Person nicht und können somit nicht transformiert werden. Das bestätigt die Annahme, dass es einen Teil gibt, der wie ein Filter oder ein Schutzschild wirkt und Gutes (von heute) nicht hereinlässt.

Eine Klientin sagte zu ihrem Therapeuten: „Ich komme zu Ihnen, weil Sie die einzige Person sind, mit der ich reden kann und bei der ich mich gehört fühle, trotzdem habe ich nie absolutes Vertrauen."

Es kommt nicht darauf an, wie viel wir tun oder wie viel wir geben, es kommt darauf an, wie und ob der andere es annimmt. Wir müssen also erforschen, was mit dem gemacht wurde, was ich gerade gesagt habe, und mit dem arbeiten, was sie uns antworten: „Ich habe es nicht ganz geglaubt. / Ich dachte, du sagst es, weil es dein Job ist. / Ich dachte, ich verdiene es nicht." usw.

Diese Abwehrmechanismen wirken wie ein undurchlässiger Filter, der das Gute nicht durchlässt und es dem Therapeuten folglich nicht erlaubt, eines Tages Teil der „positiven Introjektionen" in der inneren Welt des Patienten zu werden. So wird der Schmerz der verleugneten Teile weiter mit den verschiedenen Teilen des Überlebenssystems in Beziehung stehen und ihnen innerlich zuhören: den negativen „Introjekten" oder den „Anti-Verletzlichkeits-Anteilen", die versuchen, die Verbindung zu unterbrechen oder der Verletzlichkeit gegenüber feindlich eingestellt sind. All dies bedeutet, dass die geringe Heilung, die in der Begegnung mit dem Therapeuten stattfindet, durch die Art und Weise, wie die Person im Laufe der Woche weiter mit sich umgeht, zunichtegemacht wird. Dadurch wird die Retraumatisierung des ursprünglichen Schmerzes reproduziert.

Wir können die Wirkung dieser Abwehrmechanismen daran erkennen, indem wir beobachten, wie der Patient den Kontakt mit dem Therapeuten aufrechterhält oder wie er mit dem Therapeuten (oder anderen Menschen in seinem Leben) in Beziehung tritt. Ein Patient kommt nicht mit einem Beziehungsmuster zum Therapeuten, das er von ihm erlernt. Je weiter die therapeutische Beziehung fortschreitet und zu den verletzlicheren Themen vordringt, desto mehr wird die Sehnsucht, akzeptiert zu werden, und die Erinnerungen daran, in früheren abhängigen Beziehungen abgelehnt oder verachtet worden zu sein, reaktiviert.

Das ist das, was man gemeinhin als „Übertragung" bezeichnet: Die Person überträgt das, was sie in früheren Beziehungen als schmerzhaft erlebt hat, in der Erwartung, dass das Gleiche noch einmal passiert auf die aktuelle Bezugsperson, in diesem Fall auf den Therapeuten. Das passiert, weil eine der Aufgaben des subkortikalen Gehirns ist, uns zu helfen, den Schmerz zu überleben. Aus dem Grund vermeiden wir das, was uns schadet. In der Übertragung ist also die frühe Geschichte auf implizite Weise „lebendig“ (Erinnerungen, an die wir uns nicht bewusst erinnern), von dem, was wir in früheren Beziehungen erlebt haben. Der Therapeut hat somit das Gefühl von traumatischen Erlebnissen aus der Vergangenheit aktiviert.

Seine Aufgabe ist es, dabei zu helfen, das mitgebrachte Muster aus früheren Beziehungen zu unterscheiden, den Kontext zu differenzieren, aus dem es stammt, und die therapeutische Beziehung von der Übertragung zu lösen. So kann eine neue und sichere Beziehung entstehen, in der der verschüttete Schmerz erkundet und begleitet wird, um ihn mit Freundlichkeit, Mut und Mitgefühl zu berühren.

Fallbeispiel

Petra erhofft sich von der Therapie, ihre Gefühle zu spüren und sich anderen gegenüber öffnen zu können. Der Ursprung ihres Schmerzes liegt weit zurück: ihre depressive Mutter war für sie als Kind abwesend, da sie viel Zeit im Bett verbrachte und Medikamente nahm, und ihr Vater entweder arbeiten oder, wenn er zu Hause war, sich um die Mutter kümmern musste. Daraus zog sie die Schlussfolgerung: „Ich bin nicht wichtig." und „Ich bin lästig, wenn ich meine Bedürfnisse zum Ausdruck bringe." Zudem musste sie eine fürsorgliche Rolle für die Mutter entwickeln, in der Hoffnung, sie wieder „zum Leben zu erwecken", um jemanden zu haben, der sich um sie kümmert. In einer Sitzung schlage ich ihr vor, sich mit dem Teil des Kindes zu befassen, der von niemandem versorgt wurde und der sich damit abgefunden hat, allein zu sein. Sofort schrumpft Petra in ihrem Körper zusammen, zieht sich in sich und aus der Beziehung mit mir zurück. Daraufhin lasse ich sie wissen, dass ich den Eindruck habe, dass sie allein an einen Ort geht, an dem sie den Schmerz spürt und niemand da ist.
Sie sagt: „Vielleicht, aber ich weiß, dass du da bist," und während sie das

sagt, streckt sie ihre Hand aus, als würde sie sich so von mir abgrenzen. Ich antworte ihr: „Es kommt mir so vor, als ob du wirklich weißt, dass ich hier draußen bin, aber ich habe das Gefühl, als ob zwischen uns beiden eine Glaswand ist, die es dir nicht erlaubt, mit mir in Verbindung zu sein."
Sie antwortet, es sei so etwas wie eine Mauer, die uns trennt. Also sage ich ihr: „Na ja, wenn diese Wand hier ist, dann deshalb, weil sie versucht, etwas Gutes für dich zu tun; vielleicht will sie dich vor etwas schützen. Ich würde sie gerne kennenlernen und direkt mit ihr sprechen. Ist es in Ordnung, wenn ich das tue?" (Validierung der Funktion des Abwehrmechanismus)
Sie nickt. Ich wende mich der „Wand" zu: „Ich würde gerne wissen, was du Gutes für Petra tust; ich weiß, dass du sie vor etwas schützen willst, und das ist gut. Vor welcher Bedrohung schützt du sie?" Sie, die Wand, antwortet: „Davor, dass du später nicht mehr da bist; jetzt bist du da, aber später wirst du nicht mehr da sein, und sie wird wieder allein sein, wie immer."
Ich sage ihr: „Was ich höre, ist so wie es war, als sie bei ihrer Mutter lebte: manchmal war sie da, und plötzlich wieder weg. Sie konnte sich also nie darauf verlassen, dass die Mutter bleibt." Sie antwortet: „Ja, manchmal ging es ihr gut, aber die meiste Zeit war sie abwesend, und ich musste mich um sie kümmern." Also bestätige ich der „Wand": „Du musstest also Petra helfen, mit wenig zu leben und ohne ihre Mutter zurechtzukommen. Das war klug, denn es tat jedes Mal so weh, wenn sie die Mutter ‚verlor', dass es besser war, sie davon zu überzeugen, ohne das zu leben, was nicht da war." (Normalisierung: Es war das Beste, was man zu dem Zeitpunkt tun konnte).
Antwort: „Ja, warum hoffen, wenn sie doch immer weggeht." Ich sage ihr: „Das hast du gut gemacht. So war es mit der Mutter. Das Problem ist, dass du jetzt genauso auf mich reagierst; mit mir ist es nicht in der Vergangenheit passiert und es passiert auch in der Gegenwart nicht. Du hast bereits die Erfahrung mit mir gemacht, dass du mich immer findest, jedes Mal, wenn du hierher kommst, bin ich da. Das bedeutet, dass ich dich nicht vergesse. Ich behalte dich in meinem Herzen und niemand nimmt deinen Platz in deiner Stunde ein. Obwohl du versuchst, Petra zu helfen, hilfst du ihr jetzt nicht, wenn du nicht unterscheiden kannst, wer da ist und wer nicht da war. In Wirklichkeit führt es dazu, den Schmerz, der durch die Situation mit der Mutter entstanden ist, wieder zu aktivieren, was dazu führt, dass Petra etwas

weiterlebt, was schon lange vorbei ist. Das nennt man eine Retraumatisierung. Wenn du ihr nicht erlaubst, mit jemandem in Kontakt zu treten, schaffst du ein Gefängnis für den Teil, den du zu schützen versuchst. So kann niemand jemals dorthin gelangen und du verurteilst sie zu ewiger Einsamkeit."
Sie antwortet: „Na ja, wenn du es so sagst ..."
Ich sage ihr, dass das, was sie erlebt, nichts mit mir zu tun hat, sondern mit den Erfahrungen, die sie mit der Mutter gemacht hat. Ich schlage vor: „Was wir besser machen können, ist, dem verleugneten Teil zu helfen, den du versuchst zu schützen. Wir können ihn rufen, um ihn jetzt in seinem Schmerz begleiten und ihm helfen, zu heilen. Okay?"
Antwort: „Okay."
Erneut treten wir mit dem misstrauischen Teil in Beziehung, um ihn anzuerkennen, zu bestätigen und zu normalisieren, aber irgendwann teilen wir ihm auch mit, dass er das ursprüngliche Problem aufrechterhält und dass die „Intelligenz zur Heilung" darin besteht, sich dem Leiden zu nähern, es zu begleiten und ihm zuzuhören.

Die Abwehrmechanismen, die die interpersönlichen Beziehungen abschotten/ boykottieren, sind folgende:

. Vorwegnahme von etwas Beängstigendem, das aus einem früheren Kontext und einer früheren Beziehung stammt.

. Verhindern, dass gute emotionale Nahrung in der Gegenwart ankommt und sich auf das Wohlbefinden der Person, auswirken können. Sie werden zu „Gefängniswärtern", die nicht hinein-, aber auch nicht hinauslassen, und verurteilen unsere Vulnerabilität dazu, in einer Welt innerer Einsamkeit, Verlassenheit und Trostlosigkeit zu leben.

. Wenn man das Neue nicht zulässt, kann sich nichts verändern. Die Erfahrungen werden beibehalten und in ihrer ursprünglichen Form gelebt. Wir behandeln uns selbst so, wie wir behandelt worden sind. Die verleugneten Anteile stehen weiter in Verbindung mit „archeopsychischen" Abwehrmechanismen (die die Verbindung unterbrechen und Bedürfnisse ignorieren) und zu negativen Introjektionen. Das bedeutet, dass das innere Überlebenssystem das ursprüngliche Trauma repliziert und eine erneute Traumatisierung fördert. Wenn dies der Fall ist, kann die Therapie nicht vorankommen, der Schmerz der Person steht in keiner Beziehung zu dem, was es im aktuellen Kontext an Gutem geben mag, der Patient lebt außerhalb der Therapiestunden weiter mit all dem, was die alte traumatisierende Umgebung repräsentiert.

e. Die verleugneten Teile. Auf der dritten Ebene des Ovals befinden sich die Aspekte von uns selbst, die wir aus dem Bewusstsein und unserer Kapazität der eigenen Fürsorge verbannt haben. Dies sind die Teile von uns, die in den Entwicklungsstadien, in denen das Trauma auftrat, fest mit ihm verbunden wurden (siehe Salvador, 2016, Kap. 3). Sie tragen die Wunden der Misshandlung, der Vernachlässigung, des Missbrauchs, der Demütigung, der Verachtung, der tiefen Depression oder des Schreckens der Trennung und Verlassenheit in sich.

Die therapeutische Aufgabe besteht darin, zur Quelle dieses Schmerzes vorzudringen, damit sie die Geschichte nun ausdrücken kann, die nie gesehen und von einem anderen, der anwesend war, akzeptierend, respektvoll und mitfühlend aufgegriffen wurde. Diese Anteile leben mit ihren Erlebnissen in den dunkelsten Ecken unseres Bewusstseins; sie leben im selben Zustand der Vernachlässigung und Verlassenheit wie der Teil des ursprünglichen Traumas.

Der Zugang zu ihnen aus einer mitfühlenden und freundlichen Haltung heraus löst die menschlicher Einsamkeit und Trennung auf, ermöglicht die Entladung des verschütteten Schmerzes, der sich durch Körperempfindungen und intensive Emotionen äußert. Dadurch dass es möglich ist, dem Schmerz in Gegenwart eines empathischen Zeugen (essenzielles Selbst und der Therapeut) Ausdruck zu verleihen, führt es dazu, dass das, was unterbrochen wurde, durch das neue Element mitfühlender Präsenz vervollständigt werden, und infolgedessen die Transformation und Stabilisierung einer aktualisierten Version des Selbst erreicht werden kann.

Diese Teile leben wie in Höhlen, dunklen Räumen, verschlossenen

Kisten usw. Sie berichten, weit weg von menschlichen Beziehungen zu sein, sich unsichtbar zu fühlen, ohne dass die Zuneigung und gute Behandlung von anderen sie erreichen und helfen können. Sie leben lethargisch und schläfrig wie Saatgut, das in einem „fossilen Zustand" gefunden wurde, aber wieder zum Leben erwachen könnte, wenn sie in gute Erde gepflanzt, gegossen und mit Sonnenlicht versorgt werden. Die therapeutische Aufgabe besteht darin, mit Erlaubnis der anderen Teile, die im System tätig sind und versuchen, die Wunde zu schützen, Zugang zu ihnen zu erhalten.

Fallbeispiel

Ein junger Mann, 25 Jahre alt, ich werde ihn Paul nennen, kommt zur Therapie und klagt über eine Zwangsstörung, die ihn daran hindert, ein normales Leben zu führen. Seine Mutter hatte den Termin für ihn vereinbart; sie war besorgt und wusste nicht, was sie mit ihrem Sohn tun sollte, und erzählte, dass sie vor Jahren auch eine schwere Zwangsstörung hatte. Sie äußerte, dass sie sich Sorgen machte, weil ihr Sohn das Haus nicht verlassen wollte, keine Freunde hatte und viel Zeit in seinem Zimmer verbrachte.
Außerdem berichtete Pauls Vater, dass Pauls Mutter vom fünften bis zum 14. Lebensjahr an einer schweren Zwangsstörung litt, die sie aber zu verbergen versuchte. (Wie kann man so etwas neun Jahre lang verbergen?)
Als Paul die Praxis betritt, ist er sehr schüchtern, zurückhaltend und introvertiert, spricht sehr leise und gibt sehr knappe und kurze Antworten (man zieht sich zurück und ist schüchtern, weil das, was man draußen findet, nicht lohnenswert ist). Paul sucht therapeutische Hilfe, weil er nicht weiß, wie er mit seiner Zwangsstörung umgehen soll. Er sagt, sie führe dazu, dass er die Farben von Dingen und von Wörtern beobachte, und er fühle sich unfähig. Ich stelle ihm einige Fragen, um herauszufinden, wie lange seine Zwangsstörung schon aktiv ist und was in der Zeit vor dem Auftreten in seinem Leben passiert ist. Pauls Antworten lauten systematisch, „dass er die Störung schon lange hat, solange ich mich erinnern kann, und dass vorher nichts Besonderes passiert ist".

Mir fällt auf, dass er so sparsam, knapp und leise spricht, als ob er an einem weit entfernten Ort lebt und nur kurz nach draußen geht, um das Wesentliche mitzuteilen. Ich höre sehr selektiv zu, ein Zuhören, das ich früher „limbisches Zuhören" genannt habe (Salvador, 2021). Ich beschließe, meine Interventionen auf das Beziehungsmuster zu konzentrieren, und sage zu ihm: „Paul, es gibt zwei Dinge, die mir auffallen und die ich mit deiner Hilfe gerne besser verstehen würde." Er antwortet schweigend, aber aufmerksam. „Das Erste ist, dass ich es merkwürdig finde, dass in deinem Leben nie etwas zu passieren scheint. Weißt du, wenn ich mir das für mich vorstelle, sehe ich mich in einem langweiligen Leben. Ist es bei dir auch so?"
Er antwortet mir kurz und bündig: „Ja, die Wahrheit ist, dass ich nicht sehr interessiert bin. Früher bin ich manchmal mit Freunden ausgegangen, aber sie reden über Dinge, die mich nicht interessieren."
Ich: „Kann ich mir vorstellen, dass es draußen nicht sehr interessant ist, und vielleicht gibt es bei dir zu Hause auch nicht viel, was dich interessiert." Wieder antwortet er sparsam: „Meine Eltern sind immer mit ihren eigenen Sachen beschäftigt." Ich sage: „Das heißt, wenn sie mit ihren Sachen beschäftigt sind, sind sie normalerweise nicht mit dir beschäftigt." Er antwortet, dass er „deshalb in sein Zimmer gehe und dort bei seinen Sachen sei (daran erkennt man, wie Paul seine äußere und innere Höhle schafft). Ich fahre fort: „Paul, in deinem Zimmer kannst du dir eine eigene Welt aufbauen, einen Raum, in dem du sein kannst (Anerkennung und Bestätigung des Schutzmechanismus)." Er antwortet mit Schweigen, aber einem leichten Nicken. Ich fahre fort: „Das Zweite, was mir auffällt, ist die Art und Weise, wie du sprichst, mit so wenigen Worten und in einem fast unhörbaren Ton (Ich erörtere dies als Beobachtung, es ist, als würde man eine Lupe auf etwas richten; jetzt fokussiert und vergrößert). Wenn ich das beobachte, kommt mir ein Bild in den Sinn."
Ich lasse meinen Satz in der Schwebe, um Pauls Neugier zu wecken, damit er beginnt, aus der Höhle herauszukommen und sich für etwas Neues von außen zu interessieren; Neugier ist eine Haltung außerhalb des Traumas. Paul antwortet mit Schweigen, aber er schaut aufmerksam. Ich frage: „Willst du etwas über dieses Bild wissen?" Er nickt. Ich fahre fort: „Das Bild eines U-Boots kommt mir in den Sinn. Weißt du, in U-Booten kann man unter

Wasser leben, niemand sieht sie und die Menschen leben geschützt darin. Alles ist vorhanden: Betten, Küche, Wohnzimmer ... Sie haben auch ein Periskop, mit dem sie sehen können, was draußen vor sich geht. Wenn sie sehen, dass keine Gefahr besteht, können die Bewohner beschließen, aufzutauchen und sogar auf die Reling zu gehen und sich zu sonnen. Und sobald Gefahr im Anzug ist, können sie wieder unter Wasser gehen und unsichtbar leben. Das ist das Bild, das sich in mir auftut (all das sage ich in einem langsamen Tempo, damit er Zeit hat, die einzelnen Elemente zu verdauen)."

Er antwortet, „Ja, so etwas in der Art, ja, ich habe meinen Platz im Inneren."

Ich antworte Paul: „Das muss ein guter Ort zum Leben sein, wenn es draußen nichts Interessantes, nichts Besonderes gibt. Ich möchte nicht in diesen Ort eindringen, aber ich würde gerne verstehen, wie dein Leben da drinnen aussieht. Ich werde hier draußen bleiben und dich begleiten. Erzähl mir mehr darüber, wie es ist, dort zu leben."

Mit diesen Interventionen haben wir ein neues Beziehungssystem geschaffen. Paul fängt an mit jemandem in Beziehung zu treten, der ihm zeigt, dass er bereit ist zu betrachten, was er unsichtbar machen will (limbisches Zuhören), und er macht die Erfahrung, dass er sich gesehen und verstanden fühlt. Wir haben ihm den Zugang zu seinem abgelehnten Teil geschaffen, der in den Tiefen seines Bewusstseins lebt. (Wir wollen, dass er allmählich aus seinem dorso-vagalen Zustand des Rückzugs herauskommt und zu einem System der sozialen Einbindung gelangt, in den Worten von Stephen Porges: ventral-vagal.)

Paul geht weiter sparsam mit seinen Worten um, geht aber darauf ein und berichtet, wie einsam und verlassen er sich fühlt, wie er lebt, dass die anderen ihn nicht sehen und es keine Rolle spielt. Wie er gelernt hat, nichts von außen zu erwarten, von einer Mutter, die durch ihre Zwangsstörung entmündigt war, und bei einem Vater, der zu Hause eine Atmosphäre des Schweigens aufrechterhielt. Es gab keine Vitalität oder Freude zu Hause, er konnte sich an niemanden wenden, weil niemand da war. In dieser Schilderung, die sehr langsam und mithilfe einfacher Interventionen des Therapeuten erfolgt, findet er Zugang zu seiner tiefen Traurigkeit und dem unterdrückten Weinen. Er kann kurz weinen.

Am Ende der Sitzung sprechen wir kurz darüber, wie die therapeutische

Beziehung zwischen uns verläuft und stellen fest, dass er sich gesehen und anerkannt fühlt. Seine Augen haben wieder an Helligkeit und Vitalität gewonnen. Ich sage: „Das ist ein guter Weg, um in einer grauen Welt zu leben. Jetzt kannst du dein U-Boot an einen sonnigen Ort mit anregenden Beziehungen fahren. Mit 25 Jahren kannst du dir deine Umgebung aussuchen."

Die Benutzung des Modells

Das topografische Modell kann auf unterschiedliche Weise genutzt werden, sowohl von Personen, die an ihrer persönlichen Entwicklung interessiert sind, als auch von Personen, die therapeutische Berufe ausüben:

1. **Es hilft dabei uns zu veranschaulichen,** mit welchen Ich-Anteilen wir am häufigsten in Beziehung zu anderen treten, was wir anderen von uns zeigen und mit welchen Teilen von uns wir andere ansprechen. So können wir sie als Werkzeug der Selbstanalyse und Selbsterkenntnis nutzen.
Es kann Aufschluss darüber geben, worauf andere bei uns reagieren. Zum Beispiel, was sie an uns bemängeln: dass wir kalt oder distanziert sind, dass wir unsere Gefühle nicht zeigen, dass wir perfektionistisch und anspruchsvoll sind, dass wir in einer Beziehung abwesend sind, dass wir depressiv sind, dass wir impulsiv sind. Ebenso kann das Modell dabei helfen, uns bewusst zu machen, was wir nicht in unsere Beziehungen zu anderen einbringen oder was wir in uns selbst ablehnen.
Häufig bemängeln wir bei anderen, was wir an uns selbst ablehnen; wenn wir sie zum Beispiel als schwach oder mickrig einschätzen, liegt das daran, dass wir unsere eigene Zerbrechlichkeit oder Verletzlichkeit ablehnen. Wir können auch erkennen, worauf wir bei anderen übertrieben reagieren: Indem wir uns übermäßig um andere kümmern und sie übermäßig beschützen, projizieren wir auf andere das eigene Bedürfnis, umsorgt zu werden.

Fragen zur Reflexion

- Wie definiere ich mich selbst?
- Was lehne ich an mir ab oder welche Aspekte meiner Erfahrungen haben keinen Platz in meinem jetzigen Leben und meinen Beziehungen?
- Was vermeide ich in meinen Beziehungen? Welche Emotionen lasse ich zu und welche nicht?
- Wie gehe ich innerlich mit mir um: Kümmere ich mich um mich selbst, behandle ich mich freundlich oder mache ich mir Vorwürfe über mein Verhalten? Wenn Letzteres zutrifft - Was genau werfe ich mir vor?
- Wo sehen andere meine Schwierigkeiten im Umgang mit meinen Mitmenschen? Was fällt mir in Beziehungen schwer?

2. In der therapeutischen Beziehung ist es hilfreich zu erkennen, welche Aspekte ein Patient oder Klient in die Beziehung einbringt und welche nie in der Therapie auftauchen. Es funktioniert wie eine Landkarte, um zu wissen, in welchem Gebiet wir uns aufhalten, mit welchen Aspekten oder Teilen des Patienten wir in Beziehung sind und was sie in die Beziehung einbringen. Und welche in der Therapie nicht auftauchen.

Manche Therapeuten beschreiben ihre Patienten mit einem einzigen Merkmal, das ihrer Ansicht nach die Gesamtheit von dessen Lebensweise umfasst. Der Therapeut sagt z. B. über seinen Patienten: „Er ist sehr rational.“, „Er ist nicht mit seinen Gefühlen oder seinem Körper verbunden.“, „Er lässt mich nicht an sich heran.“... und meint damit, dass diese Eigenschaft die Gesamtheit der Person darstellt. Es ist aber nur eine sehr partielle Sichtweise des anderen. Bedeutet dies etwa, dass die Person keine Gefühle oder einen Körper hat, der keine Empfindungen erlebt? Natürlich nicht, er sagt einfach, dass ein Teil von ihm, der sich mit dem rational-konzeptuellen Funktionieren identifiziert, vom Bereich der Emotionen oder Körperempfindungen abgekoppelt ist.

Der Therapeut könnte also folgende Rückmeldung geben: „Was ich aus deiner Beschreibung heraushöre ist, dass das Kind, das du bis zum Alter von neun Jahren warst, mitsamt seinen Erinnerungen in irgendeinem inneren Raum in dir zurückgelassen wurde. Aus irgendeinem Grund musstest du es beiseiteschieben und verlassen. Da muss etwas Schmerzhaftes passiert sein."

Wenn der Therapeut es jetzt hier in der Schwebe lässt, müssen der Patient und sein subkortikales Gehirn die andere Hälfte der Aufgabe erledigen: nach innen gehen und mit wichtigen Informationen zurückkommen. Das subkortikale Gehirn ist ein sehr schneller Informationssucher, sodass es sogleich bezüglich der Fragen wo, wann und mit wem was war, einige Informationen liefern wird. Andererseits wird eine stärkere Abwehrhaltung auftauchen, die sagen kann: „Ich weiß es nicht."

Dazu kann der Therapeut beharrlich weiterfragen: „Ein Teil von dir war dort und hat das erlebt, was du erlebt hast, aber ein anderer Teil von dir weiß nichts davon, er wurde zurückgelassen. Du hast es vergessen, aber das Kind unter neun Jahren, das du warst, weiß, was es durchgemacht hat. Wenn du es auch wissen willst, musst du es fragen und offen sein für das, was es antwortet. Wo auch immer es in dir wohnt, frage es und nimm seine Antworten an."

In einem tiefgreifenden therapeutischen Prozess erfasst der Traumatherapeut die Informationen, die unter der Abtrennung, der emotionalen Betäubung oder einem anderen der oben beschriebenen Abwehrsysteme vergraben sind, wissend, dass er es mit einem Teilaspekt seines Klienten zu tun hat. Als Helfer wollen wir die geschützte/abgeschirmte Wunde erreichen, damit sie endlich Heilung erfahren kann. Wie Porges (2011, 2017) sagt, heilen wir in sicheren und gegenwärtigen Beziehungen. („Und wenn wir unser Leiden umarmen, kann unser Lotus erblühen.")

Fragen zur Reflexion

- Was biete ich anderen normalerweise über mich an/ was kann ich anderen geben?
- Was passiert mir wiederholt, als sei es ein Muster?
- Was frustriert mich immer wieder in meinen Beziehungen zu meinen

Patienten, Studenten, Kindern?
- Welche Schwierigkeiten habe ich in der Beziehung, was erreiche ich bei anderen nicht?
- Was sind in der Regel die Kosten oder das Ergebnis?
- Was muss ich in mir fördern oder erwecken?
  Die Kraft, das auszudrücken, was ich sehe.
  Der Umgang mit meinen eigenen Gefühlen in der Beziehung.
  Dafür sorgen, dass die Bedürfnisse von beiden (Klient und Therapeut) Platz und Raum haben.

3. Als Diagnoseinstrument und Interventionsplan. Es kann uns einen Überblick über die Zerbrechlichkeit und Widerstandsfähigkeit des Systems geben und Hinweise darauf, womit wir uns zuerst befassen müssen, worauf wir achten müssen, was wir zu einem bestimmten Zeitpunkt in der Beziehung und im therapeutischen Prozess ansprechen können. Wir müssen uns vor Augen halten, dass die Wunde, die sie schützen, umso schmerzhafter ist, je extremer die defensiven Anteile sind. Und je extremer sie funktionieren, desto größer ist auch der Vulkan, der darunter brodelt.
Eine ausgeprägte Dissoziation des Nicht-Erinnerns oder Nicht-Fühlens des Körpers versucht, die schwer verletzte und traumatisierte Verletzlichkeit zu begraben. Er reagiert phobisch (vermeidend) auf das Leiden, das ihn dazu verurteilt, verbannt zu leben, und macht ihn undurchlässig für eine freundliche und mitfühlende Umgangsweise. Es verurteilt ihn zu Einsamkeit, Angst oder Hoffnungslosigkeit, die als endlos erlebt wird. Aber die verleugneten Teile, die in einem Zustand der Lethargie und Devitalisierung leben können, sind nie tot; mit der Zeit werden sie hungrig nach Aufmerksamkeit und Liebe. Da sie selbst starke Bedürfnisse haben, versuchen sie nach Möglichkeiten, an die Oberfläche zu kommen.
Zum Beispiel geht die Person am Wochenende aus, trinkt Alkohol oder nimmt irgendwelche Drogen, und wenn die bewussteren Kontroll- oder Abwehrmechanismen „berauscht“ und somit abge-

schaltet sind, nutzen die verleugneten Anteile, die in den Kellern des Bewusstseins lauern, die Chance, um herauszukommen. Sie sind dann oft so bedürftig und so hungrig nach Beziehungen und Liebe, dass sie das Erstbeste nehmen und sich in der Regel in der Beziehung retraumatisieren, in der sie wieder benutzt oder missbraucht werden. Oder sie verstricken sich in Beziehungen mit anderen, die ebenfalls abwesend und vernachlässigend sind.
Der Therapeut muss sich zunächst auf die Verteidigungsstrategien einlassen, die sich „an der Front“ befinden, um deren Funktionen als auch tiefsten Ängste zu erkunden.
Hierzu gehören z. B.:

. Die Angst, durch den seelischen Schmerz verrückt zu werden.
Gehe der Frage nach, ob dies jemals passiert ist und welche Vorstellung die Person davon hat, was es bedeutet, verrückt zu werden. Oft wird die Antwort ähnlich sein wie: „die Kontrolle verlieren“. Je mehr Kontrolle der Abwehrmechanismus ausüben will, desto intensiver wird der Schmerz des verletzten Teils, den er zu vermeiden versucht; und irgendwann – das weiß er aus Erfahrung– wird es zu einem ungünstigen Zeitpunkt oder einfach, wenn die Person allein ist, zum Ausbruch kommen, und dann ist niemand Geeignetes da, der kompetent genug ist, all das aufzunehmen und zu begleiten. Wir müssen also freundlich vorschlagen, dass wir den Schmerz begleiten und uns gemeinsam um ihn kümmern können.

. Die Angst, den Schmerz nicht ertragen zu können.
Wie oben beschrieben, kann der Therapeut eruieren, ob und wie dies in der Vergangenheit geschehen ist und was genau es bedeutet, nicht in der Lage zu sein, den Schmerz zu ertragen. Normalerweise wird dies als Alleinsein bezeichnet. Wir untersuchen auch, was die Strategien zur Bewältigung des Leidens sind (verschiedene Süchte, Ablenkung).
Diesbezüglich kann der Therapeut darauf hinweisen, dass die üblichen Strategien nur versuchen, dem Schmerz zu entkommen, aber

nicht mit ihm umgehen oder ihn auflösen; wir müssen es jetzt anders machen, und dazu gehört die Erfahrung, dass wir ab sofort stets bei dem Teil sein werden, der den Schmerz beherbergt, und dass wir ihn dieses Mal nicht allein lassen werden, dass wir ihm mit all dem Respekt und der Zeit zuhören werden, die er braucht.
Wir können den leidenden Teil auch bitten, nach und nach die Geschichten zu erzählen, die sich hinter seinen intensiven Emotionen verbergen. Da diese Teile im Leben der Person normalerweise keine Zeit und keinen Raum haben, werden wir ihnen jetzt genau diesen notwendigen Raum in den Sitzungen garantieren. Wir können auch einige Techniken zur Regulierung der eventuellen Intensität der Emotionen vorschlagen, wie z. B. rhythmisches Ein- und Ausatmen. (Dies funktioniert wie das Druckventil eines Schnellkochtopfes, es ermöglicht, den Druck dosiert abzulassen.)

. Die Angst, die Erinnerungen erfunden zu haben.
Dies kann verschiedene Gründe haben. Zum einen gibt es Teile, die versuchen die Erinnerungen und Empfindungen zu leugnen, um das Familiensystem und dessen Geheimnisse vor Scham und Schuld zu schützen, damit die Wahrheit nicht ans Licht kommt. In anderen Fällen handelt es sich um Teile, die versuchen, das Trauma zu verbergen, um die Zerrüttung der Familie zu verhindern usw. Die therapeutische Arbeit besteht nun darin, zu verstehen inwiefern die Bezugspersonen die Wahrheit verleugnet haben, und dem Klienten zu verdeutlichen, dass das Verschweigen Teil der Traumatisierung war. In der Aufdeckung der Wahrheit (das ist die Bedeutung des griechischen Wortes *Aleceia*, von dem der Name unseres Psychotherapiemodells stammt) und des damit verbundenen Schmerzes liegt die Heilung.

. Die Angst, dass das Familiensystem zusammenbrechen könnte.
Auch diese Befürchtung beruht darauf, dass es für ein kleines Kind wichtig ist, dazuzugehören und Bezugspersonen zu haben, die sich um es kümmern. Die erwachsene Person als solche kann ohne den

Clan überleben, aber das Kind nicht. Das Vordergründige ist, den Schmerz zu heilen. Sobald dieser geheilt ist, kann die Person frei entscheiden, wie sie mit den Ereignissen der Vergangenheit umgehen will.

Fragen zur Reflexion:

- Welche Aspekte meiner Klienten, Schüler, Kinder zeigen sich bei mir am häufigsten (ihre rationale Seite, ihre emotionale Seite, ihr Unterdrücken von Gefühlen ...)?
- Welche Aspekte des anderen kommen in der Beziehung normalerweise nicht zum Vorschein oder zeigen sich nicht?
- Wie gehe ich mit dem um, was sich aufgezeigt? Welche Schwierigkeiten habe ich?
- Was muss ich früher oder später aufrufen und in die Beziehung einbringen?
- Zeichnen Sie eine topografische Skizze des aktuellen Standes und der Bereiche, zu denen Sie gelangen müssen.

Zusammenfassend lässt sich sagen, dass das topografische Modell des Überlebens eine Karte des inneren Territoriums des fragmentierten Lebens des Klienten (oder unser eigenes) liefern kann, um uns zu einer Reihe von Interventionen und einem Kommunikationsstil zu führen, der die Vielfalt und Komplexität unserer inneren Gemeinschaft berücksichtigt.

Die Idee ist, dass wir uns mit allen inneren Aspekten des Lebens der Person verbünden müssen, wobei wir davon ausgehen, dass sie alle so organisiert sind, wie sie sind, um das Überleben zu sichern. Darin liegt eine Intelligenz, die es zu ehren und zu respektieren gilt.

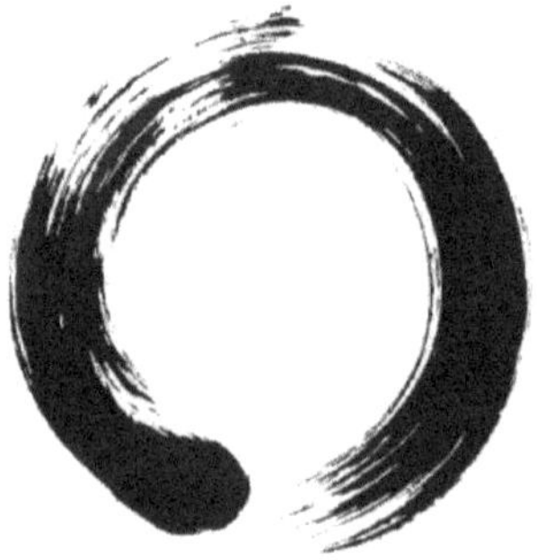

Jesus Atencia

Die kartografische Analyse eines Prozesses

Der Verlauf einer Psychotherapiesitzung kann eine Kadenz, ein Rhythmus, ein Leitfaden der inneren Struktur sein, der erforschtt werden kann, wenn der Prozess frei von Erwartungen und unter Berücksichtigung des Erlebten des Klienten und seiner Entwicklung begleitet wird.

Das heißt, so wie ein Stein durch die Schwerkraft nach unten fällt, haben auch Prozesse, die mit tiefenpsychologischer Therapie und mit der Schaffung neuer Möglichkeiten für das innere System des Klienten und neuer Wege sich selbst zu „bewohnen" (intrapsychische Beziehung) zu tun haben, ihre universelle Gesetzmäßigkeit, ihren Ablauf, ihren Anfang und ihr Ende. Dieses Gesetz ist zwar nicht inhaltlich universell (weil jedes Individuum, das sich seiner Geschichte stellt, eine eigene hat), aber sehr wohl bezüglich seiner Qualität. Therapie basiert auf einer Wissenschaft und ist zugleich eine Kunst, die darauf ausgerichtet ist, wissenschaftliche Prinzipien zu aktivieren und in Gang zu bringen, damit diese dafür sorgen, dass Veränderungen möglich werden. Die Methoden des *Neuroprocessing* und die damit verbundenen Techniken, z. B. *Brainspotting,* dienen dazu, diese inneren Richtlinien zu erkennen, sie ans Licht zu bringen, damit der Therapeut den Weg gemeinsam mit seinen Klienten gehen kann.

In diesem Kapitel werden wir anhand eines konkreten Beispiels aus einem Ausbildungsseminar für Therapeuten im Rahmen des *Aleceia-Modells* eine Landkarte, eine Kartografie entwickeln, die es uns ermöglicht, klarer zu sehen, welche Informationen in dem Teil der Sitzung sichtbar werden, den wir fachlich als *Neuroprocessing* bezeichnen. Dieser Teil ermöglicht die Integration und Transformation des Innenlebens der Person, was sich in konkreten Entscheidungen, Erkenntnissen und neuen Gefühlen in ihrem Leben zeigt. Wir werden auch erörtern, welche Interventionen des Therapeuten wirksam sind, um die Informationen abzurufen, die das Trauma eingekapselt und dissoziiert hinterlassen haben. Wir werden besonders die Kadenz dieser Heilungsreise betonen.

Neuroprocessing: Die Kapsel der traumatischen Geschichte öffnen

Zunächst müssen wir definieren, was wir unter *Neuroprocessing* verstehen. Es handelt sich um ein umfassendes Konzept, das sich ständig weiterentwickelt und neu formuliert werden wird. Ganz allgemein könnten wir es als den Teil des therapeutischen Prozesses beschreiben, in dem Patient und Therapeut aufmerksam darauf achten, was zum Vorschein kommt, nachdem das Hauptthema, das angesprochen werden soll, umrissen wurde und sich als körperliche Empfindung, als Glaubenssatz, als Verhaltens- oder Beziehungsmuster, als Problem, von dem wir nicht wissen, wie wir es lösen können, manifestiert hat.

Neuroprocessing findet statt, wenn der Therapeut dabei hilft, aktuelle Themen zu betrachten und den Klienten dazu einlädt, sie voller Aufmerksamkeit und mit großem Interesse und Respekt willkommen zu heißen, egal was sie mitbringen oder wohin sie führen. Das Thema wird zu neuen Empfindungen, zu Bildern früherer Momente, die zeitlich weit entfernt oder nah sind, zu Emotionen …, weil all dies nun mit Interesse und Aufmerksamkeit, mit Respekt und ohne Wertung betrachtet wird. Es kann dem empathischen Zeugen (das essenzielle Selbst) gezeigt und von ihm angenommen und auf diese Weise verarbeitet werden.

Neuroprocessing ist also ein Bewusstseinszustand, in dem durch Aufmerksamkeit und Mitgefühl ein Raum geschaffen wird, in dem das Thema/Problem beginnen kann, seine Geschichte zu erzählen, sie darzulegen und abzuschließen, weil es jetzt jemanden gibt, der sie aus einem neuen Blickwinkel betrachtet. Die Person kann die Verwandlung der ursprünglichen Situation beobachten, die sich nach einem eigenen Rhythmus vollzieht. Wir werden wir in diesem Kapitel veranschaulichen, dass die Informationen, die in diesem Teil des therapeutischen Prozesses auftauchen, von verschiedenen Ebenen kommen und sich in mehreren Bereichen zeigen.

Wie wir bereits in den vorangegangenen Kapiteln gesehen haben, sind die Informationen angesichts des Traumas zersplittert, fragmentiert. Wenn wir uns in der Psychotherapie mit der Heilung befassen, begegnet uns das alles auf unterschiedliche Weise und in mehreren Variationen. Es ist die mitfühlende, entschlossene und engagierte Beobachtung von Patient und Therapeut, die dazu führt, dass die aufgelösten Informationen, die an einem alten Ort festgehalten wurden, immer noch präsent sind, sich somatisch manifestieren und ihre Spuren in der inneren psychischen Struktur der Person hinterlassen. Sie können sich jetzt entfalten, können freigesetzt werden und in einer Atmosphäre der radikal akzeptierenden Präsenz auf neue Weise integriert werden.

Das Kapitel „Der Mensch und sein inneres System" von Carmen Cortés und Peter Bourquin zeigt die umfassende Entwicklung des inneren Beobachters. Damit *Neuroprocessing* stattfinden kann, die Öffnung der tief liegenden Geschichtskapsel und ihre Betrachtung durch einen liebevollen und mitfühlenden Beobachter, müssen bestimmte Bedingungen gegeben sein, die von Beginn der therapeutischen Begegnung an aufgebaut werden. Zunächst einmal sind es die verbalen und nonverbalen Interventionen des Therapeuten, die es dem „inneren System" des Patienten ermöglichen, Vertrauen zu fassen, sich zu öffnen und sich zu zeigen.

Im Kapitel „Die Topografie des Selbst beim Überleben" von Mario Salvador wurden die Aspekte Präsenz, Entschlossenheit, Kompetenz und Mut des Therapeuten bereits ausführlich behandelt. Diese Aspekte werden vom neurozeptiven System des Patienten „gelesen", der den Therapeuten als einen sicheren, zuverlässigen und vorhersehbaren Partner erleben kann, der den Verlauf der tiefen Geschichte begleitet. Zu diesen Qualitäten des Therapeuten müssen wir die Säulen hinzufügen, die den therapeutischen Kontakt unterstützen:

Erkundigung (respektvoll gegenüber der Erfahrung des Patienten und mit echtem Interesse),

Einstimmung (Bewusstsein für die Bedürfnisse des Patienten und die Fähigkeit, sie mitzuteilen),

Beteiligung (eine Qualität, die der Therapeut mitbringt und die der Patient spürt, aufgebaut durch Anerkennung, Validierung, Normalisierung und Präsenz), (Erskine, 1993, 1997).

Mit diesen Grundlagen schaffen wir eine sichere Umgebung, eine sichere Beziehung, von der aus das Schmerzhafte und Unintegrierte besucht werden kann.

Bevor wir die Möglichkeiten, die während des *Neuroprocessing* auftauchen können, detailliert beschreiben und eine allgemeine Karte davon zeichnen, auf der diese Informationen bauen und in die Sitzung eingebracht und verarbeitet werden können, ist es wichtig, die Bedingungen und die Ausrichtung der Sitzung zu kennen. Das nennen wir *frame*. Mario Salvador (2016, 2018 und 2021) hat ein umfassendes Modell entwickelt, um dem Patienten ein optimales *Framing* vorzuschlagen, und so Zugang zum Erlebten zu erhalten, die der somatischen, affektiven und kognitiven Organisation der schmerzhaften Geschichte der Person zugrunde liegen.

Der Leser wird auf diese Veröffentlichungen verwiesen, um das Modell des *Framing* weiter zu erforschen, da es eine Fähigkeit ist, die besonders Therapeuten für ihre Arbeit erwerben, verfeinern und perfektionieren sollten. Obwohl wir später in diesem Kapitel auf ein konkretes Beispiel für *Framing* hinweisen, will ich hier einige Ideen aus dem Artikel *Brainspotting, attunement and presence* (Salvador, 2018) zitieren: *„Durch ein angemessenes Framing ermöglichen wir dem Gehirn, das ‚Kernmaterial' zu verarbeiten, das die Erfahrung ausmacht (die einschränkenden Schlussfolgerungen, Glaubenssätze, Emotionen, die auf Frustrationen reagieren, die einhergehende körperliche Erfahrung, die „Überlebensentscheidungen"). Der Klient ist nun in der Lage, die Geschichte, die sein Körper mithilfe von Empfindungen, Emotionen, Bildern, Schlussfolgerungen und Entscheidungen,* *die ihm geholfen haben zu überleben) erzählt, aufzunehmen und zu verarbeiten. Dies ist der Prozess, der Raum für die Selbstheilung schafft (den ich „The Healing Bubble"[1] genannt habe).*

Der Raum, in dem die nicht verarbeitete Geschichte lebendig wird und beginnt, sich in Sequenzen zu erzählen: Anfang, Entwicklung der Handlung, Auflösung und Lösung. Die Geschichte geht vom Kontakt und der Geschichte der Abwehr über den Zugang und die Entladung der schmerzhaften Geschichte unserer verletzlichen Natur bis hin zum Auftauchen und Erleben unserer inhärenten Eigenschaften wie Freude, Kreativität, Liebe, Freiheit, Unbefangenheit, Mut… In diesem Erzählen und der Entladung der verschütteten Geschichte findet der transformative Prozess der Aufarbeitung statt: Die Geschichte wird nun vom Raum des Beobachter-Selbst (essenzielles Selbst) angenommen und akzeptiert, womit die Erfahrung auf neue Weise erlebt und verinnerlicht wird." (Salvador, 2018)

Dieser Ausschnitt gibt uns eine gute Synthese des therapeutischen Prozesses. Natürlich sind die Momente des *Framing* und des *Neuroprocessing* nicht voneinander zu trennen und durchdringen sich gegenseitig: während des *Neuroprocessing* kann es notwendig sein, neue *Frames* zu formulieren. Ebenso kann das *Neuroprocessing* in der Zeit zwischen den Sitzungen in irgendeiner Form im täglichen Leben des Patienten fortgesetzt werden, woraufhin es vonnöten ist, neue Frames für die zukünftige Arbeit zu formulieren

In diesem Kapitel werden wir ein Modell vorstellen, das dazu dient den Bewusstseinszustand, der dem *Neuroprocessing* zugrunde liegt, besser „lesen" zu können. Gehen wir also einen Schritt weiter und stellen die einfache Karte vor, auf der sich dieser Teil des therapeutischen Prozesses bewegt.

1. *Der zwischenmenschliche Raum, der von Patient und Therapeut gemeinsam genutzt wird und in dem Selbstheilung möglich ist. Es ist „eine Atmosphäre des mitfühlenden Blicks desjenigen, der es erlebt, und desjenigen, der ihn begleitet. […]. Indem wir diese Präsenz anbieten, schaffen wir einen Rahmen der relationalen Einstimmung, der es dem Patienten erlaubt, seine Erfahrung zu beobachten, wie sie kommt." (Salvador, 2016).*

Eine kartografische Karte zum Erkunden der Erfahrung

Mario Salvador und Carmen Cuenca, Leiter des *Aleces Instituts*, bieten den Studenten im ersten Jahr die Möglichkeit, mit ihnen therapeutisch zu arbeiten. Die beiden haben das *Aleceia-Modell* entwickelt, eine integrale Methode, die es ermöglicht, mithilfe der inneren Haltung und äußeren Rahmenbedingungen, den therapeutischen Prozess so zu fokussieren, dass *Neuroprocessing* stattfinden kann.

Es handelt sich also um eine Methode, die auf Informationen basiert, die während der therapeutischen Prozesse gewonnenen wurden. Der Weg zu dieser Idee führte über die systematische Beobachtung von Sitzungen. Wir können erkennen, dass es Regelmäßigkeiten im Ablauf eines Prozesses gibt: Beginn, die Entwicklung der Handlung, das Ergebnis und die Lösung." Zusätzlich war deutlich zu erkennen, dass durch konkrete Interventionen, Schweigen und das einfühlsame Begleiten des Therapeuten, eine signifikante, stabile und tiefgreifende Veränderung stattgefunden hat.

Die Struktur, die im Folgenden dargelegt wird, entsteht, wenn die Sitzung auf eine sehr beschreibende Weise beobachtet wird, unvoreingenommen und frei von Konzepten. Das Ziel besteht darin, die Sitzung phänomenologisch zu beschreiben und die verschiedenen Phasen, die sie durchläuft, aufzuzeichnen. Das Bild entsteht nach und nach mit dem Voranschreiten der Analyse der Sitzung und der Interventionen. Die Kadenz, der Rhythmus der Sitzung, der sich aus dem Wechselspiel von Stille, Zuhören, Emotionen und Aufforderungen zur Beobachtung ergibt, trägt wesentlich dazu bei.

Auch wenn die Gesamtstruktur nun schichtweise gezeigt wird, kann man leicht das Zusammenspiel, die Spannung und die Gleichzeitigkeit dieser fünf Ebenen erkennen, die von Beginn der Sitzung an vorhanden sind. Vielleicht liegt der heilende Charakter der Sitzung besonders darin, dass wir davon ausgehen können, dass diese Ebenen alle gleichzeitig vorhanden sind und dass sie auch im emotionalen Raum vorhanden sind, den Klient und Therapeut teilen. (*The Healing Bubble)*

Damit diese „Gleichzeitigkeit der Ebenen" stattfinden kann, ist die

Präsenz des Therapeuten ausschlaggebend: Seine Aufmerksamkeit, sein Blick, seine selektive und aufmerksame Beobachtung und seine Hinweise sind grundlegend dafür, dass die Struktur aktiv bleibt. Es entsteht der Eindruck, dass der Therapeut die verschiedenen Ebenen von der Peripherie aus stützt, damit sie sich nicht auflösen, nicht verblassen. Ohne die Präsenz des Therapeuten, den Mut und die Hoffnung, die er ausstrahlt, könnte sich diese Gleichzeitigkeit der koexistierenden Bereiche plötzlich auflösen.

Kommen wir nun inhaltlich zu den möglichen Ebenen: In diesem Beispiel sind es fünf grafisch ausgedrückte Orte, die aktuelle Informationen oder Informationen aus der Vergangenheit enthalten. Diese Informationen haben eine bestimmte Qualität, weshalb wir sie in einer Ebene unterbringen. Ich möchte hier betonen, dass die Elemente, die in jeder Ebene erscheinen, nicht aufeinander folgen und auch nicht in einer Reihenfolge; der Inhalt jeder Ebene erscheint zu unterschiedlichen Zeitpunkten der Sitzung. Denn eine Sitzung ist wie eine Reise durch die verschiedenen Ebenen mit dem Rhythmus, den der Therapeut, der den Klienten beobachtet, mit dem Erlebten in Einklang hält. In einem Moment taucht ein Inhalt aus der tiefsten Schicht auf, in einem anderen Moment aus der oberflächlichsten Schicht.

Dies ist der Effekt der Dissoziation: Die Aufspaltung der Information ist das Prinzip, das das innere System organisiert (desorganisiert) hat. Der rhythmische und abwechselnde „Besuch" jeder dieser Ebenen dynamisiert den Prozess und „trennt" gleichzeitig die Ebenen voneinander, sodass sie, während jede an ihren Platz gestellt wird, beobachtet, beachtet, aktualisiert und schließlich in eine neue Wahrnehmung umgewandelt werden kann.

Wir werden diese fünf Ebenen zunächst in allgemeiner Form vorstellen. Dann werden wir die Anwendung dieses Modells zur Analyse einer Sitzung demonstrieren.

Die erste Ebene kann als das Kind bezeichnet werden, das die Geschichte für sich behält. Es handelt sich um frühe Erinnerungen, verleugnete Teile des inneren Kindes. (Siehe Salvador, 2016, Kapitel 3

und in diesem Buch Cortés/Bourquin, *Die Organisation unseres inneren Systems).* Dies sind Aspekte, die in den tiefen Schichten des inneren Systems der Person leben. Sie werden dort aufbewahrt und geschützt, weil sie den Schmerz eines Traumas enthalten, das nicht aufgearbeitet und angenommen wurde. Es sind Aspekte, die nicht bewusst zugänglich sind, aber in der somatosensorischen Welt aktiv sind und die die Wahrnehmung und das Verhalten der Person bestimmen. Das Kind, das wir waren, kennt sie, aber sie leben dissoziiert im inneren System, sind aus dem Bewusstsein verbannt. Die Person erlebt ihre Auswirkungen, hat aber den Kontext, ihren Ursprung vergessen.
Wenn wir uns die Auswirkungen ansehen, die in einer anderen Ebene zum Ausdruck kommen, können wir Zugang zum Kind finden, das die Geschichte aufbewahrt. Es wird uns von seinen Emotionen, Erinnerungen und schmerzhaften Erfahrungen erzählen, die aus dem alltäglichen Bewusstsein verdrängt wurden. Wenn diese Ebene zum Vorschein kommt, können die Einsamkeit, die Unsichtbarkeit, die Manipulation oder die Transgression, die wir damals erlebt haben, sichtbar werden. Konkrete Szenen und Ereignisse, zurückgehaltene Emotionen und unterdrücktes Weinen tauchen ebenfalls auf. Es ist die in der Einsamkeit gelebte Geschichte, in Abwesenheit eines „empathischen Zeugen“ (Levine, 2010) – Ereignisse, die nie jemandem erzählt wurden.

In der zweiten Ebene finden wir Antworten auf die Frage: Wie hat sich das Kind an die Umstände angepasst? Die schmerzhaften Ereignisse, die Szenen, die dem Kind schadeten haben einerseits den Schmerz abgekapselt (in der ersten Ebene). Andererseits haben sie einen Aspekt hervorgerufen, der durch Flucht, Angriff oder Lähmung diesen Schmerz bewältigt hat; mit anderen Worten, die Überlebensmechanismen, die eingesetzt wurden, um die Situation zu bewältigen. Wie in einer Schatztruhe wird die schmerzhafte Geschichte aufbewahrt und geschützt; dieser schützende Teil – die Verteidigung – schützt wiederum einen anderen verletzlichen Teil,

der die erste Ebene „bewohnt“. In der von Mario Salvador dargelegten Topografie des Überlebenssystems wird die Komplexität und Multidimensionalität dieses Phänomens deutlich.
Das Kind musste sich an die schmerzhaften Szenen, die es erlebt hat, anpassen. Das Kind erlebte eine Geschichte, die es für sich behielt und „beschloss“, sie einzuschließen, um sich an seine Umgebung anzupassen. Wenn diese Ebene aktiv ist, äußert sich das auf vielfältige Weise. Schlussfolgerungen wie: „Niemanden interessiert es, was ich denke und was ich fühle.“; Unterdrückung von Empfindungen, Bildern, Verhaltensweisen, die ausdrücken, wie man sich an Einsamkeit, Verachtung, Ablehnung, Verlust, Angst anpassen musste; ebenso Gewohnheiten, Lebensweisen, Entscheidungen, sich an einen ruhigen Ort zurückzuziehen, um weiterzugehen ... Dies sind Verhaltensweisen, die damals wie heute ihre regulierende, schützende und beruhigende Funktion hatten, um mit dem Schmerz umzugehen, der in der untersten Schicht vergraben ist.

In der dritten Ebene finden wir vielleicht das „Aroma“, das Erbe der Geschichte, das im gegenwärtigen Leben gespeichert ist. Die ursprüngliche Erfahrung strahlt in das gegenwärtige Leben hinein, lässt die Person nach wie vor ihren Abdruck spüren.
Diese Ebene ist ein mögliches Tor zu der Erfahrung, die sich als Form von Störungen oder Unbehagen in der Gegenwart manifestiert. Der Inhalt dieser Schicht ist in der Regel eine konkrete Anforderung. Die Aspekte, die jenseits dessen liegen, warnen uns davor, dass eine alte Geschichte im Spiel ist. Im gegenwärtigen Leben kann sich dies durch Glaubenssätze ausdrücken wie: „Ich vertraue niemandem.“ oder „Ich bin nicht wichtig.“ Verhaltensweisen die wir nicht vermeiden können, auch wenn wir es versuchen, manifestieren Muster, die sich ständig wiederholen oder körperliche Empfindungen, aus denen wir Rückschlüsse auf unsere Persönlichkeit und unsere psychologische Struktur ziehen.
Auf dieser Ebene tauchen die Themen der beiden vorher genannten Ebenen auf. Im aktuellen Leben wird das, was sich in den beiden

anderen Ebenen befindet, implizit erinnert (es wird gedacht, gefühlt und gehandelt, ohne den Ursprung, die Verbindung zur Biografie zu kennen). Irrationale Ängste, Phobien, Sorgen, somatische Konflikte befinden sich in dieser dritten Schicht. In der Darstellung des Patienten ist diese Schicht aktiv.

Die vierte und die fünfte Ebene kommen durch die Präsenz während der Sitzung zustande. **Die vierte Schicht ist der gemeinsame Raum** (der therapeutische zwischenmenschliche Raum), der durch das, was jeweils vom Klienten kommt, und das, was vom Therapeuten eingebracht wird, entsteht und sich in der fünften Ebene an der Oberfläche befindet. Dieser Raum entwickelt sich während der Sitzung weiter. Hier tauchen Aspekte von sehr unterschiedlicher Qualität auf, die auf unterschiedliche Weise zum Ausdruck kommen.
Das sind emotionale Marker (Salvador, 2018, 2021), die sich wie folgt manifestieren können:

- Körperliche Empfindungen und Symptome
- Körperhaltungen
- Emotionen
- Gefühle gegenüber der Erinnerung und gegenüber dem Bewahrer der Geschichte (einschränkende Glaubenssätze)
- Bilder und Erinnerungen oder Schwierigkeiten, sich zu erinnern
- Schlussfolgerungen aus dem, was geschehen ist und weiterhin geschieht
- Sich wiederholende Muster in Beziehung zu anderen

Diese Marker tauchen im Laufe der Sitzung auf und werden, was entscheidend ist, vom Therapeuten hervorgehoben. Die Frage, die in diesem Raum erörtert wird, nämlich: „Wie und warum ist das immer noch in mir aktiv?“ wird vor allem bezüglich dem Kind-Anteil gestellt.
Der Therapeut weiß, wonach er suchen muss, aber natürlich bestimmt nicht er den Moment, in dem das Gesuchte erscheint, sondern respektiert die Kadenz des Klienten. So erscheint zum Beispiel

in einem Moment eine körperliche Empfindung, in einem anderen ein Bild und nach einer Weile wieder eine körperliche Empfindung. Man kann also sagen, dass sowohl der „Spaziergang zwischen den Ebenen“ (z. B. Ebene 1 und Ebene 3) als auch der „Spaziergang innerhalb der Ebenen“ (Besuch verschiedener Aspekte der gleichen Ebene) die Heilung fördert.

Von der fünften Ebene aus, die wir als Ebene der Präsenz bezeichnen, leitet der Therapeut den Klienten an, das zu beobachten, was innerhalb der Begegnung (Ebene 4) erscheint – und passt sich hierbei an den Rhythmus des Klienten an. Das führt dazu, dass dieser im gemeinsamen Raum verweilt und sich mit der Kraft und dem Bewusstsein der Aktivierung verbindet. Das was in der Aktivierung enthalten ist, kann jetzt willkommen geheißen werden. Manchmal wird der Klient aber auch an die Hand genommen und in den Raum geführt, in dem sich der Therapeut befindet (Ebene 5), und von dort aus schauen beide gemeinsam auf den verleugneten und vergessenen Teil, der die Geschichte enthält und setzen sich mit ihm in Verbindung.
Dies sind vielleicht die wirkungsvollsten Reisen zwischen den Ebenen, diejenigen, die am meisten mit der Kraft oder dem Heilungsaspekt verbunden sind: Es geht darum, im Patienten die Verbindung zu seinem essenziellen Selbst (Salvador, 2016, Kap. 3) zu fördern, zu dem Teil, der fähig ist sich und seine eigene Erfahrung zu beobachten. Dies sind Momente, in denen die liebevolle und mitfühlende Präsenz des Klienten in Begleitung des Therapeuten gefragt ist.
Der Klient kann von der Dimension des essenziellen Selbst aus auf die gespeicherte Geschichte schauen und auf das Kind, das die Geschichte erlebt und aufbewahrt hat. Es gibt einen besonderen Moment in der vierten Schicht, der auf das hinweist, was wir Auflösung nennen könnten.
Sowohl der Klient als auch der Therapeut beobachten, wie dieser Teil sich an die Erfahrung angepasst hat. Es zeigt sich der Wert des Wesens, das wir waren, es zeigt sich die Liebe zu diesem inneren

Teil und das Akzeptieren dessen, was dieses Kind tat, um die Erinnerung in sich zu verschließen. Es entsteht ein intimer Kontakt mit diesem Anteil des inneren Kindes. Die intrapsychische Verbindung ist in diesem Moment so stark, dass sie Fragen mit Mut, Tapferkeit und der festen Entscheidung, sich zu verändern zu wollen, zulässt.

Von der fünften Ebene aus beobachtet der Therapeut den gemeinsamen Raum, ohne den Ablauf oder das Ergebnis oder das Tempo beeinflussen zu wollen. Er beobachtet einfach sehr selektiv und hält den Raum. Das schafft eine Gleichzeitigkeit, die es dem Klienten erlaubt, die gespeicherte Erinnerung zu beobachten, den Teil, der sie gespeichert hat, und den Teil, der die Geschichte weiter trägt. Das gibt der Geschichte des Klienten und der Struktur Halt: So sind alle Schichten gleichzeitig „wach" und können beobachtet und besucht werden.

Das folgende Diagramm dient als Überblick für das vorgeschlagene Modell. Der Pfeil durch alle Ebenen zeigt an, dass die transformierende oder heilende Kraft während der Sitzung die verschiedenen Ebenen durchlaufen muss.

Abbildung 1: Das Schichtenmodell

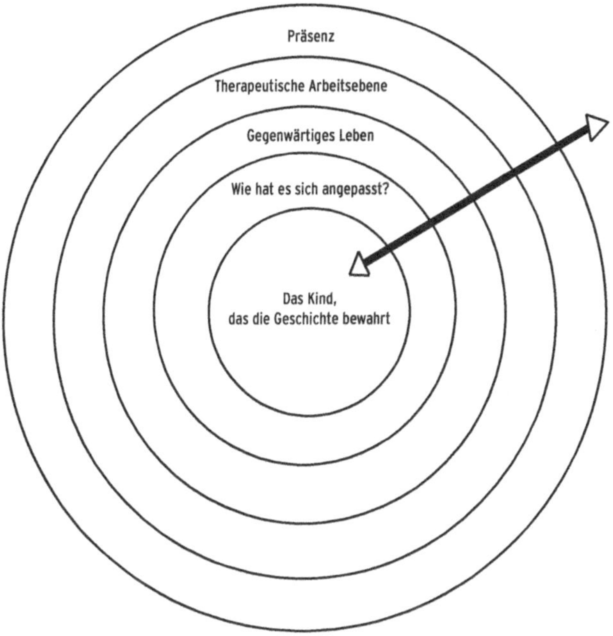

Analyse einer Sitzung und das Lesen der Ebenen

Nachdem das Modell erklärt wurde, werden wir es in der Analyse einer Sitzung (Fallbeispiel) anwenden. Es wird nicht das komplette Transkript zitiert, sondern ausschließlich die Fragmente daraus, die wichtig sind, um die einzelnen Ebenen zu veranschaulichen. Die ursprüngliche Nummerierung der Interventionen wurde beibehalten. Sie werden feststellen, dass viele ausgelassen werden. Der Grund dafür ist, dass das weggelassene Fragment keine Veränderung in der Qualität des Geschehens zeigt und daher keine neue Ebene aktiviert wird. Sie wird auch beibehalten, um zu veranschaulichen, welchen Platz die verschiedenen Interventionen einnehmen, um so den inneren Rhythmus der Sitzung zu erfassen.

Zu Beginn werden wir darauf hinweisen, wie man das *Framing* ausführt, bevor das *Neuroprocessing* beginnt. Wir werden die Sitzung in Fragmenten darstellen, um sie mit der Karte in Verbindung bringen zu können. Ausdrücklich lassen wir den Inhalt von Details weg. Einige Fragmente können unvollständig sein, aber aus Gründen der Prägnanz und Klarheit wurden Fragmente ausgewählt, die die Dynamik veranschaulichen und sich durch den Prozess bewegen, unabhängig von den spezifischen Inhalten. Es werden auch spezifische Eingriffe vorgenommen, die jedoch nicht näher kommentiert werden, da sie den Rahmen dieses Kapitels sprengen würden.

Ab dem zweiten Fragment wird dem Transkript ein kleines Diagramm beigefügt, in dem die zu diesem Zeitpunkt aktiven Ebenen dunkel dargestellt sind und auf dem Pfeile eingezeichnet sind, die die Richtung der Aufmerksamkeit in der Beobachtung des Patienten und des Therapeuten markieren (dieser Pfeil entspringt immer in der Präsenzschicht und geht in Richtung einer der inneren Schichten) und auch den Ort angeben, von dem aus die Informationen in Richtung des therapeutischen Raums (Ebene 4) gehen.

Fragment 1: Das Framing.

[...]

45. **Therapeut**: Du hast angefangen, über die Beziehung zu deiner Mutter zu sprechen. Möchtest du mir mehr davon erzählen?
46. **Patient**: Es ist bei mir in Bezug auf sie ... Ich ... ich ... ich baue mir erst eine innere und emotionale Stabilität und alles auf. Sie wohnt woanders, richtig, und immer, wenn ich zwei Tage bei ihr zu Besuch bin, breche ich zusammen! (fängt an zu weinen).
47. **T:** Was passiert zwischen dir und ihr, wenn du dort bist?
48. **P:** Uff ... Sie fängt an, mich zu kritisieren! (Stimme versagt) Es ist wie ein Fluch. Ich habe das Gefühl, dass sie kein gutes Haar an ... an ... mir lässt. Nichts, wirklich nichts mache ich richtig, nichts stimmt an mir ...

Nichts ist richtig. Nichts, wie ich bin: Nein, nein.

49. **T:** Und wie würde sie im Rückkehrschluss sagen ... wie würde sie sagen, wie man sein muss, um okay zu sein?
50. **P:** Es ist einfach nicht möglich! Es ist nur ... Ich werde nie okay sein, ich habe das schon akzeptiert, ich meine, egal was ich tue ... Ich werde nie richtig sein! Ich meine ... meine Haltung sollte eine andere sein, nicht wahr? Dass ihre Kritik mich nicht auf diese Weise trifft! Weil sie sich nicht ändern wird.
51. **T:** Nein, das wird sie nicht. Dennoch tut es sehr weh, das von seiner Mutter zu hören.
52. **P:** (schüttelt gerührt den Kopf)
53. **T:** Dass immer etwas an dir falsch ist.
54. **P:** (schüttelt gerührt den Kopf) Nein.
55. **T:** Du bist nie gut genug.
56. **P:** (schüttelt den Kopf, bestätigend, mit Gefühl)
57. **T:** Darf ich einige der Kritikpunkte erfahren, die sie dir gegenüber äußert?

[...]

73. **T:** Ich sehe, dass es dir sehr wehtut. Deine Tränen sind hier willkommen. Du musst sie nicht unterdrücken.
74. **P:** Ja, aber es reicht! Es ist wie ... so viele Tränen. (weint)
75. **T:** Es sind eine Menge Tränen. Und wenn es noch Tränen gibt, bedeutet es, dass sie noch etwas zu erzählen haben. Halte sie nicht zurück.
76. **P:** Es ist wie ... Ich hatte eine eigene Realität, als ich Kind war, hatte meine eigene Realität und niemand konnte sie sehen. Und plötzlich hatte ich nicht mehr die Erlaubnis, sie zu sehen. (Kurze Pause) Aber ich hatte immer das Gefühl, dass hier etwas nicht stimmt. Immer! (weint)
77. **T:** Können wir uns diese Realität heute ansehen?

In diesem ersten Teil des ersten Fragments gibt es bereits Hinweise darauf, dass es sich um Informationen von mehreren Ebenen handelt. In den Interventionen 45 bis 57 sehen wir, dass mit der dritten Ebene, der Ebene des jetzigen Lebens, gearbeitet wird. Ein „altes“ Problem ist immer noch in der Gegenwart aktiv. Emotionen (der Schmerz),

Schlussfolgerungen (Du bist nie genug!) und Verhaltensweisen (die Kritik der Mutter an der Tochter) werden hervorgehoben.

In den verschiedenen Interventionen stellt der Therapeut Fragen, validiert die Erfahrung und erkennt sie an. Wenn wir die Interventionen 73 bis 77 betrachten, sehen wir, wie die vierte Ebene, die des therapeutischen Raums, sichtbar wird. Die Tränen kommen und sie werden von der fünften Ebene eingeladen, auf den Schmerz zu schauen. In Intervention 76 beginnt auch der Teil, der an die Geschichte angepasst war, zu sprechen: „Ich konnte sie (die eigene Realität) nicht sehen." (Ebene 2). Mit der letzten Intervention verpflichtet sich der Therapeut mit Mut und Entschlossenheit, gemeinsam mit dem Klienten auf diese verdrängte Realität (in der ersten Ebene der Karte) zu schauen. Beide können vonseiten des essenziellen Selbst aus dorthin schauen.

Fahren wir mit diesem ersten Auszug fort (einige Interventionen werden wieder weggelassen):

87. **T:** (Stille) Nun lass uns hier etwas für dich tun. Damit wir die Realität (Betonung), die in dir steckt, verstehen und hören können. (Pause) Die nicht gesehen werden durfte.
88. **P:** (seufzt)
89. **T:** Möchtest du mir mehr über diese Realität erzählen?

[...]

123. **T:** Sie hat dich grundlos als böse dargestellt.
124. **P:** Ja, immer. Ich hatte Keuchhusten, als ich sechs Wochen alt war, und dann hat sie nicht gut geschlafen, sie hat immer gesagt, dass ich ... dass ich sie mit meinen Bedürfnissen gequält habe. (Schweigen) Ich weiß nicht, wann um Gottes willen ich darüber hinwegkomme, weil ... (schaut auf den Boden, ihre Stimme wird leiser) Es tut sehr weh ... (atmet aus) ... (atmet aus).
125. **T:** Mir tut es sehr weh (Betonung, mit besonderer Betonung auf „mir" als Hilfe, den Schmerz anzuerkennen).
126. **P:** Ja, es tut sehr weh.
127. **T:** Wo spürst du den Schmerz?
128. **P:** Hier. (Berührt die Mitte der Brust)

129. **T:** Dort? Kannst du den Schmerz beschreiben?
130. **P:** (Schließt die Augen, legt die Hand auf die Brust) Es ist, als gäbe es keinen Frieden, oder? Es ist, als ob ... als ob ich kaum atmen kann, mir fehlt die Luft zum Atmen. (Atmet zweimal aus)
131. **T:** Mmm (nickend) Ja. Was wir wissen, dass dieses Gefühl weit zurückreicht (das hilft, den historischen Kontext zu wahren und das Gefühl von der Erfahrung selbst zu unterscheiden, damit diese beobachtet werden kann).
132. **P:** (nickt)
133. **T:** Es ist also eine Erinnerung, die jetzt noch im Körper der Frau lebt, die du bist ... das heißt, in dir (das gleiche wie der Kommentar von 131.).
134. **P:** (nickt)
135. **T:** Ich möchte, dass du noch eine Weile bei diesem Gefühl bleibst, dieser Schwierigkeit zu atmen ... (dies fördert die Beobachtung, um der Geschichte zuzuhören).
136. **P:** (legt ihre Hand wieder auf die Mitte ihrer Brust, schließt die Augen)
137. **T:** Und schau, ob es ... irgendein Bild ... irgendeine Szene gibt ... irgendein Bild, das mit dieser Empfindung verbunden ist.

In diesem Fragment beginnt der Therapeut (gemeinsam mit der Klientin), in die Vergangenheit zu schauen, indem er das essenzielle Selbst (den Beobachter) der Klientin in die Gegenwart holt. Bei der ersten Intervention (87) platziert sich der Therapeut gemeinsam mit der Klientin in der Ebene der Gegenwart (Ebene 5), um in die Vergangenheit zu schauen (Ebenen 1 und 2 – in der Reihenfolge und auf die Art und Weise, wie die Informationen hier erscheinen). So baut er die Möglichkeit eines dualen Bewusstseins auf (ein Fuß in der Vergangenheit, ein Fuß in der Gegenwart), um in der Gegenwart mit dem *Neuroprocessing* beginnen zu können.

Intervention 124 bringt uns Informationen über die Ebene des Kindes, das die Geschichte aufbewahrt, und den Anteil in ihr, den sie entwickeln musste, um sich der Erfahrung anzupassen.

In den folgenden Interventionen (125 bis 133) betrachten wir den therapeutischen Raum (Ebene 4) von der Ebene der Präsenz aus. Und es wird auf die körperliche Empfindung im Brustkorb hingewiesen, die eine somatische Erinnerung ist („sie kommt von vor langer Zeit“). Mit Entschlossenheit und Mut hat der Therapeut bereits einen Rahmen vorgeschlagen, der von einer körperlichen Empfindung ausgeht und nun schlägt er vor, diese mit einer Erinnerung zu verbinden. Wir verknüpfen also die Ebenen der Gegenwart und des Kindes, das die Geschichte erzählt.

Die Voraussetzungen für das *Neuroprocessing* sind nun geschaffen. In den folgenden Diagrammen sehen wir die Ebenen, die „besucht“ wurden, und die Reihenfolge, in der das geschah.

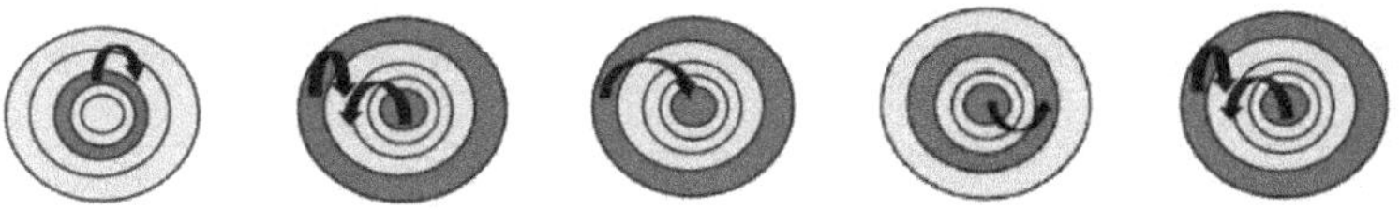

Interventionen 47 bis 57	Interventionen 73 bis 77	Intervention 87	Interventionen 123 und 124	Interventionen 125 bis 137
Wie beeinflusst die alte Geschichte das tägliche Leben? Anliegen des Klienten wird in den therapeutischen Arbeitsraum gebracht.	Annnehmen, was im Arbeitsbereich geschieht. Es ist die alte Geschichte, die sich als Tränen manifestiert.	Duales Bewusstsein schaffen	Das gespeicherte Material taucht in Form von Bildern, Empfindungen usw. auf.	Das Framing wird angeboten, das Neuroprocessing kann beginnen. Das duale Bewusstsein ist hier zentral. Die Aufmerksamkeit von Therapeut und Klientin richtet sich auf denselben Ort: den therapeutischen Raum, in dem die früheren Erfahrungen auf- und angenommen werden.

Abbildung 2:

Das Schichtenmodell mit den Interventionen, die den Rahmen bilden, der dem Klienten zum Beginn des Neuroprocessing angeboten wird. Es ist wichtig zu sehen, dass in der Sequenz verschiedene Schichten/ Ebenen aktiviert werden, die ein charakteristisches Erlebnis zeigen, das integriert werden muss.

Wenn wir das Moment des *Framings* in einem Diagramm darstellen, könnte es so aussehen:

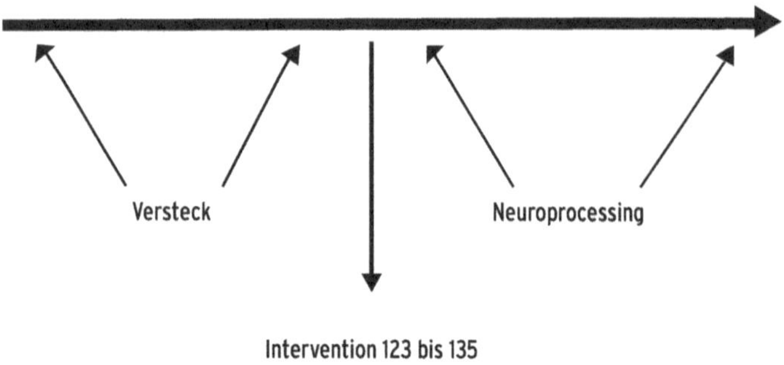

Abbildung 3:
Der obere dicke Pfeil stellt den Verlauf der Sitzung dar. Der Pfeil in der Mitte, der nach unten zeigt, weist auf die Interventionen hin, die das Framing „kondensieren".

Ist das Thema erst einmal *geframt* und die Aufmerksamkeit auf den Körper im Hier und Jetzt und auf die dort gespeicherte Geschichte gerichtet, beginnt die neurologische Aufarbeitung. Wir werden in den verschiedenen Fragmenten sehen, welche Ebenen zugänglich werden.

Fragment 2

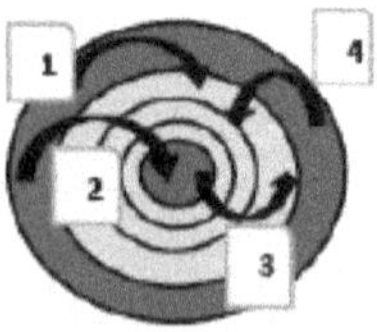

154. **T:** Wir glauben dem und fragen noch einmal, in welchem Alter sich dieses Gefühl einstellt, oder aus welchem Alter es kommt.
155. **P:** (Beide Hände sind auf der Mitte der Brust, Augen geschlossen, als ob sie innerlich aufgewühlt wäre) Ein Jahr und vier Monate.
156. **T:** Okay, da warst du noch ein Baby. (Pause) Und wie alt bist du heute?

157. **P:** 46

158. **T:** Was denkst du als 46-Jährige über das kleine Baby, das dir zeigt, wie es keine Luft mehr bekam?

In diesem kurzen Ausschnitt schauen Patient und Therapeut gemeinsam auf den tiefer liegenden Ort (die abgespeicherte Geschichte) und die Art und Weise, wie sich diese Geschichte während der Sitzung manifestiert, die wie ein „Labortisch" ist, auf dem die Erfahrung verarbeitet und verstoffwechselt wird.

Eine mögliche Reihenfolge der Interventionen zum Aufbau des dualen Bewusstseinsrahmens ist in der Grafik dargestellt: Erstens (Nummer 1) vom Raum der Präsenz (Ebene 5) zum therapeutischen Raum (Ebene 4). Zweitens (Nummer 2) vom Raum der Präsenz (Ebene 5) zur Ebene des Mädchens, das die Erfahrung für sich behält (Ebene 1); dann (angezeigt durch Nummer 3) taucht die Erfahrung im therapeutischen Raum auf (von Ebene 1 zu Ebene 4); und die Beobachtung dessen (von Ebene 5 zu Ebene 4, angezeigt durch Nummer 4) beginnt, in den Fokus zu rücken. Dies ist ein guter Weg, um ein duales Bewusstsein zu schaffen: (1) Beobachte zuerst den Körper, (2) suche den Moment in der Geschichte, aus dem das Gefühl kommt, (3) unterscheide den gegenwärtigen Moment von der Vergangenheit, (4) achte darauf, was die Person gegenüber dem sich jetzt manifestierenden Kind fühlt und hilf ihr zu beobachten, was sich zeigt, was in den Arbeitsraum kommt, wenn der Beobachter mit der Ebene der abgespeicherten Geschichte in Kontakt tritt.

Die Intervention 154 ist sehr präzise, wenn es darum geht, Körperempfindungen willkommen zu heißen. Die Interventionen 156 und 158 lenken die Eigenschaften, die im essenziellen Selbst gegenüber diesem Baby geweckt werden, das von der 46-jährigen Frau aus betrachtet wird. Die abre jetzt von einer neuen, mit Zärtlichkeit und Mitgefühl aufgeladenen Seite gesehen wird. Diese Intervention ermöglicht es uns, die dissoziierten und traumatischen Erinnerungen zu beobachten, die sich an einem anderen Ort und in einer anderen Zeit befinden. Die traumatischen Erinnerungen überschwemmen weiterhin das innere

System, als ob die vergangenen Geschehnisse immer noch stattfänden, und verleihen der aktuellen Beziehung Farbe und eine schmerzhafte Wahrnehmung. Mit der Bemerkung „Du bist 46 Jahre alt.", wird betont, dass „du nicht mehr da bist" und „es vorbei ist". Dies ist einer der ersten Schritte zur Heilung der schmerzhaften Geschichte.

Fragment 3

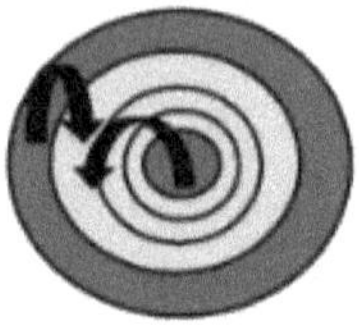

170. T: Bemerkst du das? Nun, das bedeutet, dass sie mit dir kommuniziert, okay? Lass uns ihr zuhören. Dafür kannst du ihr den Körper der 46-jährigen Frau „ausleihen", damit sie darin sein und sich durch ihn ausdrükken kann, als sei er eine Leinwand, auf der sie die ganze Geschichte zeigen kann, die noch in diesem Gefühl des Erstickens, der Machtlosigkeit gespeichert ist. Und gib ihr den Raum und die Zeit, die sie braucht. Das Einzige, was du tun musst, ist ... alles willkommen zu heißen und zuzuhören, was kommt.

Diese Intervention dient zur Veranschaulichung der Hinweise, die gegeben werden können, um den therapeutischen Raum („das, was wir jetzt wahrnehmen" – die vierte Schicht) zu beobachten, der dieser gespeicherten Geschichte geliehen wird. Einer der Pfeile, der in Fragment 2 der Analyse von der Gegenwart zur abgespeicherten Geschichte blickte, hat sich nun „umgedreht" und die Richtung gewechselt: von der tiefsten Schicht zum therapeutischen Raum. In Fragment 2 wurde diese alte Erinnerung durch die Interventionen des Therapeuten abgerufen; jetzt entfaltet sie sich und kann abgerufen werden. Die Interventionen in dieser Phase der Sitzung zielen darauf ab, „den gegenwärtigen Körper von der Frau, die du heute bist, zur Verfügung zu stellen, damit das Symptom („Gefühl des Erstickens") seinen Ursprung erzählt und Hinweise darauf geben kann, wo dieser Teil noch gefangen ist. Es gibt auch eine klare Aufforderung an die beobachtende Kraft: „Alles, was du tun musst, ist zu empfangen und zuzuhören, was kommt."

Fragment 4

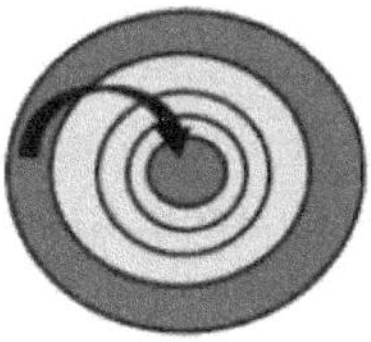

171. **P:** Nun, ich weiß ... nun, ich habe immer in dieser Situation das Bild des Badezimmers und eines Wickeltisches vor Augen ...
172. **T:** Ja.
173. **P:** Und eine Badewanne, dort ... Und dieser ... dieser Mann wickelt mich, er macht Sachen mit mir. Und plötzlich ist da das Bild meines Bruders, der auch da war, und ein Cousin. Und dass sie irgendwie reinplatzen ...
174. **T:** (nickt)
175. **P:** Gott sei Dank!
176. **T:** (nickt)
177. **P:** Das ist eklig.
178. **T:** Ekelig?
179. **P:** (nickt) Und ...

Nun erzählt der Beobachter der Patientin die abgespaltene Geschichte, indem er das Mädchen besucht, das die Geschichte gespeichert hat. Sie erscheint, in diesem Fall in Form eines Bildes, einer Szene und einer Empfindung. Wie wir sehen können, sind die Interventionen des Therapeuten kurz und prägnant und unterstützen auf nonverbale Weise den Kontakt mit dieser Erinnerung, in dem Moment, wenn diese auftaucht. Die Frage nach dem Ekel zielt darauf ab, die Person dazu zu bringen, bei der Beobachtung zu bleiben und den Ekel, der „damals" erlebt wurde, in eine neue Empfindung zu verwandeln. Es ist sehr wichtig, die Aufmerksamkeit auf die Szene (explizit-narratives Gedächtnis) und den Ekel (implizites und dissoziiertes Gedächtnis, das auch in der Gegenwart ausgelöst werden kann) zu richten. Wir kennen vielleicht den Ursprung (was dort und was damals war), aber möglicherweise können wir uns nicht an sensorische, körperliche Aspekte oder Empfindungen erinnern, die dort und damals auftraten und dissoziiert worden sind.

Die Kraft der Präsenz aus der beobachtenden Dimension erlaubt es uns, das Dissoziierte willkommen zu heißen und ihm im Körper der Gegenwart, in Begleitung eines einfühlsamen Zeugen Raum zu geben.

Fragment 5

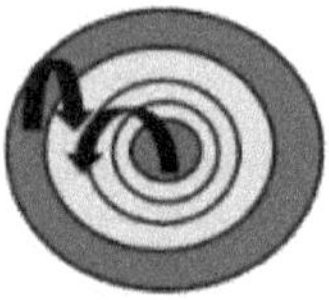

180 **T:** Fühlst du diesen Ekel noch? (Pause) In deinem Körper?

181 **F:** Ich habe das Gefühl, dass ich die Szene von außen betrachtet habe und dass ich aus meinem Körper herausgetreten bin, um das nicht fühlen zu müssen. Und ich bin nie wieder zurückgekommen, wirklich, weißt du? Es war wie... Jetzt bin ich zurück, aber viele Jahre lang war es wie... es war so schrecklich, ich konnte nicht in meinem Körper sein.

[...]

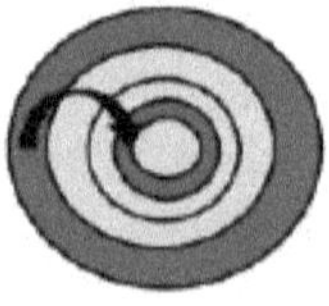

182 **T:** Ja! Es war eine clevere Art zu entkommen, weil der Körper nicht entkommen konnte.

In diesem kurzen Fragment kann man sehen, wie Informationen aus zwei Schichten vorhanden sind: der Ausdruck des Ekels im therapeutischen Arbeitsbereich (Informationen aus Ebene 1 in Ebene 4) und die Ebene des Kindes, das die Geschichte erzählt (Ebene 2). Wie hat sich das Mädchen, das dies erlebt hat, klugerweise angepasst? Auf die intelligenteste Art und Weise, die sie finden konnte, als der Körper nicht entkommen konnte.

In diesen Interventionen lenkt der Therapeut die Aufmerksamkeit zurück auf den aktuellen Körper (es gab ein „Mini-Framing" dazu im vorherigen Ausschnitt). Durch die Beobachtung der Empfindung im therapeutischen Arbeitsbereich kann diese Empfindung durch das Erzählen verarbeitet werden. Die Aufmerksamkeit bewegt die Empfindung der dissoziierten Erfahrung in Richtung Integration, indem sie sie mit den restlichen Erfahrungen, die passiert sind und die vielleicht heute noch passieren, verbindet („Ich bin nie wieder in meinen Körper gegangen."). Die Intervention 182 ist ein Beispiel für die Validation der „weisen Reaktion", die der Körper vornehmen musste, um zu überleben. Von der Ebene der Präsenz aus (Ebene 5) können wir tiefen Dank an den Ort schicken, an dem das Mädchen ist, das die Erfahrung bewahrt hat.

Das Anerkennen der Körperreaktionen ist ein grundlegender Heilungsfaktor, der Verständnis für das gegenwärtige Leben der Person bringt. Diese Reaktionen, die damals stattgefunden haben, als Zeichen einer gewissen biologischen Weisheit zu betrachten, die dem Körper inhärent sind und sie als lebensschützende Ressourcen zu sehen, ist ein Weg, die Prinzipien der Polyvagal-Theorie anzuwenden (Porges, 2017).

Bisher konnten wir in diesen Fragmenten Beispiele für die Informationen sehen, die von jeder Ebene kommen, und Beispiele der Interventionen des Therapeuten, die dazu beitragen, dass die Informationen aus jeder Ebene in die Gegenwart gelangen, um aktualisiert und integriert werden zu können.

Wir werden die Dynamik, die bisher in der Sitzung stattgefunden hat, in einer Abbildung veranschaulichen:

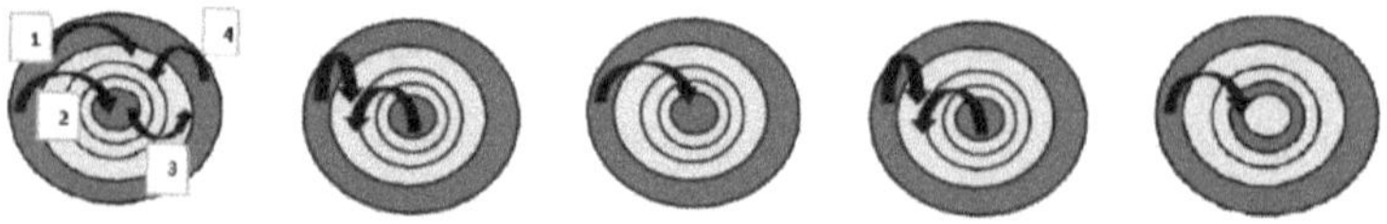

Fragment 2	Fragment 3	Fragment 4	Fragment 5.1	Fragment 5.2
Von der Präsenzebene (5) zum therapeutischen Raum (4) und der gespeicherten Erfahrung (1)	Von der Präsenzebene (5) zum therapeutischen Raum (4); von der gespeicherten Erfahrung (1) zum therapeutischen Raum	Duales Bewusstsein	Von der Präsenzebene zum therapeutischen Raum (4); von der gespeicherten Erfahrung (1) zum therapeutischen Raum	Das Mädchen passte sich (2) der Erfahrung an.

Abbildung 4: Veranschaulichung der Dynamik der Ebenen im Verlauf der Sitzung

Wenn wir uns diese Abbildung ansehen, können wir eine charakteristische Dynamik erkennen, die die Verbindung und den Kontakt zwischen den Ressourcen und der Aufmerksamkeit in der Gegenwart mit der unbewältigten Geschichte zu fördern scheint. Es ist sehr wichtig zu beachten, dass die Heilung darin besteht, die Verbindung zwischen den einzelnen Ebenen zu fördern. Der Fokus muss auf die Aufrechterhaltung der Atmosphäre der Präsenz und Beobachtung (Heilungsblase) gerichtet werden, um wertfrei zwischen den Ebenen „reisen" zu können und dem Körper Raum zu geben, das Unterbewusstsein sich durch ihn ausdrücken zu lassen.

Im Folgenden werden wir weitere wichtige Fragmente vorstellen, um diesen Ansatz für die Informationen, die aus den Ebenen hervorgehen, besser zu verstehen.

Fragment 6

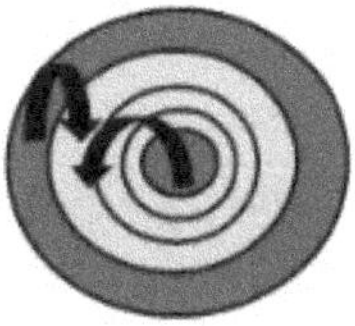

190. **T:** Mmm ... Höre weiter zu und heiße willkommen, was sie dir sagen will, lass sie wissen, dass sie sich jetzt ausdrücken kann, in ihrer Sprache der Empfindungen, Bilder, Emotionen ... wie immer sie will und möchte.
191. **P:** Nun, es kommt das Gefühl auf, mit den Füßen aufstampfen zu wollen.
192. **T:** Aha ...
193. **P:** Und schreien (Stimme bricht, wie unterdrücktes Weinen).
194. **T:** Hör auf diesen Schrei, hör auf alles, was dieser Schrei ausdrücken möchte, und unterstütze ihn dabei mit deinem Atem. Unterdrücke ihn nicht, hilf ihm ...

Wir sehen wieder, dass die Aufmerksamkeit auf den therapeutischen Raum (4) gelenkt wird, den Raum der Sitzung, der ein neuer Rahmen ist, in dem die alte Geschichte erzählt werden kann. Es ist sehr wichtig, diesen Dialog der jeweiligen Entwicklungsphase anzupassen („sie kann sich auf ihre eigene Art und Weise ausdrücken, (sie kann in ihrer Sprache sprechen, in ihrer Sprache ...); von hier und jetzt aus ermutigen wir mit dieser Intervention das verborgene Kind dazu, zu fühlen, dass wir von nun an mit ihm in Resonanz sind.

Diese Intervention führt dazu, dass die Informationen aus der Tiefe durch die folgenden Sinneskanäle zutage kommen: kinästhetische, auditive, visuelle, propriozeptive Informationen. Die letzte Intervention dieses Fragments zielt darauf ab, dass der Körper die eingefrorene und unausgesprochene Geschichte auflöst, sodass das Trauma aufhört, eine unterdrückte und eingefrorene Geschichte zu sein. Es ist sehr wichtig, nicht direkt den Schrei herauszulassen, sondern darauf hinzuweisen, „auf alles zu hören, was dieser Schrei ausdrückt".

Es kann zu einer Entladung in Form eines Schreis kommen (was kein Problem ist), dennoch ist der Faktor für eine tiefgreifende Veränderung wieder das zärtliche Mitgefühl, das aufrechte Interesse, das die Präsenz des essenziellen Selbst dem inneren System geben kann: ein neuer Zustand, von dem aus man beobachten kann, und gleichzeitig die Geschichte erlebt. Deshalb ist es nicht dasselbe zu sagen: „Lass den Schrei heraus.", statt „Hör auf das, was dieser Schrei sagen will.". Mit der zweiten Aussage blickt der Beobachter von einem anderen, sicheren Standpunkt aus, von dem aus es möglich ist, alles, was dieser Schrei mit sich bringt, aufzunehmen. Sie birgt implizit Sicherheit und das Vertrauen, sich zu erinnern und festzuhalten, was noch nie gesagt wurde, was noch nie gehört wurde.

Fragment 7

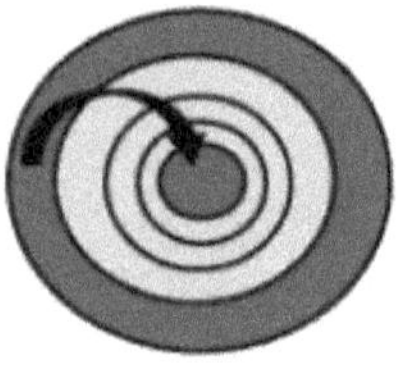

200. **T:** Bestätige dem Mädchen, dass du jetzt bei ihr bist, mit meiner Hilfe ... um zu hören, was diese Schreie ausdrücken.
201. **P:** Ich ... will ... das ... nicht. Ich will das nicht (jedes Wort sehr betont). Ich will es nicht.
202. **T:** Gut!
203. **P:** Raus hier! Ich will das nicht (mit leiser Stimme).
204. **T:** Bleib bei ihr und höre auf das, was sie dir sagen will. All das ist in diesen Empfindungen gespeichert.
205. **P:** Mir kommt: „Ich werde es meinen Eltern sagen." (mit viel Gefühl am Ende des Satzes).
206. **T:** Atme sanft, ganz sanft, hilf ihr.

[...]

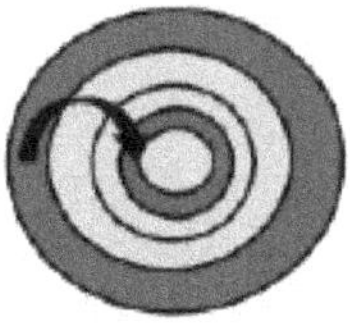

214. **T:** Hör die Entscheidung des kleinen Mädchens. Die Entscheidung zu fliehen.
215. **P:** Ich will das nicht. Ich kann nicht mehr. Ufff ...
216. **T:** Einfach diesem Körper entfliehen.
217. **P:** Ja, das ist der einzige Weg zu entkommen. Nicht zu sein, nicht sein...
218. **T:** Mmm. (nickt)
219. **P:** Was soll das?! Alles ist so Feindseligkeit.
220. **T:** Kannst du das Wiederholen? (Es scheint, er hat nicht verstanden, was sie gesagt hat).
221. **P:** Wenn alles so feindselig ist, was ist dann der Sinn, hier zu sein? Was ist der Sinn?
222. **T:** Mmm. (nickend)
223. **P:** Ufff ... (Atmet aus).
224. **T:** Als ob es nur Leiden gäbe.

Dieses Fragment ist wichtig, weil wir, genauso wie in Fragment 5, wieder sehen, dass Material aus zwei Ebenen in einem kurzen Interventionsverlauf auftaucht: die gespeicherte Erfahrung und das Mädchen, das diese aufbewahrt. Um den Kontakt mit der innersten Schicht zu fördern, macht der Therapeut zwei Hinweise im Rahmen des dualen Bewusstseins (ein Fuß in der Vergangenheit, ein Fuß in der Gegenwart): „Bestätige ihr, dass du hier bist.“, wozu die Anmerkung hinzugefügt wird: „... mit meiner Hilfe.“ Diese Feinheit ist von grundlegender Bedeutung, denn wir wissen, dass ein Trauma in Abwesenheit einer Bezugsperson, also in einer Atmosphäre der Einsamkeit entsteht. In diesem intimen Dialog blicken die Kräfte beider „essenzieller Selbste“, des Therapeuten und des Patienten, gemeinsam in dieselbe Richtung.

Die Information, die bisher „allein“ war, wird mit Mitgefühl und Zärtlichkeit berührt. Die Intervention 204 ist eine neue Einladung dazu, in achtsamem und respektvollem Kontakt mit dem Teil zu bleiben, der die gespeicherte Geschichte trägt. Nochmals: „Bleib bei ihr und höre weiter auf all das, was sie dir sagen will und was in diesen Empfindungen gespeichert ist.“ Die Körperempfindungen ermöglichen, sich zu erinnern. So kann das „dort und damals“ zum Betrachter in der Gegenwart sprechen. Das ist die gespeicherte Geschichte. Die letzte Intervention (206) fördert die Regulierung der Körperlichkeit von der Gegenwart aus. Was vorher nicht möglich war, ist jetzt möglich: die Regulierung durch jemanden, der die Erfahrung halten kann.

Das Mädchen, das die Geschichte erzählt, schildert ihr Verhalten und ihre affektiven und kognitiven Entscheidungen. Der frühere Schrei, von dem in den vorangegangenen Interventionen die Rede war, wurde durch das „Aussteigen aus diesem Körper“ zum Schweigen gebracht. Dies hat die Dissoziation ausgelöst. Wenn wir uns die Interventionen des Therapeuten ansehen, sehen wir, dass sie vor allem die Beobachtung all dessen fördern, zusammen mit der Validierung und Anerkennung der „klugen“ Entscheidungen des inneren Systems (dem Körper zu entkommen, wenn der Körper nicht entkommen kann) und der Anerkennung der Emotionen.

Fragment 8

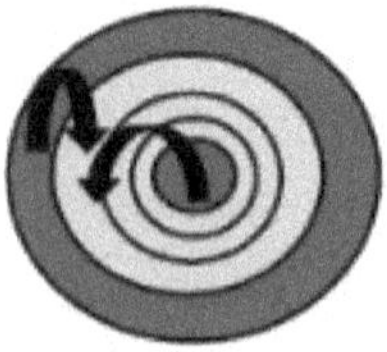

225. **P:** (Schweigen, seufzt)
226. **T:** Wie spürst du das jetzt im Körper?
227. **P:** Ich weiß nicht, es fühlt sich an, als ob Frieden herrschen würde. Es ist, als hätte sich etwas gelöst.

228. **T:** Aha.

229. **P:** Es ist wie ... als ob das Mädchen plötzlich in den Körper zurückkehren und sich entspannen könnte, oder? Zumindest hat ihr jemand zugehört. (Atmet aus)

230. **T:** Ja, es gibt viele von uns, die ihr zuhören. Du bist die Erste.

In diesem Fragment wird die Aufmerksamkeit erneut auf die in diesem Moment empfundene Empfindung gelenkt. Sie enthält Entladung, als auch etwas Friedvolles und eine Ausrichtung auf „die Rückkehr in den Körper, weil jemand zuhört". Dieser Begegnung hat eine integrierende Wirkung. „Wenigstens hat mir jemand zugehört." ist eine Affirmation, die darauf hinweist, dass der Kontakt das „Gegenmittel" für die Dissoziation ist und ein Korrelat in Form einer erholsamen Körperempfindung hat.

Auf diese Weise vorzugehen, fördert einen neuen intrapsychischen Kontakt von großer Tiefe und Wahrhaftigkeit.

Der intrapsychische Kontakt entsteht aus der zwischenmenschlichen Begegnung (der therapeutische Akt ist ein Akt, der in Beziehung stattfindet). „Es sind hier einige, die ihr zuhören." Aber das Wichtigste ist, dass die Klientin ihr zuhört. Dieses Bewusstsein dafür, was der beobachtende Anteil mit dem alten Schmerz macht, ist von großer Heilkraft. Denn: „Du wirst ihr von nun an zuhören können, und das ist neu für sie und für dich; du wirst immer für sie da sein können, wie niemand sonst es je war."

Diese Erfahrung des Wohlbefindens findet im therapeutischen Raum statt, die der Therapeut und die Klientin schaffen. Auf diese Weise erlauben wir einer neuen Erfahrung (dem Trost), auf die alte Erfahrung (den Schmerz) zu treffen, und, wie wir weiter sehen werden, führt dies dazu, dass mehr abgespeicherte Erinnerungen eingebracht werden können.

Fragment 9

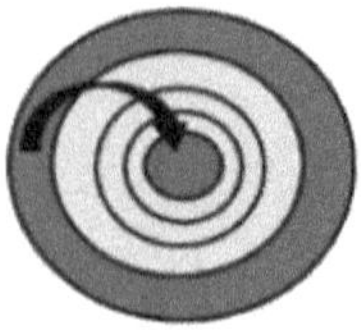

232. **T:** Schenke ihr weiter deine Aufmerksamkeit, dein Interesse. Geb ihr weiter Raum und Zeit, um all das auszudrücken, was noch in diesen Empfindungen steckt. Mal sehen, was sie dir jetzt noch sagen will.
233. **P:** Ich möchte, dass du versprichst, es meinen Eltern zu sagen, sobald du kannst.
234. **T:** Mmmh. (nickend)
235. **P:** (Schüttelt den Kopf, ist aufgeregt, atmet aus)
236. **T:** Vielleicht hatte sie die Hoffnung, dass ihre Eltern sie beschützen würden, wenn sie es ihnen erzählen würde.
237. **P:** Nun ... (Pause) sie musste sich immer alleine beschützen. So war's.
238. **T:** Wiederhole das.
239. **P:** Dass es niemanden gab, der sie wirklich beschützen konnte.
240. **T:** Ja.
241. **P:** Ein bisschen schon, aber nicht bezüglich dieser Dinge, nein. Niemand durfte es sehen! Es ist so, als ob es in der Familie keine Möglichkeit gäbe, das zu sehen. Es hat nicht existiert.

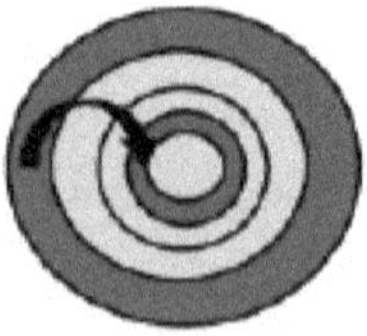

242. **T:** Dann musste sie all diese schrecklichen Gefühle allein ertragen.
243. **P:** Ja. Ja. Alleine. Und es ging noch weiter, ich habe andere Erinnerungen an diesen Typen. (Atmet aus) Und dann erinnere ich mich, später hatte ich Angst, ich war zu Hause, ich war ungefähr zweieinhalb Jahre

alt, und ... und wenn ich schlafen gehen sollte, hatte ich Angst, meine Augen zu schließen, weil die Monster kommen und mir etwas antun würden. Also konnte ich meine Augen nicht zumachen (fängt an zu weinen). Und habe ich nie gut geschlafen ...

244. **T:** Du warst allein mit all diesen Gefühlen.
245. **P:** Ich wurde bestraft, weil ich nicht geschlafen habe (weinte)!
246. **T:** Das bedeutet, dass die einzige Möglichkeit, die das Mädchen hatte, um sich zu schützen und wachsam zu sein, wurde ebenfalls bestraft.

Dieses ganze Fragment zeigt die fließenden Übergänge zwischen dem Kind, das die Geschichte für sich behält, und der Art und Weise, wie es sich daran anpassen musste, zu beobachten. Auch hier wird die Klientin aufgefordert, auf alles zu hören, was die Empfindungen beinhalten. Mit der ersten Intervention wird sie zum Kind zurückgeführt, um sich auf dieser Ebene weiteren Ausführungen zu öffnen.

Die Bemerkung: „Wenigstens war sie in der Lage, mit dieser Hoffnung zu leben." ist auf die Entwicklungsstufe abgestimmt, aus der die Erfahrung stammt. Der Therapeut spiegelt die damalige Stimmung wider, indem er sagt: „Sie musste diese schrecklichen Gefühle allein tragen." Diese Intervention stärkt auch die Macht des Hier und Jetzt (Ebene der Präsenz) gegenüber dem Kind, das die Geschichte erzählt. Von hier aus befinden sich Patient und Therapeut in einem intimen Dialog mit dem Kind und es kann ihm erklärt werden, dass das Gefühl der Einsamkeit mit dem fehlenden Kontakt kongruent war. Jetzt gibt es zwei Beobachter (Zeugen), die sich in die Erfahrung des Kindes voll einfühlen können. Damals gab es keinen Kontakt, jetzt ist er da.

Wie hat sie sich angepasst? Indem sie nicht geschlafen hat. Diese Information erscheint zusammen mit der Erinnerung an die schmerzhafte Szene. Auf dieser Ebene der Anpassung befinden sich auch die Dinge, die das Beziehungsumfeld mit dieser notwendigen und klugen Art, sich vor dem Schmerz zu schützen, getan hat. Die Anerkennung der Einsamkeit durch den Therapeuten teilt dem inneren System mit, dass es jetzt einen Zeugen gibt, der hinschaut und die Situation erkennt.

Fragment 10

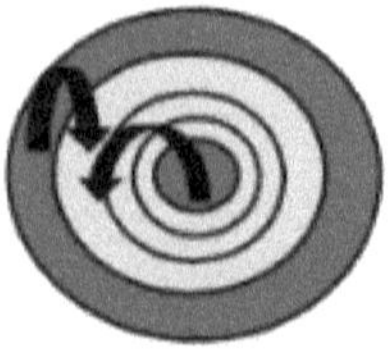

251. **P:** (nickt. Schweigen) Ich hatte große Angst. Sehr, sehr, sehr, sehr, sehr verängstigt (voller Gefühl).
252. **T:** Spürst du sie dort, wo die Hand ist (sie hat sie auf dem Brustkorb)?
253. **P:** Nein, die Angst ist da (deutet auf den Beckenbereich).
254. **T:** Lenken wir die Aufmerksamkeit dahin.
255. **P:** Es ist in etwa so (Hände zu Fäusten geballt und Arme und Hände angespannt).
256. **T:** Lass uns die Aufmerksamkeit dorthin lenken. Und jetzt gib diesem Gefühl der Angst Zeit, damit es dich auch befreien kann und dir sagen kann, was da noch ist. Lass es aus sich selbst sprechen.

[...]

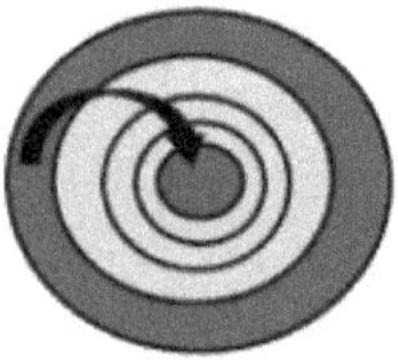

259. **P:** Ich weiß nicht, was ich hier tue. Hier gibt es keine Liebe. Hier gibt es Geschrei, hier gibt es ... als würde man mich nicht sehen ... Unverständnis ... Vor allem als mein Vater ging, wurde alles noch viel schlimmer.
260. **T:** Mmm. (nickend)
261. **P:** Angst, viel Angst.
262. **T:** Aha.
263. **P:** (atmet aus) Angst zu atmen! (Pause) Ich hatte auch Angst vor meiner

Mutter. Ich hatte Angst vor meiner Mutter (ihre Stimme bricht, als sie zu weinen beginnt).

264. **T:** Aha. Hör es dir genau an.
265. **T:** Horrorangst! Dass sie wütend auf mich sein würde.
266. **T:** Wütend zu sein.
267. **P:** Horrorangst. Sie hat mich die ganze Zeit angeschrien (seufzt).
268. **T:** Horrorangst vor dem Alleinsein. Völlig allein zu sein.
269. **P:** Horrorangst, ich hatte (tiefe Stimme) Angst. Sehr viel Angst. Ufff ... (seufzt).

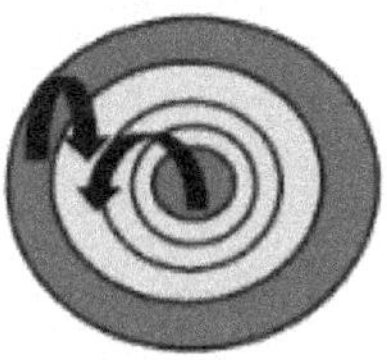

270. **T:** Mal sehen, was diese Angst noch erzählt. Lass sie sein, was sie ist, damit sie sich durch dich ausdrücken kann..
271. **P:** Sobald ich kann, laufe ich weg und komme nie wieder zurück! (weint)
272. **T:** Mmm. (nickend)

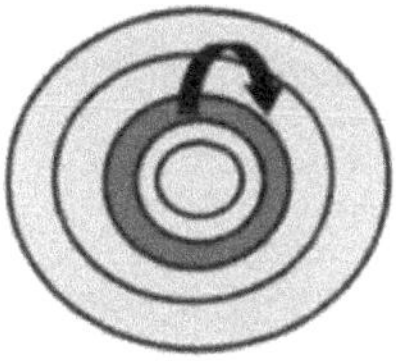

273. **P:** Hier. Das mache ich auch jedes Mal, wenn ich meine Mutter besuche: Nach dem zweiten Tag muss ich weg, weil ich es nicht aushalte! (Stimme bricht, weint) Und es ärgert mich, weil ich mir sage: „Ich bin nicht mehr dieses Mädchen." Puhh ... (atmet aus) Aber ich ertrage ihre Härte nicht. Nein, nein ... Ich verstehe es nicht, ich kann es nicht ertragen, ich kann nicht ...! Es tut mir weh. Das ist wie: sie misshandeln dich und dann bestrafen sie dich dafür, oder? So fühlt es sich an.

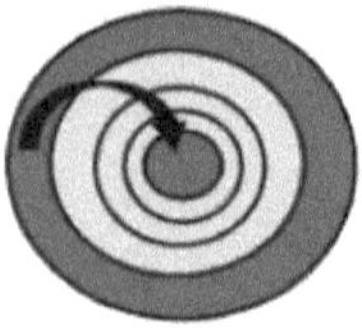

274. **T:** Du kannst heute tun, was das kleine Mädchen nicht konnte.
275. **P:** Nun, es ist schon viele Jahre her, dass ich von dort weggegangen bin, ich wohne 1200 Kilometer entfernt.

[...]

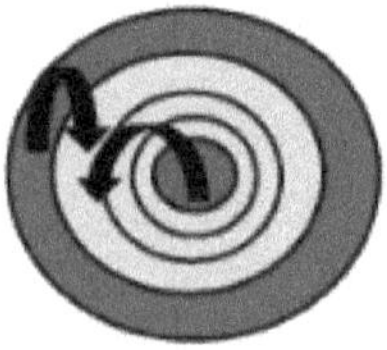

280. **T:** Wie sieht es mit der Angst aus?
281. **P:** Nun, es ist ein Gefühl der Mutlosigkeit, nicht wahr?
282. **T:** Und, was gibt's?
283. **P:** Wie ... (gestikuliert, um ihren Körper nach hinten gegen den Stuhl zu ziehen, macht Fäuste mit ihren Händen und spannt ihre Arme an)
284. **T:** Lenken wir die Aufmerksamkeit dorthin.
285. **P:** Mmhh. (nickend)
286. **T:** Zu dieser Angst, die irgendwie mutlos ist, um ihr noch einmal die Möglichkeit zu geben, sich auszudrücken.

Hier sehen wir, wie in kurzer Zeit Informationen aus verschiedenen Ebenen auftauchen. Von Neuem wird die Empfindung dazu aufgefordert, alles preiszugeben, was sich hinter ihr verbirgt. Wir sehen, dass der Therapeut bis zur Intervention 270 die Beobachtung nur unterstützt, um den Kontakt nicht abzubrechen, und verweist erneut auf den Organisator der Einsamkeit.[2] (bei 268).

Intervention 270 ist eine Einladung, die Aufmerksamkeit in diesen Raum des dualen Bewusstseins zu lenken: „Lass es sich durch dich ausdrücken." ist eine Art, anzuzeigen, dass „du diese Erfahrung beobachtest und nicht mehr die Erfahrung bist".

Hier passiert etwas Interessantes: Informationen tauchen aus dem aktuellen Leben auf und es ist so, als ob der Therapeut den Patienten bei der Hand nimmt und wieder sagt: „Du bist nicht mehr die von damals. Es ist vorbei und das musst du dem Kind sagen." Vielleicht weist die Person in der Gegenwart immer noch Verhaltensweisen aus der oben geschilderten traumatischen Erfahrung auf. Wenn das Paradigma des dualen Bewusstseins mit solchen Interventionen aufgebaut wird, werden auf subtile, tiefgreifende Weise wertvolle Informationen implizit angeboten: „Es war dort nicht möglich, etwas anderes zu tun; aber hier und jetzt ist es möglich." Der innere Teil, der gefangen ist, kann auf diese einfache Weise (durch die Intervention) erfahren, dass er bereits entkommen ist.

Der letzte Teil dieses Fragments ist noch einmal ein Aufruf an den Körper, die Geschichte auszudrücken. Hier findet ein Übergang zwischen den möglichen Ebenen statt, in denen die Informationen gespeichert sind. In einem kurzen Abschnitt der Sitzung wird das innere System aus verschiedenen Blickwinkeln gezeigt. Und wir können auch sehen, wie in einem kurzen Zeitraum eine Ebene neben der anderen aktiviert wird. Wenn diese Ebenen im Laufe der Sitzung in enger Nachbarschaft zueinander aktiv sein können, dann kann eine tiefere und konsolidiertere Integration der fragmentierten Aspekte stattfinden: Was ist passiert, was wurde damit gemacht, wie schwingt es im heutigen Leben mit, wie speichert es der Körper.

2. Es sind Strukturen, nach denen wir Erfahrungen von Hilflosigkeit, Verlassenheit unter einem gemeinsamen Nenner einordnen. Mit diesen Klassifizierungen organisieren wir die Erfahrungen, die eine ähnliche emotionale Qualität haben (Salvador, M., 2018).

Fragment 11

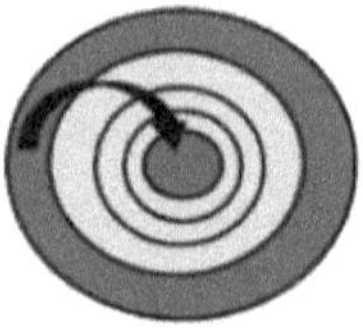

287. **P:** Nun, mir kommt ein Bild in den Sinn, wie ich vor dem Grab meines Vaters stehe, und ich erinnere mich, dass ich das Gefühl hatte: „Jetzt werfe ich mich einfach da rein und das war's." (weint)
288. **T:** Und werde mit ihm gehen.
289. **P:** (mit vor Rührung brechender Stimme) „Wie kann ich nur ohne ihn leben?!"
290. **T:** In dieser Hölle. Geh mit dem Atem, unterstütze die starken Emotionen des kleinen Mädchens mit einem Atemzug.
291. **P:** (mit Kinderstimme) Wie kann ich ohne ihn sein ... (ganz leise, mit vom Weinen unterbrochener Stimme) Ich will nicht ohne ihn sein! (atmet aus).
292. **T:** Hör der Kleinen zu.
293. **P:** Ich will nicht sein, ich will nicht ohne meinen Papa sein ... Das ist furchtbar ... (atmet aus).

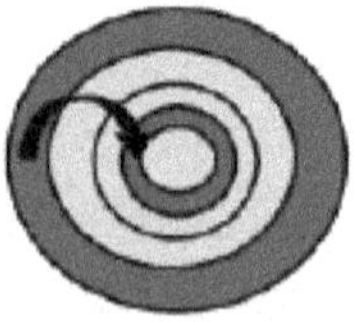

294. **T:** Das ist eine weitere Wahrheit dieses Mädchens: Ich will nicht da sein ...

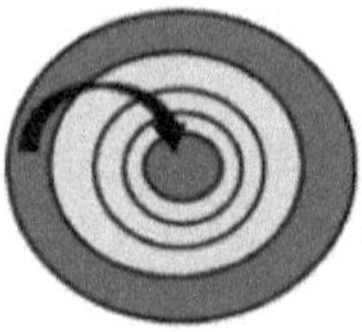

295. **P:** (weint leise) Und ich habe Angst, sehr, sehr viel Angst vor dieser Situation ...! Da ist ein schwarzes Loch, nein, nein ... wie ... wie komme ich da raus?

296. **T:** Mmm. (nickend)

297. **P:** Und was für eine große Verantwortung, nicht wahr, so plötzlich? Ich war 6 Jahre alt und hatte das Gefühl, verantwortlich zu sein ...

298. **T:** Mmh. (nickend)

299. **P:** ... vor allem für meine Mama .... (fügt unverständliches Wort hinzu) (seufzt) Was für ein Stress ...!

300. **T:** Eine große Belastung für ein 6-jähriges Mädchen.

301. **P:** Und ich erinnere mich, dass später ... Ich erinnere mich sehr gut daran, dass vor dem Haus, im Garten, so ein Ding stand, so ein Kasten, ich weiß nicht, ob es ein Stromkasten war oder so etwas ... so ein Kasten (gestikuliert mit den Händen). Und ich saß darauf, wenn meine Mutter nicht da war; manchmal verschwand meine Mutter, weil sie nicht mehr laufen konnte und ich saß dort und wartete darauf, dass sie zurückkam. Ich hatte solche Angst, dass sie auch sterben könnte! (Pause) (Mit tränenerstickter Stimme) Ich hatte solche Angst ...!

302. **T:** Mmh. (nickend)

303. **P:** Und was mich stört, ist, dass sie natürlich irgendwann gehen wird, und ich habe immer noch diese Angst, nicht wahr, was werde ich tun, wenn sie stirbt? Und das gehört auch nicht zu einer erwachsenen Frau, es kommt vom Kind ... Wenn sie stirbt, dann ...

304. **T:** Ja, es ist immer noch das einsame Kind da drinnen.

305. **P:** Ich hatte große Angst, dass meine Mutter auch sterben könnte. Das war meine größte Angst, nicht wahr? Also tat ich alles, was ich konnte, um ein gutes Mädchen zu sein, und war auch die, die immer am meisten abbekam. Meine Geschwister sagen immer: „Du warst diejenige, die zu Mama am nettesten war, und diejenige, die am meisten abbekommen hat."

306. **T:** Mmm. (nickend)

307. **P:** Tja ...

308. **T:** Angst davor, mit all diesen Monstern allein zu sein.

309. **P:** (seufzt) Nun, das Schlimmste ist, dass meine Mutter manchmal

richtig wütend war, und dann zum Monster wurde ... (atmet tief ein). Es ist auch verständlich, dass sie wütend wurde, nicht wahr? Es war sehr schwer für sie. Puhh (atmet aus)

310. **T:** Mmm. (nickend)
311. **P:** Oh, mein Gott ...! Mal sehen, ob ich je über all das hinwegkomme.

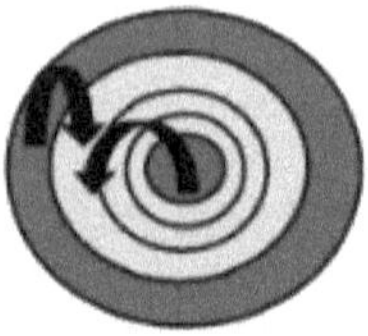

312. **T:** Stell keine Erwartungen an dich.
313. **P:** (lacht) Nein ...
314. **T:** Wir werden mit dem arbeiten, was wir haben.
315. **P:** Ich verstehe ... Ich danke Ihnen.
316. **T:** Und das, was wir haben, ist das, was das Mädchen dir jetzt gerade erzählt. Und es steckt etwas sehr Heilendes darin.

[...]

In diesem Ausschnitt ist es neben der Betrachtung der vielschichtigen Dynamik sehr wichtig, die Interventionen des Therapeuten hervorzuheben. Zu Beginn fördert er ausschließlich den inneren Kontakt der Erfahrung. Besonders in der Intervention 294, in der der Therapeut auf die Schlussfolgerung des erlebten Schmerzes hinweist. Es ist, als ob das Kind dadurch ein Gefühl für seinen Schmerz und in einen sehr intimen Kontakt mit seiner Geschichte bekommt.

„Ich will nicht …“ ist auch zu einem Organisator ihrer Erfahrungen geworden. Ein neuer Zeuge, der Therapeut, benennt diese Schlussfolgerung. Wir sehen, wie diese Intervention es der Klientin ermöglicht, mit ihrem Schmerz in Kontakt zu bleiben und wieder in die tiefere Ebene zu gehen. (Das Fragment wurde als Beispiel dafür aufbewahrt) Bis zur Intervention 311 sind alle Aussagen des Therapeuten prägnant, kurz und außerhalb des üblichen Verständnis eines Dialogs, jedoch innerhalb der Struktur, die den intimen und intrapsychischen Kontakt fördert. Es ist wichtig, den Klienten nicht aus seiner Erfahrung herauszuholen.

Der letzte Teil des Auszugs, von Intervention 311 bis 316, zeigt eine tiefgehende Unterstützung des Therapeuten für das Erleben der Klientin. Es ist, als ob der Therapeut noch einmal den inneren Beobachter der Klientin an die Hand nimmt und sie daran erinnert, Mitgefühl für das Kind in ihr zu haben, es mit Offenheit zu beobachten und ohne die Erwartung zu haben: „Das wird für das Kind sehr heilsam sein."

Fragment 12

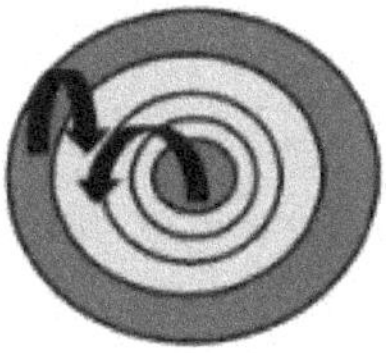

328. **T:** Wie nimmst du das in deinem Körper wahr?
329. **P:** Es ist ein Gefühl, als würde ich mit den Füßen schweben, oder ...
330. **T:** Okay ...
331. **P:** (weint) Ich kann nicht ...!
332. **T:** Halte deine Aufmerksamkeit darauf gerichtet. Es ist, als würde das Mädchen sagen, was sie dort erlebt.
333. **P:** (weint)
334. **T:** Mal sehen, was dir dieses Gefühl des Schwebens, der Bodenlosigkeit, sagt.
335. **P:** Ja, es ist, als ob ... es ist, als ob ich nicht die Kraft aufbringen kann, auf den Beinen zu stehen ...! Nein? Es gibt niemanden, der mich auffängt.
336. **T:** Mmm. (nickend)

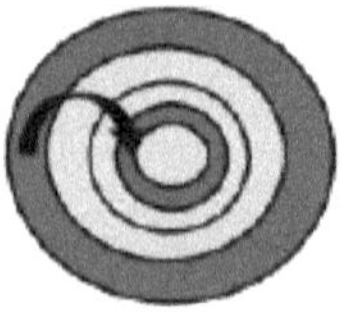

337 **P:** Dann habe ich immer alles fallen lassen, auch weil ich als Linkshänderin auf Rechtshänderin umgestellt wurde, als ich 6 Jahre alt war. Mir ist immer alles heruntergefallen! Und dann gab es Ärger (weint mehr).

338. **T:** Atme ...

339. **F:** (atmet aus) Und jetzt denke ich, dass nicht immer alles schlecht war, aber es war sehr hart.

340. **T:** Es war (mit Betonung) sehr, sehr schwer.

341. **P:** (atmet aus) Es gab auch schöne Dinge.

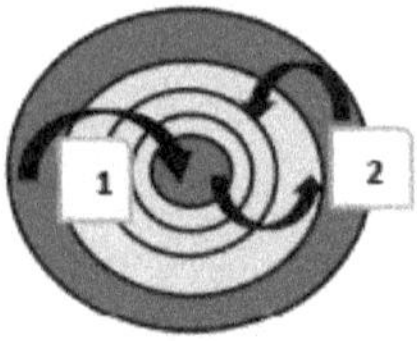

342. **T:** Was empfindest du für dieses Mädchen, das dir seine ganze Geschichte ... erzählt?

343. **P:** Nun, ich verstehe es! Es hängt in der Luft. Es ist, als ob es keinen Anker gäbe, niemanden, der es festhält!

344. **T:** Mmm. Gib ihr ein wenig Zeit, damit das, was du jetzt verstehst, es erreichen kann.

345. **P:** (seufzt)

346. **T:** Damit sie weiß, dass du sie jetzt kennenlernst und dabei begleitest ...

In diesem Fragment fördern die Interventionen des Therapeuten wieder den inneren Kontakt, wie man im ersten Diagramm sehen kann. Die Körperempfindung lässt wieder neue Erinnerungen zu. Es zeigt sich auch etwas sehr Interessantes in der Aufmerksamkeit der Klientin „Es gab auch schöne Dinge.“

Wenn der Schmerz bewegt wird, wird er transformiert und lässt Erfahrungen von anderer Qualität auftauchen, die vorher durch die untransformierte schmerzhafte Erfahrung verschüttet waren.

Im letzten Diagramm, in dem Pfeile mit Zahlen zu sehen sind und in dem zwei Pfeile zu verschiedenen Zeiten aus dem Raum der Gegenwart kommen, beschreibt einen Moment von besonderer Bedeutung für die Transformation und Integration. Ein Fuß steht in der Gegenwart (therapeutischer Raum) und ein Fuß in der Vergangenheit (das Mädchen, das die Geschichte hütet). Die Interventionen: „Was fühlst du für dieses Mädchen?", „Gib ihr ein wenig Zeit, damit das, was du verstehst, es erreichen kann." (angezeigt durch die Zahl 1 neben dem Pfeil) und „dass sie wissen kann, dass du sie jetzt kennenlernst" … (angezeigt durch die Zahl 2 – die Begegnung des Mädchens mit der beobachtenden Dimension im Arbeitsraum), fördern den gleichzeitigen Blick zwischen diesen beiden Dimensionen der Zeit: der Gegenwart und der Vergangenheit. Sie sind durch die Zahl 1 neben dem Pfeil gekennzeichnet.

Besonders interessant ist die Intervention: „Gib ihr ein wenig Zeit, damit das, was du jetzt verstehst, es erreichen kann. " Diese Intervention geht von der Gegenwart aus, von der Frau, die dieses Mädchen heute ist, zu dem Mädchen, das sie war; und hat den Sinn, diesem Mädchen eine Erfahrung anzubieten, die dort fehlte. Der Therapeut bittet erneut: „Gib ihr Zeit, damit sie zu dir kommen kann." Es ist eine Geste der Gegenwart gegenüber der Vergangenheit.

Diese Bewegung ist komplementär zu derjenigen, als der Therapeut vorschlägt: „Höre auf alles, was diese Empfindung beinhaltet." (Gib ihr Zeit, damit sie es dir sagen kann.) In diesem Fall greifen wir etwas aus der Vergangenheit in der Gegenwart auf. Dadurch, dass die Energie in beide Richtungen fließt (zuerst vom Mädchen zur Frau und dann von der Frau zum Mädchen), kann der Körper die dort festgehaltene Empfindung auflösen und dann dem inneren System eine neue Möglichkeit anbieten. In beiden Fällen unterstützt das „Zeitgeben" die Auflösung des Alten und die Ausdehnung des Neuen.

Hier wird in einer einzigen Abbildung dargestellt, was im Prozess passiert, von Fragment 2 (Beginn des *Neuroprocessing*) bis Fragment 12:

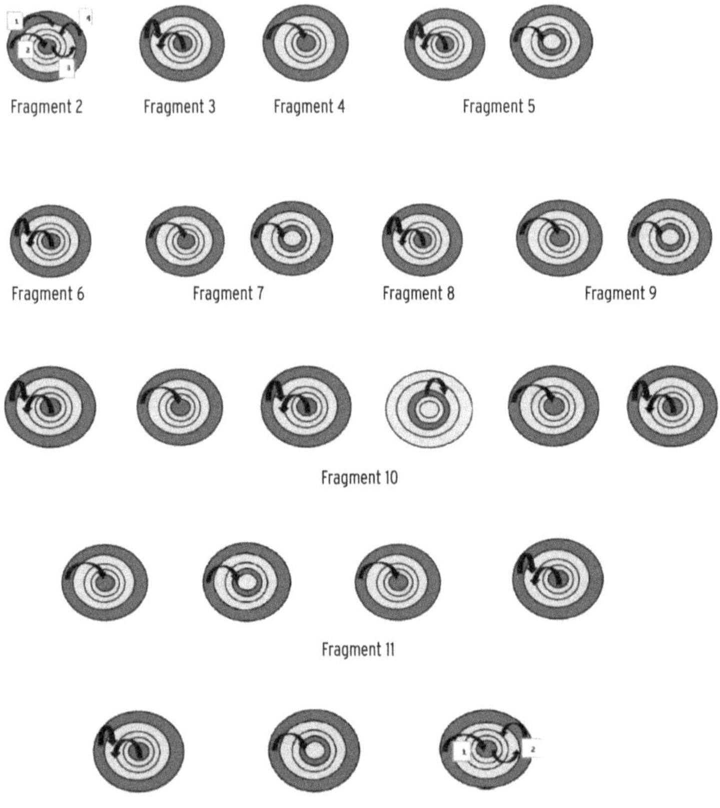

Wenn wir uns alle Sequenzen hintereinander ansehen, können wir Dinge erkennen, die einen tiefgreifenden psychotherapeutischen Prozess von einem eher oberflächlichen oder einem, der weniger konsistente Veränderungen fördert, unterscheiden:

. In fast allen Diagrammen dringt die Aufmerksamkeit von der Ebene der Präsenz in die innersten Schichten vor. Es ist die Haltung des Therapeuten, die diesen Fluss der Aufmerksamkeit im Patienten fördert und aufrechterhält.

. Die meiste Zeit findet das *Neuroprocessing* statt, wenn die tieferen Ebenen (die erste und zweite) aktiv sind. Das bedeutet, dass die Aufgabe des Therapeuten, um eine tiefgreifende Veränderung zu erreichen, darin besteht, das „Vergrößerungsglas" auf diese Bewusstseinsebene gerichtet zu halten. Die rhythmische Einstimmung auf den Prozess der Klientin hilft ihr, im innerem Kontakt mit der Erfahrung zu bleiben.

. Besonders interessant sind die Diagramme, in denen das duale Bewusstsein verdeutlicht wird (Diagramme wie die in den Fragmenten 2 und 3 und das letzte in Fragment 12). Auch wenn im Grunde genommen die gesamte Sitzung (gefördert durch das *Framing* und die Heilungsblase) davon begleitet wird ... Wie wir in dieser Zusammenfassung sehen (von Fragment 2 bis Fragment 12), beginnt und endet die Sequenz mit zwei Diagrammen, die versuchen, die Fokussierung der Aufmerksamkeit von der Ebene der Präsenz auf die tiefere Ebene auszudrücken. Gleichzeitig soll der Beobachter seine Aufmerksamkeit auch auf den therapeutischen Raum richten und seine Transformation beobachten. Es sind scheinbar ähnliche Diagramme, auch wenn sie nicht völlig identisch sind. Dies muss nicht zwangsläufig geschehen (es ist eine Kunst, dies zu erreichen). Es zeigt uns, dass ein therapeutischer Prozess ein Ablauf ist, bei dem eine innere Transformation stattfindet, nachdem man eine Geschichte verstoffwechselt hat, und die Person nun als eine neue Version ihrer selbst angesehen werden kann. Es ist, als würde man mehrere Stockwerke über eine Wendeltreppe hinaufsteigen. Oben angekommen kann von dort aus nach unten schauen: Die Geschichte ist nicht vergessen, aber die Erfahrung, die in der Tiefe liegt, löst kein Erdbeben mehr aus, überflutet nicht mehr den Alltag. Im Grunde genommen ist sie nicht mehr in der Tiefe, weil sie nicht mehr dissoziiert ist.

. Betrachten wir nun die Diagramme und ihre Abfolge sowie die Pfeile und Richtungen auf anschauliche Weise. Wenn wir zum

Beispiel die Zeile von Fragment 6 bis 9 betrachten, sehen wir eine sich wiederholende Sequenz: die Aufmerksamkeit geht vom therapeutischen Raum aus zum Mädchen, das die Erlebnisse hütet, und wie sie sich daran anpasst.

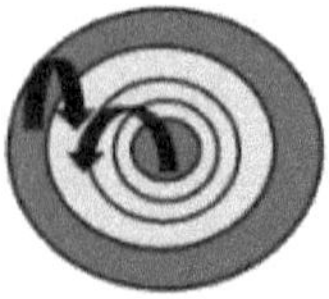

Diese Sequenz erscheint zweimal in dieser Zeile. Außerdem jedes Mal, wenn ein Schema dieser Art erscheint: Werden die Informationen der ersten und zweiten Ebene[3] aktiviert, folgen diese beiden Diagramme darauf.

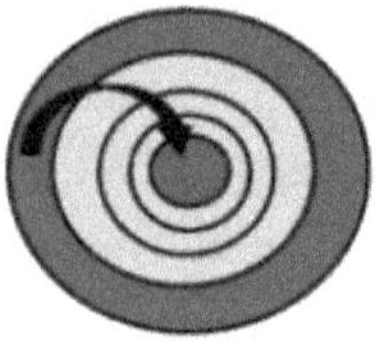

und

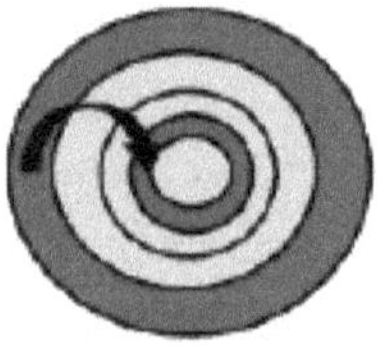

Wir können sehen, dass Informationen, die in den tieferen Schichten (Ebenen 1 und 2) gespeichert sind, auftauchen können, wenn wir die Aufmerksamkeit im therapeutischen Raum (Ebene 4) halten, ohne dass der Therapeut ausdrücklich darauf hinweisen muss. Das gibt uns einen Anhaltspunkt, wie wir Menschen ohne psychologische Vorbildung helfen können, zu verstehen, was mit den Empfindungen, Bildern und Gedanken geschieht, die in uns auftauchen, wenn wir den Schmerz berühren. Es ist, als ob die Informationen eine eigene Art der Verarbeitung, einen eigenen Ablauf hätten.

3. Außer im zehnten Fragment, wo die Ebene des Alltagslebens auftaucht.

Die Aufgabe des Therapeuten besteht darin, dieses „Naturgesetz" zu respektieren, wie wir zu Beginn des Kapitels gesagt haben, damit die Integrationsprozesse, die auch im Nervensystem der Person eine Entsprechung haben, ihren natürlichen Verlauf nehmen.

Das vitale Prinzip der Heilung, das wir alle in uns tragen, manifestiert sich vielleicht auch auf diese Weise: Der gespeicherte Schmerz kann ans Licht kommen und die ungeheilte Geschichte ausdrücken, wenn er auf einen Empfänger trifft, der ihn voller Mitgefühl willkommen heißt.

Metaphorisch gesehen könnte man sagen, dass der Fluss (therapeutischer Prozess) die Richtung vorgibt und der Therapeut nur das Ruder hält, um gemeinsam mit dem Klienten dem Flusslauf zu folgen. David Grand, der Gründer von *Brainspotting*, drückt es so aus: *„Der Klient ist der Komet und der Therapeut reitet auf dem Schweif des Kometen und folgt dem Prozess."* Die wesentliche Aufgabe des Therapeuten besteht darin, die Bedingungen für die Auslösung des therapeutischen Prozesses zu schaffen, der als Ziel die Integration des Erlebten hat. Er sollte wissen, welche Interventionen den inneren Kontakt mit dem Erlebten begünstigen, welche Interventionen die Person zu ihrem inneren System zurückbringen und welche mit dem Klienten in Einklang stehen. Aber das Wichtigste ist es zu wissen, dass der Prozess Entwicklung bedeutet und dass diejenigen, die diesen Prozess begleiten, die „innere Weisheit" dieser Entwicklung respektieren und ihr vertrauen müssen. Die Kunst besteht darin, diesen Respekt herzustellen.

Mit diesen Fragmenten haben wir veranschaulicht, wie das *Neuroprocessing* gefördert werden kann. Nun werden wir in aller Kürze einige Fragmente analysieren, um zu sehen, wie nach der von uns untersuchten inneren Transformation ein Gefühl des Friedens, der Gelassenheit auftaucht.

Fragment 13

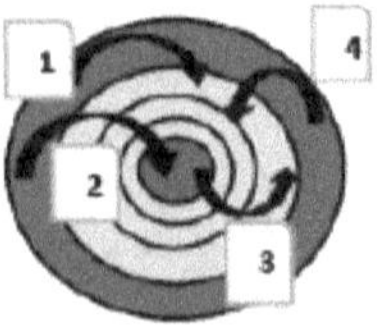

356. **T:** Fühlst du jetzt ein bisschen Zuneigung für dieses Kind?
357. **P:** Ja ... Ja.
358. **T:** Ja?
359. **P:** Sie tut mir leid.
360. **T:** Dann gib ihr noch mal Zeit, um sie nach 46 Jahren wissen zu lassen, dass du Zuneigung für sie empfindest.
361. **P:** Es ist, als würde ich ihr sagen: „Du bist nicht das hässliche Mädchen ... so schwierig ... so ... schwierig ... so ... unerträglich, wie deine Mutter sagt. So ... unerträglich, wie deine Mutter sagt. Das ist nicht wahr!"
362. **T:** Mmm. (nickt)
363. **P:** „Ja, du bist ein Schatz!" (weint).
364. **T:** So ist es. Lass dir Zeit.
365. **P:** „Das ist nicht wahr! Es ist einfach nicht wahr, das ist nicht wahr. Und sie hat nicht recht, obwohl sie immer sagt, dass sie recht hat. Du bist ein sehr gutes Mädchen. Und du tust, was du kannst.
366. **T:** Mmm. (nickt)
367. **P:** „Und es ist, als müsstest du viel größer sein, größer als du eigentlich bist, denn es ist sehr schwer auszuhalten."
368. **T:** Wie reagiert sie? Wie reagiert das Kind auf deine Zuneigung?

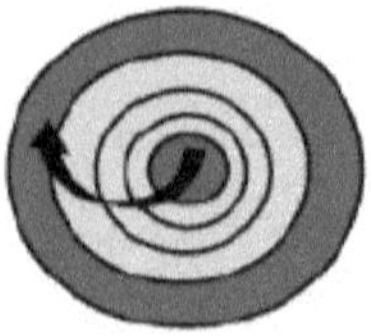

369. **P:** Ja, sie gibt mir die Hand. Sie ist wie ... sie ist wie ... sie lässt mich, sie öffnet ihre Hand und ... kommt näher und ...

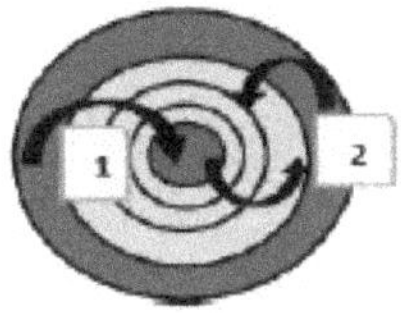

370. **T:** Gut ... Nun, es scheint, dass sie jetzt spürt, dass ... obwohl sie ihren Vater nicht hat, sie dich hat.
371. **P:** Ja ... (Pause) Sie hat mich immer. (Pause) So ist das, nicht wahr? Es fühlt sich so an, dass trotz allem immer etwas da war, das mich gehalten hat, ich kann nicht erklären, was es war, aber ohne das hätte ich es nicht ausgehalten. Ich wollte so oft sterben, so oft ...!
372. **T:** Mmm. (nickend)
373. **P:** Ich ... ich wollte sterben! Aber ...
374. **T:** Aber ... gib ihr Zeit und Raum, dir davon zu erzählen. Was sie gefühlt hat, was ihr geholfen hat, weiterzumachen.

[...]

Wenn wir uns die Diagramme ansehen, beginnt dieses Fragment dort, wo wir zuvor aufgehört haben, nämlich bei der Förderung des dualen Bewusstseins: „Du bist zu ihr gekommen und du magst sie." In dieser Sequenz und in den folgenden gibt es nun einen Appell an das Mitgefühl, der vom essenziellen Selbst (dem Beobachter) ausgeht. Wenn wir nun die Interventionen 365 und 367 betrachten, sehen wir, dass die Person in der Lage ist, die Geschichte neu zu formulieren, ihre Geschichte anzuerkennen und damit zu beginnen, die Ressourcen zu benennen, die sie damals hatte.

Das was die Frage „Wie reagiert das Mädchen auf die Zuneigung, die du ihm entgegenbringst?" auslöst, ist intensiv und bewegend. Es geht darum, mit dem Mädchen, das sich nun vom Schmerzhaften befreit hat, in Kontakt zu gehen und ihm die Möglichkeit zu geben, sich wieder mit dem Leben zu verbinden. Das ist ein Akt der Selbstliebe.

Das letzte Diagramm wird nun mit dem Pfeil in die entgegengesetzte Richtung als bisher dargestellt: Die Botschaft kommt von innen zum Beobachter („sie nimmt meine Hand"). Und intensiviert: „Jetzt hat sie dich." Auf einmal verändert sich etwas und es taucht die Ressource auf, die das Kind gehalten hat, anstelle von der bisherigen Ressource (Anpassung).

Fragment 14

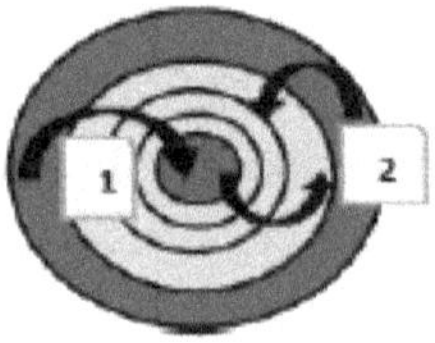

405. **T:** Bestätige das dann noch einmal gegenüber dem Mädchen.
406. **P:** „Du, mit deiner ganzen Geschichte, du kannst bei mir sein (Pause) und ich liebe dich genau so wie du bist."
407. **T:** (Pause): Wie reagiert das Kind darauf, dass du es liebst und es mit seiner ganzen Geschichte akzeptierst?
408. **P:** Sie ist froh. Und sie will auch, dass ich sie beschütze. Und ich kann auch auf eine natürliche und gute Art und Weise mit ihr zusammen sein, und ich erlaube keine Misshandlungen mehr. Aber es ist sehr kompliziert für mich.
409. **T:** Alles wird kommen. Gib dir Zeit.
410. **P:** Kompliziert.
411. **T:** Einfach Zeit geben. Kannst du jetzt irgendwie die Freude des Kindes spüren?
412. **P:** Ja (weint). Es ist sehr fröhlich ...
413. **T:** Wo?
414. **P:** (Einatmen; berührt den Solarplexus)

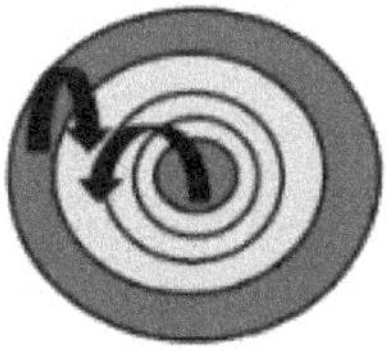

415. **T:** Da?
416. **P:** Ja.
417. **T:** Lass uns jetzt auf diese Freude schauen.
418. **P:** Es springt die ganze Zeit herum ... sehr fröhlich.
419. **T:** Gib ihr Raum ... Gib ihr Raum, gib ihr Raum, um zu sehen, wohin die Freude geht, was euch diese Freude bringt.
420. **P:** Na ja, wie eine Freude, die für die Umgebung, in der wir sind, fast zu viel ist (seufzt). Zu intensiv.

Dieses Fragment arbeitet mit der Wiederherstellung: das Wesen, das da war und das wir endlich (wieder) kennenlernen, im Hier und Jetzt annehmen können. Auch hier stellt Intervention 407 den geheilten Teil des Kindes in den Vordergrund, der sich nach Verbindung sehnt. Wir können ihr jetzt geben, was sie vorher nie hatte. Es ist sehr wichtig, dieser neuen Emotion, die nun in Form von Empfindungen den Körper besetzt, Raum zu geben. Die Bühne, auf der die Transformation stattfindet und Neues geschieht, ist der Körper. Und die beobachtende Dimension ist wieder Zeuge davon. Die Achtsamkeit gegenüber der umgewandelten Erfahrung trägt dazu bei, diese zu festigen, sodass sie in einen „Langzeitspeicher" übergehen kann, der lange erhalten bleibt. Die Haltung des Therapeuten in diesem Ausschnitt: „Raum geben, Zeit geben."

Mit diesen scheinbar einfachen Ansagen unterstützt der Therapeut diesen Prozess. Vertrauen und Mut sind ebenso unerlässlich, um einfache, prägnante, aber das innere Erleben unterstützende Interventionen vornehmen zu können. Es gibt keine vorgegebene Richtung und die innere Weisheit, die jedem Menschen innewohnt, treibt den Prozess weiter voran.

Fragment 15

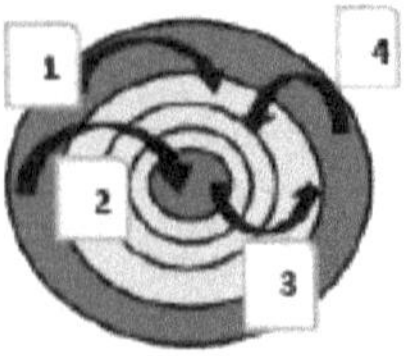

421. **T:** Aha!
422. **P:** Sehr fröhlich (lächelt). Oder ein bisschen so wie: Ich war stärker, trotz allem.
423. **T:** Das ist absolut richtig.
424. **P:** (Lachen, tiefes Durchatmen)
425. **T:** (lächelt) Du bist der Beweis dafür.
426. **P:** Echt? Ja! (Lacht, Hand vor der Brust) Nun, es war hart, nicht wahr? Herrje ... Aber gut ... und lang. Deshalb gibt es einen Moment, der ... so lange ...
427. **T:** Aha! Wir sind hier und jetzt, damit das enden kann.
428. **P:** Es kommt mir ein bisschen so vor, oder? Es ist, als wären die ersten 15 Jahre oder so sehr hart gewesen, und ich habe weitere 15 Jahre gebraucht, um hierherzukommen (sie nickt, immer noch mit der Hand auf der Brust).
429. **T:** Aha! (Stille, P. seufzt leise). Aber es steckt eine gute Nachricht darin.
430. **P:** (lacht, nimmt die Hand von der Brust, um sich die Tränen abzuwischen) Wozu? ... Wozu?
431. **T:** Vielleicht ist das Schlimmste in deinem Leben vorbei.

[...]

440. **T:** Schau auf diesen Frieden. Kommt dieser Frieden von dem Mädchen? Gib ihr Zeit, um zu sehen, wohin dieser Frieden führt.
441. **P:** (langes Schweigen) Ich weiß nicht, es ist wie ... ein inneres Gefühl, nicht wahr, es gibt einen Grund für all das?
442. **T:** Mal sehen, was aus diesem „Grund" wird. Geb der Sache Zeit! Vertraue!
443. **P:** (langes Schweigen) Ein bisschen das Gefühl unversehrt zu sein. Einerseits. Es gibt so etwas wie einen unversehrten Teil.

444. **T:** Aha! Ein Teil dort, den niemand berühren, beschmutzen, misshandeln konnte.

445. **P:** Ich spüre jetzt großen Frieden in mir, unglaublich.

446. **T:** Bleib dabei, bleib dabei! Interessiere dich für ihn. Er kommt, um dir etwas zu sagen.

447. **P:** (weint, mit der Hand auf der Brust)

448. **T:** Atme sanft.

449. **P:** (Atmet und begleitet den Schrei sanft mit dem Atem).

450. **T:** Das ...

451. **P:** (Langes Schweigen, atmet und begleitet das, was auf sie zukommt, legt ihre Hand auf die Brust, fast eine Minute lang.) Autsch! (hebt lächelnd den Kopf)

452. **T:** Was ist?

453. **P:** Was für eine Reise, meine Güte!

454. **T:** Was kommt von diesem Frieden?

455. **P:** Sehr gut. (lächelt)

456. **T:** Was kommt denn da?

457. **P:** So eine Gewissheit, die man schlecht erklären kann, das geht über das Begreifen hinaus.

458. **T:** (nickt mit dem Kopf)

459. **P:** (weint) Es gibt keine Worte dafür.

460. **T:** Nicht nötig.

461. **P:** Es ist etwas sehr Tiefes (zeigt auf ihre Brust, weint aufgeregt und atmet) ... Ja!

462. **T:** Die Gewissheit von? Nur ein Wort. (Stille) Das erste Wort, das kommt.

463. **P:** (seufzt, schweigt) Dass sie mich nicht kaputtgemacht haben, schließlich ... (schüttelt den Kopf hin und her und sagt Nein), dass ich gelernt habe, aus dem Drama auszusteigen, weil ...

464. **T:** Lass uns noch ein bisschen länger in diesem Frieden verweilen. Vertraue ihm und lass sehen, wohin er dich jetzt führt.

In diesem letzten Fragment ist zu erkennen, dass die ganze Zeit über mit demselben Diagramm gearbeitet wird. Die Ebene der Präsenz hat ein klares Ziel: „Wir sind hier, damit es aufhören kann.", „Heute sind wir in einer anderen Realität." Wir wissen, dass traumatische und schmerzhafte Ereignisse dazu führen, dass ein Teil der psychischen Energie der Person an einem alten Ort festgehalten wird und dann immer und immer wieder durchlebt wird, wobei das Bewusstsein von dem Schrecken und dem Schmerz, der geschehen ist, in Besitz genommen wird, als ob es noch nicht vorbei wäre.

Wenn man sich auf die mitfühlende Energie konzentriert, die vom essenziellen Selbst ausgeht, können all diese gefangenen Teile darüber informiert werden, dass „das Schlimmste im Leben vorbei ist", und die Person wird sich bewusst, dass „sie mich nicht fertigmachen konnten"; sie wird sich der Existenz ihrer ursprünglichen, authentischen Essenz bewusst, die da war, die niemals ausgelöscht wurde.

Es ist das tiefe Verständnis dessen und das Körpergefühl, hier und jetzt, das Frieden bringt. Es ist nicht nur ein Verstehen, es ist ein tiefes Verstehen, eine Gewissheit, die vom essenziellen Selbst ausgeht. Diese Gewissheit entsteht auch ganz natürlich aus dem inneren System, wenn es uns gelungen ist, den Prozess aufrechtzuerhalten, den wir in diesem Kapitel beschrieben haben. Ein Mensch kann Frieden empfinden, der sich nicht in Worten ausdrücken lässt, weil er die Gewissheit hat, dass es einen Grund für all das gibt, und dass es niemandem gelungen ist, seine wahre Essenz zu zerstören.

Schauen wir uns die Abfolge der Diagramme an, die bei der Auflösung nach dem Prozess des Verarbeitens auftreten. Es ist die Sequenz, die es uns erlaubt, neue Emotionen zu fühlen, die zu Beginn der Sitzung nicht da waren, die vielleicht schon lange nicht mehr da waren oder noch nie da gewesen sind. Es ist der Moment, in dem wir dem Körper mitteilen, dass es sich lohnt, diese tiefen Emotionen zu erleben, die ein klares Symptom der Heilung sind.

Die Abfolge der Fragmente 13 bis 15 war:

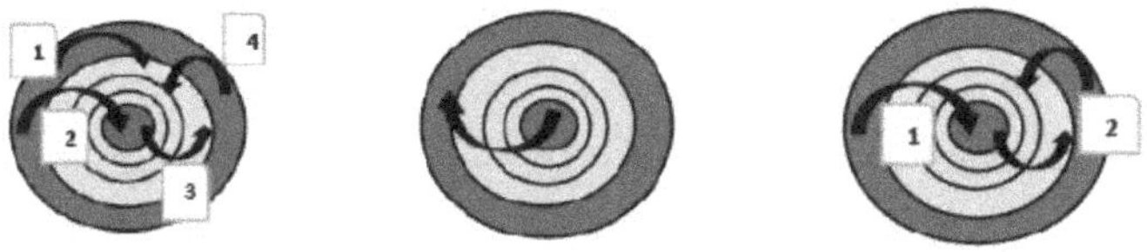

Fragment 13

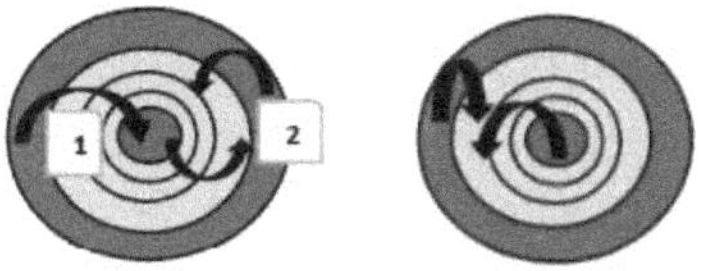

Fragment 14

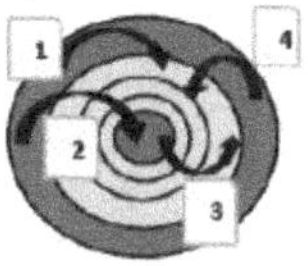

Fragment 15

In dieser Sequenz, in der neue Gefühle, die nicht aus der Vergangenheit kommen, sondern vom eigenen Mitgefühl ausgehen, die Gewissheit und die Überzeugung geben, dass „sie trotz allem nicht in der Lage waren, mir etwas anzutun“. Hier sehen wir die Wichtigkeit, das duale Bewusstsein aufrechtzuerhalten. Das erste, dritte und vierte Diagramm zeigen dies.

Die Eigenschaft des zweiten Diagramms in dieser Sequenz ist sehr wichtig: Das verdrängte Mädchen wird in die Gegenwart gerufen, seine Erfahrung ist wichtig, das, was es fühlt, ist wichtig; vielleicht ist es nie gefragt worden: „Was fühlst du, wenn du geliebt wirst?“

Vielleicht hat sie nie diese Art von Zuneigung erfahren, die wir ihr heute als erwachsene Frau geben. Wir brauchen nicht länger zu warten. Das Drama ist vorbei. Jetzt kann das Kind, das die Geschichte in sich trägt, das Leben der erwachsenen Person mit seinen natürlichen Eigenschaften nähren: Unbefangenheit, mit der Welt verbunden sein, Kreativität, Freude, Wachstum, Vertrauen, Offenheit …

Es ist das Geschenk der Verarbeitung des Dissoziierten: Die Kräfte, die zurückgehalten wurden, sind freigesetzt und stehen der Gegenwart zur Verfügung.

Beobachtung der Interventionen des Therapeuten

Wir werden nun Interventionen aufzeigen, die den Kontakt mit den Informationen in jeder Schicht fördern und die Aufmerksamkeit anregen, sich auf diese Ebene zu begeben. Es ist nicht die Absicht, Therapeuten Anweisungen für erfolgreiche Interventionen anzubieten, aber wenn wir die Interventionen zusammen mit den Diagrammen betrachten, können wir eine Idee von der Qualität der Interventionen geben, die den Kontakt mit der inneren Erfahrung fördert.

Jeder Therapeut muss seinen eigenen Stil finden. Wir dürfen nicht vergessen, dass Präsenz der stärkste Stützpfeiler ist. Wenn der Gebrauch von erlernten Methoden oder Unsicherheit darüber, die richtige Intervention anzuwenden, die Kraft der Erfahrung schmälert, nützt es niemandem, viel Theorie zu wissen. Hier ein Überblick über die diversen Interventionen, um Anhaltspunkte zu geben, wie man seine Aufmerksamkeit zu den konkreten Zeitpunkten auf die optimale Stelle lenken kann.

Von der Ebene der Präsenz (5) zur Ebene desjenigen, der die Geschichte bewahrt hat (1) und zur Ebene des therapeutischen Arbeitsbereichs (4). Duales Bewusstsein.

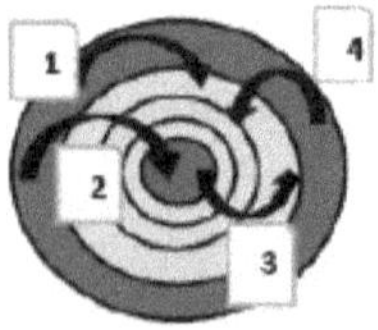

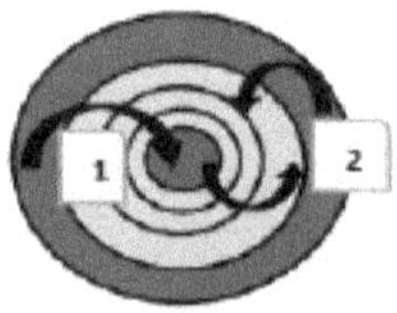

Diese Diagramme zeigen zwei Möglichkeiten, um duales Bewusstseins zu fördern.

. Frage dieses Gefühl noch einmal, wie alt es ist oder aus welchem Alter dieses Gefühl stammt.
. Wie fühlst du dich in deinem aktuellen Alter in Bezug auf das Baby (Alter),

das dir zeigt, was Schreckliches passiert ist?
- Was empfindest du für dieses Mädchen, das dir diese ganze Geschichte erzählt?
- Lass dir ein wenig Zeit, damit das, was du verstehst, dich komplett erreichen kann.
- Dann gib ihr noch einmal Zeit, um ihr mitzuteilen, dass du jetzt aus deinem heutigen Alter kommst ... und dass du sie gern hast.
- Wir sind hier und jetzt, damit dies ein Ende hat.

Im therapeutischen Raum kommen die Gegenwart und der Hüter der Geschichte zusammen.

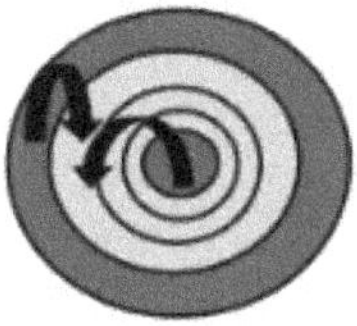

- Leihe dem Kind den Körper der erwachsenen Person, die du bist ... damit es darin sein und sich durch ihn ausdrücken kann, als „Leinwand", auf der es all die Geschichten erzählen kann, die noch in diesem Gefühl des Erstickens, der Hilflosigkeit gespeichert sind. Und gib ihm Raum und Zeit, damit es bringen kann, was es bringen muss. Alles, was du tun musst, ist ... es willkommen zu heißen und zuhören, was kommt.
- Spürst du den Ekel (oder ein anderes Gefühl) in deinem Körper?
- Höre weiter zu und lasse zu, was sie dir sagen möchte. Lass sie wissen, dass sie jetzt in ihrer Sprache sprechen kann, in ihrer Sprache der Empfindungen, Bilder, Emotionen ... so wie sie möchte.
- Höre auf diesen Schrei, höre auf alles, was dieser Schrei ausdrückt, und unterstütze ihn mit deinem Atem. Verlangsame nichts, helfe ihr...
- Bestätige diesem Teil, dass du jetzt hier bist, gemeinsam mit mir ... um auch zu hören, was diese Schreie ausdrücken.
- Wie spürst du das jetzt in deinem Körper?

. Lass uns die Aufmerksamkeit dorthin lenken. Und nun gib diesem Gefühl der Angst Zeit, damit auch sie sich befreien kann und dir sagen kann, was da ist. Lass es aus sich selbst sprechen.
. Gib ihr die Möglichkeit, das, was noch in ihr steckt, weiter auszudrücken.
. Hab keine Erwartungen.
. Was du hörst, ist das, was das Mädchen dir gerade erzählt. Und es wird etwas sehr Heilendes darin sein.
. Richte deine Aufmerksamkeit darauf. Es ist, als würde das Mädchen dir sagen, was sie dort erlebt.
. Gib ihr Zeit und Raum, immer wieder davon zu erzählen. Was sie empfunden hat, was ihr geholfen hat, um weiterzumachen.
. Wie reagiert dieser Teil, wenn er erfährt, dass du sie liebst und sie mit ihrer ganzen Vergangenheit akzeptierst?
. Gib ihr Raum, um zu sehen, wohin diese Freude geht, und was sie mit sich bringt.

Auf der Ebene der Präsenz (5) erkennen wir den Wert der Anpassung an das Erlebte an (2).

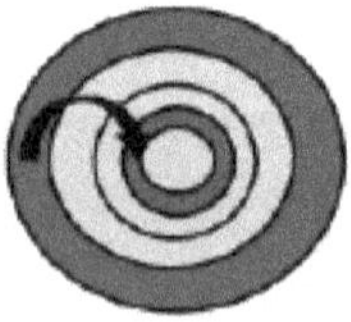

. Es war eine clevere Art zu entkommen, als der Körper nicht entkommen konnte.
. Höre dir die Entscheidung des kleinen Mädchens an. Die Entscheidung zu fliehen.
. Die einzige Möglichkeit, die sie hatte, um sich zu schützen und wachsam zu sein, wurde also ebenfalls bestraft.

Auf der Ebene der Gegenwart (5) nehmen wir die Geschichte des Kindes an.

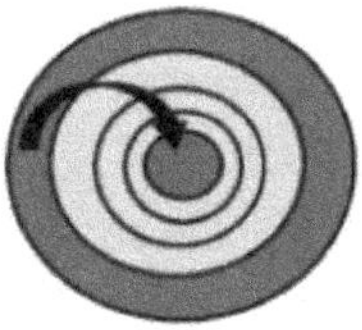

Wenn diese Ebene aktiv ist, sind die Interventionen des Therapeuten sehr simpel und zielen nur darauf ab, die Person in Kontakt mit ihrer Erfahrung zu bringen. Es entstehen sehr konkrete Szenen und spezifische Stimmungen. Zum Beispiel ist die Intervention 173 eine gute Zusammenfassung davon.

Andererseits gibt es zum Zeitpunkt der Auflösung folgende Anmerkungen, die für einen Kontakt mit dieser Ebene hilfreich sind:

. Du kannst heute tun, was das kleine Mädchen nicht konnte.
. Helfe beim Atmen, helfe den starken Gefühlen des kleinen Mädchens mit deinem Atem.
. Eine enorme Belastung für ein 6-jähriges Mädchen.
. Ja, es ist immer noch das Kind, das dort einsam ist.
. Atme ...

Es ist interessant festzustellen, dass die meisten Interventionen, die wir gefunden haben, darauf abzielen, das, was aus der Mitte des Diagramms kommt (1), im therapeutischen Raum zu halten (4) und die Aufmerksamkeit gleichzeitig darauf zu richten. Wichtig zu sehen ist, dass die Interventionen darauf ausgerichtet sind, den inneren Kontakt mit der Erfahrung zu fördern, das Gegenmittel zur Dissoziation.

Wenn ich kein Therapeut bin, wie kann mir dieses Kapitel helfen?

Dieses Kapitel hat sich auf die Beschreibung einer allgemeinen Dynamik konzentriert, die im therapeutischen Prozess auftritt und auf dem Verständnis von Trauma und Dissoziation beruht. Diese beiden Phänomene treten, wie wir in diesem Buch gesehen haben, bei allen Menschen unter verschiedenen Umständen und in verschiedenen Entwicklungsphasen auf.

Wir haben ein Beispiel dafür gegeben, wie man mit dem dissoziierten Material arbeitet, das im inneren System der Person fragmentiert wurde. Wir haben gezeigt, dass sich diese Informationen im Bewusstsein in einem bestimmten und festgelegten Rhythmus entfalten. Wir haben darauf hingewiesen, dass die heilende Wirkung eines therapeutischen Dialogs mit Stille, Aufmerksamkeit und tiefem Kontakt mit der inneren Erfahrung der Person unterstützt wird.

Diese Dynamik wird durch die eingefügten Schaubilder verdeutlicht. Die hier gemachten Anmerkungen und Überlegungen zielen darauf ab, das berufliche Wissen von Therapeuten zu erweitern, die Heilungsprozesse von Trauma begleiten wollen. Gleichzeitig ist es eine Tatsache, dass wir alle in unserem Inneren Erinnerungen an unsere Kindheit und Jugend mit uns herumtragen, die uns in vielerlei Hinsicht immer wieder Signale geben, in der Hoffnung, dass wir ihr Leid erlösen und ihren Schmerz in unsere Biografie integrieren können.

Wenn du also kein Therapeut bist und dieses Kapitel wenig zu deiner beruflichen Vertiefung beiträgt, kannst du dennoch die Inhalte nutzen, um deinen inneren Dialog zu erweitern. Jeder der Sätze, die neben den letzten Diagrammen in diesem Kapitel stehen, kann als Ausgangspunkt für eine Reise dienen, um sich besser kennenzulernen.

Was passiert, wenn du in dich gehst und bemerkst, dass dein Körper aufgeregt, traurig oder verzweifelt ist? Und wenn du jetzt bei dieser Angst, Traurigkeit, Aufregung die Möglichkeit erwägst, dass es eine Erinnerung ist, die von einem tieferen, älteren Ort in dir kommt, was passiert dann, was taucht auf?

Beginne mit diesem Bereich zu sprechen, wie du es in diesem Kapitel gelernt hast. Sieh dir die Bilder an und beschreibe sie, sieh die Entscheidungen an, die du angesichts deines Schmerzes getroffen hast. Schau auf sie mit Mitgefühl, vielleicht sind einige dieser Aspekte immer noch im Leben des erwachsenen Menschen, der du heute bist, wirksam. Sage dieser Erinnerung, dass sie nicht mehr aktuell ist. Nutze die Interventionen, die du hier gelernt hast, und erweitere sie innerlich für dich selbst. Deine innere Weisheit wird gute Arbeit leisten.

Vertraue darauf.

. Atmen, willkommen heißen, Zeit geben.
. Sage, dass sie sich aus dieser Situation befreit hat und du ihn/ sie heute liebst, wie niemand sonst.
. Atme ...
. Begrüße die Entscheidungen des Kindes. Es waren weise Entscheidungen. Lass es in seiner eigenen Sprache erzählen, was mit ihm geschieht, so wie es das braucht, mit Bildern, Empfindungen, Gefühlen, Worten.
. Atme, urteile nicht, es gibt nichts zu erreichen ...
. Vergesse deinen Körper nicht. Du bietest diesem Kind an, seine Botschaft zu übermitteln. In dem, was es in seinem Körper ausdrückt, spricht es zu dir.
. Man braucht einfach Zeit, dann kommt alles, man muss sich nur um das kümmern, was kommt.
. Lass dich von der Freude überfluten, denn sie ist noch lebendig, lebendig in dir.

Gute Reise ...

Peter Bourquin | Carmen Cortés

Das innere System aufstellen

Die Möglichkeit, im Rahmen einer systemischen Aufstellung die intrapsychischen Beziehungen zwischen den verschiedenen Anteilen eines Klienten einzubeziehen und diese nicht nur auf die familiären Beziehungen zu beschränken, hat unsere Vorgehensweise um eine ganz neue Dimension erweitert. Wir sehen sie nicht nur als Ergänzung zur Methode des Familienstellens. Im Gegenteil, dieser Ansatz vervielfacht die Möglichkeiten der therapeutischen Intervention, indem er sich sowohl mit der äußeren als auch mit der inneren Welt einer Person befasst.

Eine „Landkarte" der systemischen Aufstellungen

In Systemischen Aufstellungen beschäftigen wir uns mit Beziehungen. Wir kennen keine andere therapeutische Methode, mit der wir so schnell und effektiv die Dynamik erforschen können, die den Beziehungen zwischen Menschen innewohnt, und zwar nicht nur in Familienbeziehungen, sondern in jeder Art von Beziehungen innerhalb eines Systems (Bourquin, 2007).

Wir können zwei Arten von Beziehungen unterscheiden: zwischenmenschliche Beziehungen in der Außenwelt und intrapsychische Beziehungen in der Innenwelt. Folglich haben wir vier Beziehungsfelder definiert, die in einer Aufstellung angesprochen werden können:

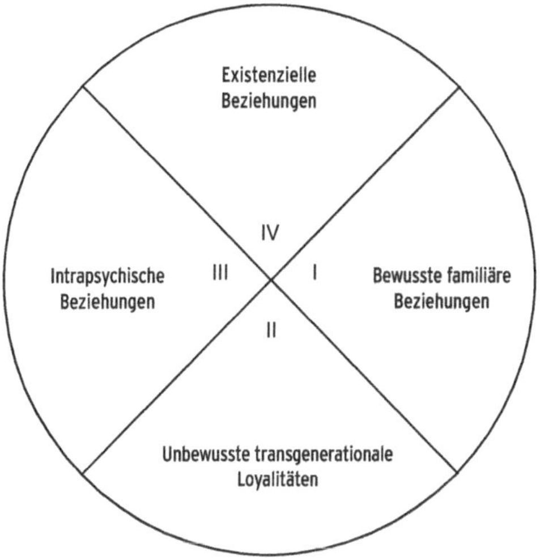

I & II: Die äußere Welt

Unsere Welt wird durch menschliche Beziehungen bestimmt. Es gibt Beziehungen des Individuums zu anderen, zu engen Gruppen oder größeren Kollektiven, einschließlich Völkern und Nationen. Obwohl es diese größeren Kollektive gibt, die das Individuum beeinflussen, schauen wir in Aufstellungen vor allem auf die familiären Beziehungen des Klienten, genauer gesagt auf seine jetzige Familie oder seine Herkunftsfamilie, da diese einen am meisten beeinflussen.

Die ersten beiden Felder, in denen sich Aufstellungen bewegen, sind also bewusste Familienbeziehungen sowie unbewusste transgenerationale Loyalitätsbekundungen. Diese beiden Felder sind seit den Anfängen der Aufstellungsarbeit in den 1980er Jahren das „tägliche Brot des Aufstellers, deswegen dann auch „Familienstellen" genannt."

Während man die Konflikte, die im ersten Feld – in bewussten Familienbeziehungen – auftreten, in der Regel wahrnimmt, geht es im zweiten Feld um Einflüsse, die völlig unbewusst sind und die von Bert Hellinger als Ergebnisse des Familienbewusstseins und seiner Loyalitätsstrukturen erklärt wurden. Diese Dynamiken verweisen auf transgenerationale traumatische Ereignisse, die von den beteiligten

Personen damals nicht verarbeitet wurden, und könnten daher auch als „Familientrauma" bezeichnet werden, im Gegensatz zum „persönlichen Trauma". Um diese unbewussten Einflüsse zu erforschen, werden in Familienaufstellungen meist die letzten vier Generationen betrachtet. Aus diesem Grund ist das Instrument des Genogramms oft hilfreich, um sich bewusst zu machen, was in der eigenen Familie geschehen ist.

III & IV: Die innere Welt

In unserer inneren Welt erleben wir Beziehungen, deren Protagonisten in uns selbst leben. Einerseits geht es um die innere Beziehung zwischen verschiedenen Teilen von uns, andererseits geht es um die Haltung zu unserer Existenz, die man am eigenen Leib erlebt. Als solche bilden sie das dritte und vierte Feld und blicken eher nach vorne, aus dem Hier und Jetzt der Gegenwart des Klienten. Wenn ich eine Aufstellung leite, die diese Art von Beziehungen betrifft, suche und erforsche ich in der Regel nicht nach vergangenen Ursachen und deren Geschichte, sondern konzentriere mich nur auf die Qualität der Beziehung zwischen den verschiedenen inneren Akteuren.

Die menschliche Psyche ist weit davon entfernt, eine monolithische Einheit zu sein, die von Zeit zu Zeit irrationale Emotionen zeigt; sie ist ein komplexes System verschiedener innerer Anteile des Menschen, die auf harmonische, widersprüchliche oder ausschließende Weise miteinander in Bezug stehen. Man könnte durchaus sagen, dass es in einem selbst eine Familie von Teilpersönlichkeiten gibt.

Innere Beziehungen sind auch ein wichtiger Weg zur Heilung persönlicher Traumata (Bourquin, 2018). Wenn wir in der Vergangenheit traumatische Situationen erlebt haben, führt dies zu einer inneren Dissoziation – die einzige Möglichkeit, einer drohenden Gefahrensituation zu entkommen, wenn Kampf oder Flucht nicht möglich sind, im Sinne von „mein Körper ist dem zwar ausgesetzt, doch ich bin nicht mehr da". Dieser Mechanismus hilft zunächst, die Situation zu überleben, kann aber später zu einer inneren Spaltung zwischen gesunden, verletzen und schützenden Anteilen des Betroffenen führen. Heilung ist ein Prozess, in dem etwas Ausgeschlossenes, Abgelehntes oder nicht Wahrgenommenes seinen angemessenen Platz in einer Person findet und so zur Ruhe kommen kann. Es ist ein Prozess der Integration, der Wiedererlangung der eigenen Integrität. Deshalb ist die Heilung traumatischer Erfahrungen und Wunden in einer Aufstellung nur möglich, wenn der Fokus primär auf den inneren Beziehungen und nicht auf den zwischenmenschlichen Beziehungen liegt.

Darüber hinaus gibt es ein viertes Feld von Beziehungen, das wir als „existenzielle Beziehungen" bezeichnen könnten. Diese Meta-Beziehungen haben nicht mit einem selbst oder mit anderen Menschen zu tun, sondern mit transpersonalen Kräften, die uns bewegen, wie dem Schicksal, dem Tod oder dem Leben als solchem (Bourquin, 2011, 2017).

Wir alle teilen eine offensichtliche Realität – den Tod. Er ist die einzige Gewissheit, die wir haben, wenn wir geboren werden, während alles andere in unserem Leben ungewiss und unvorhersehbar ist. Das begrenzt unser Leben und macht es so wertvoll; und es bringt uns in Kontakt mit einer Grenze, die für jeden von uns eine Herausforderung ist und die uns unweigerlich spirituell im weitesten Sinne des Wortes macht, wenn man sich diesem Geheimnis stellt.

Aus diesem Grund werden existenzielle Beziehungen für uns bedeutsam. Es ist kein Zufall, dass unser Verhältnis zu Leben und Tod – und zu anderen Paradoxien des Lebens wie Sinn und Absurdität, Bindung und Individualisierung oder Freiheit und Begrenzung – die Grundlage der existentiellen Psychotherapie von Irvin Yalom oder der Logotherapie von Viktor Frankl bildet, deren Kern des jeweiligen therapeutischen Ansatzes die Frage nach dem Sinn des Lebens ist. Zu beachten ist, dass dieses Feld der Meta-Beziehungen das systemische Verständnis transzendiert und durch den Fokus auf diese Beziehungen die Aufstellungen aufhören, systemisch zu sein.

Im Folgenden wird anhand einiger Beispiele gezeigt, wie das Verständnis des inneren Systems des Menschen mit der Methode des Familienstellens integriert werden kann, indem sie im Rahmen einer therapeutischen Gruppenarbeit eingesetzt wird. Während es sich bei den ersten Beispielen um eine Kombination von familiären Beziehungen mit intrapsychischen Beziehungen handelt, illustriert der letzte Fall eine Aufstellung, die sich ausschließlich auf die inneren Anteile des Klienten konzentriert.

Erwachsenen-Ich und Kinder-Ich

Maria, eine junge Frau, möchte mit mir arbeiten, weil sie sich als schlechte Mutter für ihre beiden Kinder fühlt (der Sohn ist fünf Jahre und die Tochter vier Monate alt) und mir sagt: „Ich habe nicht das Gefühl, dass ich sie liebe."
Ich schlage vor, eine Konstellation mit den Mitgliedern Ihrer jetzigen Familie aufzustellen. Darin ist ihre Vertreterin apathisch und distanziert gegenüber ihrem Mann und ihren Kindern. Nach einer Weile stellen wir einen Stellvertreter für sie als Kind auf und die Szene wiederholt sich: wieder ist das Erwachsenen-Ich distanziert und apathisch gegenüber dem Kinder-Ich, das offensichtlich leidet und leise weint.
An diesem Punkt lade ich Maria ein, in ihre Konstellation einzutreten und einfach das zu tun, was ihr in diesem Moment einfällt. Es gibt nichts „Richtiges" zu tun, und jeden Moment könnte sie zurückkommen und sich neben mich setzen.
Sie nähert sich ihrem kindlichen Ich und setzt sich dicht neben sie, einen Meter entfernt. Alles, was in den nächsten 20 Minuten in der Stille geschieht, ist eine allmähliche Annäherung: hin und wieder ein Blick, eine kurze Berührung, Mitgefühl, das stärker wird, bis sie sich irgendwann lange umarmen. An diesem Punkt beenden wir die Aufstellung.
Ein paar Tage später erhielt ich einen Brief von ihr: „Ich bin Maria, die, die am Ende ihr kleines Mädchen umarmt hat. Noch am selben Tag ging es mir gut, ich fühlte mich ausgeruht und vom Druck befreit, meinen Kindern eine gute Mutter zu sein, und ich dachte: Es ist nichts Spektakuläres passiert ... Aber im Laufe der Woche sind weitere Emotionen aufgetaucht, die mich auf dem Weg zum Wohlbefinden unterstützten.
Am Freitag, zwei Tage nach der Aufstellung, betrachtete ich mich im Badezimmerspiegel und sah mich zum ersten Mal als Mutter. Mein Gefühl war:

Du bist eine MUTTER. Es mag Ihnen unglaublich vorkommen, aber so hatte ich mich noch nie gefühlt! Ich glaube, dass ich durch die Beherbergung und den Schutz meines eigenen kleinen Mädchens die Erlaubnis bekommen habe, meine Kinder aufzunehmen, oder dass ich verstanden habe, wie ich mich um sie kümmern muss. Ich schätze, dass ich diese Fürsorge als Kind nicht hatte. In den weiteren Tagen wird es zu Hause immer besser. Berta, die Jüngste, ist viel ruhiger geworden, und ich fange an, mit Quim, dem Ältesten, mit weniger Schuldgefühlen und mehr Verantwortung umzugehen. Ich bin mir bewusst, dass ich für mich selbst sorgen muss, ich muss mich weiterhin um die kleine Maria kümmern...".

Und fast ein Jahr später:

„... Mein Prozess geht weiter! Man hört nie auf zu wachsen und zu lernen, nicht wahr! Und es geht auf eine sehr ruhige Art und Weise weiter, an manchen Tagen besser und an anderen nicht so gut, aber das Gefühl der Verantwortung, eine echte Mutter zu sein, bleibt mir. Ich kann meine Kinder mit Liebe beschützen, und das hilft mir sehr. Ich fühle mich für mein Leben verantwortlich und sehr kompetent. Deshalb bin ich weiterhin sehr dankbar, dieses Gefühl nach der Aufstellung war für mich so entscheidend ...".

Von Eltern, Kindern und inneren Kindern

Carlos, ein junger Mann von 28 Jahren, möchte eine Aufstellung machen, weil er sich Sorgen um seine Familiensituation macht. Er ist mit Marta verheiratet und sie haben einen vierjährigen Sohn. Es stellt sich heraus, dass sein Sohn ihm auf die Nerven geht, ihn oft ärgert und Carlos wütend und aggressiv reagiert. Die Situation zu Hause ist angespannt, seine Frau ist besorgt und in Alarmbereitschaft, setzt dem Vater Grenzen und beschützt den kleinen Jungen so gut wie möglich.

Er wählt drei Vertreter aus und platziert sie so, dass er sich in einiger Entfernung von seinem Sohn befindet und seine Frau zwischen den beiden. Während sein Stellvertreter Wut und Gereiztheit zeigt, sitzt der Stellvertreter seines Sohnes allein auf dem Boden und schaukelt, als ob er sich selbst wiegen würde. Er sagt, dies beruhige ihn. Die Vertreterin seiner Frau fühlt sich zwischen den beiden hin und hergerissen und weiß nicht, was sie tun soll, da sie zwischen den beiden feststeckt.

Ich frage Carlos nach seiner eigenen Kindheit und er erzählt mir, dass er einen strengen und autoritären Vater hatte. Daraufhin schlage ich ihm vor, einen weiteren Stellvertreter für sich selbst im Alter von vier Jahren aufzustellen. Sobald der Stellvertreter platziert ist, sucht er Zuflucht in einer Ecke des Raumes, weg von allen anderen, und setzt sich dort hin, macht sich so klein wie möglich und zieht sich in sich selbst zurück. Er fühlt sich sichtlich unbehaglich.

Als er ihn so allein und hilflos sieht, wird Carlos emotional. Ich erkläre ihm, dass die Anwesenheit seines eigenen Sohnes ihn jeden Tag daran erinnert, was er in seiner eigenen Kindheit durchgemacht hat, und da dies schmerzhafte Erinnerungen sind, die er nicht fühlen will, reagiert er aggressiv und lässt ihn dafür büßen, obwohl er nichts damit zu tun hat.

Wir betrachten die Szene eine Weile schweigend; irgendwann steht Carlos spontan auf, geht auf sein „inneres Kind" zu, nimmt es in die Arme und sagt unter Tränen und gleichzeitig mit Zärtlichkeit: „Ich bin da ... ich werde mich um dich kümmern ... und dich beschützen ... ich werde dich nicht allein lassen ... es ist vorbei ...".

In der Folge spüren alle Stellvertreter eine große Erleichterung, die Spannung löst sich, die Atmosphäre wird liebevoll. Schließlich nimmt Carlos den „kleinen Carlos" an die Hand, geht ruhig auf seinen Sohn zu und die beiden Kleinen beginnen zu spielen, umsorgt von Carlos und seiner Frau. An dieser Stelle beenden wir die Konstellation.

Reflexion über diese Aufstellung

Indem eine Mutter oder ein Vater Kinder hat, hat sie oder er einen ständigen Stimulus vor Augen, der die eigenen Erinnerungen und unerledigten Angelegenheiten aktiviert, von denen viele ins Unbewusste verbannt sind (siehe das Kapitel „Die Topografie des Selbst beim Überleben" von Mario C. Salvador). Indem sie während des Heranwachsens unwillkürlich als Spiegel fungieren, verbinden Kinder ihre Eltern mit ihren „inneren Kindern" des jeweiligen Alters.

Oft ist es so, dass die Gleichgeschlechtlichkeit diese Dynamik noch verstärkt; eine Mutter ist im Kontakt mit ihrer Tochter und ein Vater mit seinem Sohn oft stärker aktiviert. Wenn in der eigenen Biografie zu einem bestimmten Zeitpunkt etwas Schmerzhaftes passiert ist, das nicht integriert ist, z. B. im Alter von 10 Jahren, kann sich der Erwachsene, wenn sein Kind dieses Alter erreicht, plötzlich in einem Sturm von emotionalen Reaktionen wiederfinden, die mit diesem Alter zusammenhängen. Sie erleben etwas aus ihrer Vergangenheit wieder und haben teilweise den Bezug zur Gegenwart und den Gegenwärtigen verloren.

Der Begriff „inneres Kind" gleicht einem Sammelbegriff, denn es existiert nicht als solches, sondern fasst die eigenen Erfahrungen vom frühen pränatalen Stadium bis zur Vorpubertät zusammen, also über ein Jahrzehnt. So wie ich keine monolithische Identität habe, sondern viele „Peters" bin – mein inneres System kennt mehrere Teilpersönlichkeiten –, gibt es nicht nur ein inneres Kind, sondern viele, mit unterschiedlichem Alter, Erinnerungen und Befindlichkeiten. Ein nicht integriertes traumatisches Erlebnis führt zur Dissoziation eines Teils, der in dem Alter bleibt, in dem das Ereignis stattfand, das heißt, mit den Körperempfindungen und Emotionen von damals. So führen verschiedene Traumata zu unterschiedlichen Zeitpunkten in der Biografie zu einer weiteren inneren Fragmentierung, und viele Menschen tragen im Keller ihres Systems von Teilpersönlichkeiten oder Anteilen eine Bande innerer Kinder mit sich.

Die transgenerationale Traumakette wird verlängert, weil Menschen, die in der Kindheit traumatisiert wurden, im Erwachsenenalter gefühllos und gewalttätig werden und nun andere verletzliche Menschen angreifen und traumatisieren. Carlos wiederholte bereits in seiner Kindheit, was sein Vater getan hatte, und war sich dieser Dynamik erst bewusst, als er sie in seiner Familienaufstellung sehen und spüren konnte. Diese Einsicht war ein entscheidender Schritt. Er ist ein warmherziger und umgänglicher Mensch, und seine spontane Reaktion, sich seinem inneren Kind zu nähern und es zu umsorgen, lässt hoffen. Ich vermute jedoch, dass er nur dann sein aggressives

Verhalten gegenüber seinem eigenen Sohn neutralisieren und seiner väterlichen Liebe den Vortritt lassen kann, wenn er diesem Faden folgt und bis zu einem gewissen Grad integriert, was ihn in der Beziehung zu seinem Vater während seiner Kindheit leiden ließ. Ich hoffe, er hat diesen Weg eingeschlagen.

Beim Schreiben des obigen Textes kam mir eine weitere eindrucksvolle Erinnerung an einen Mann in den Sinn, der vor Jahren an einem unserer Ausbildungsmodule teilnahm. Wir machten in Dreiergruppen eine Übung, bei der eine Person ihr Erwachsenen-Ich und ihr Kind-Ich aufstellte und die Beziehung zwischen beiden erlebte. Dieser Teilnehmer, der im Alter von einem Jahr von seinen Eltern zur Adoption freigegeben wurde, machte folgende Erfahrung: Sein Erwachsenen-Ich schubste das Kinder-Ich in aggressiver Weise, tyrannisierte es, bis es schließlich auf dem Boden landete und das Erwachsenen-Ich triumphierend und verächtlich seinen Fuß auf seinen Bauch stellte. Dieses Bild bewegte ihn so sehr, dass seine erste Reaktion, als er in die Aufstellung ging, darin bestand, sein Erwachsenen-Ich wegzustoßen und sich schützend vor das Kinder-Ich zu stellen; er kümmerte sich dann um das Kinder-Ich … In den folgenden Monaten der Ausbildung konnte man beobachten, wie dieser Mann weicher und sanfter wurde, sowohl im Umgang mit sich selbst als auch mit anderen.

Hier zeigt sich deutlich, dass ein Mensch mehrere Teilpersönlichkeiten hat und der Repräsentant seines Erwachsenen-Ich einen Teil seiner „Anti-Verwundbarkeits-Abwehr“ manifestierte (siehe: *Die Topografie des Selbst beim Überleben*). Es ist eine Frage, die ich mir bei jeder Aufstellung stelle: Es gibt einen Stellvertreter für den Klienten, aber welcher Aspekt von ihm zeigt sich? Welcher Teil will gesehen und anerkannt werden?

Selbstgeschaffene Elternfiguren

Unsere Kreativität, um zu überleben und gesund zu bleiben, kennt keine Grenzen. Hier möchte ich den Fall einer Frau schildern, die ein herausragendes Beispiel für diese menschliche Fähigkeit ist.

Elena, eine 36-jährige Frau, ist das einzige Kind ihrer Eltern. Sie wuchs in einem gefühlskalten, lieblosen Familienumfeld auf. Sie beschreibt ihren Vater als abwesend und der Arbeit verpflichtet und ihre Mutter als anspruchsvoll und streng. In ihrer Kindheit stand sie unter großem Druck ihrer Mutter, die ständig verlangte, dass sie sich dem Lernen widmet, und ihr nicht erlaubte, sich mit Freunden zu treffen, weil dies sie „vom Lernen ablenken" würden. Folglich beschreibt sie ihre Kindheit und Jugend als eine lange Zeit tiefster Einsamkeit. In ihrem jetzigen Leben hat sie weder einen Partner noch Kinder, und ihre Mutter verlangt immer noch, dass sie sich ständig um sie kümmert.

Da Elena eine Aufstellung über ihre schwierige Beziehung zu ihren Eltern machen will, wählt sie drei Stellvertreter aus und stellt ihre Stellvertreterin gegenüber ihrer Mutter und ihrem Vater auf, etwa drei Meter voneinander entfernt. Schnell fühlt sich ihre Stellvertreterin ohne Kraft, zieht sich zusammen und landet auf dem Boden. Es gibt keine liebevolle Geste ihrer Eltern und die Tochter ist verzweifelt. Es ist offensichtlich, dass sie mit diesen kalten und herrschsüchtigen Eltern nicht zurechtkommt.

Ich frage sie, ob es noch andere Menschen in ihrem Umfeld gab, die sie in dieser schwierigen Phase ihres Lebens unterstützt haben. Sie antwortet: „Meine einzigen Freunde", sagt sie mir, „waren Nofretete und Tutenchamun." In ihrem Kinderzimmer hingen zwei Bilder, das ihrer berühmten Skulptur und das seiner Totenmaske. Und da sie niemanden hatte, mit dem sie reden konnte, begann sie mit ihnen zu sprechen und ihnen zu erzählen, was sie beschäftigte oder beunruhigte. Mit der Zeit wurden sie zu ihren engsten und besten Freunden. Erwachsen geworden machte sie eine Reise nach Kairo, um das Ägyptische Museum zu besuchen. „Hier bin ich nun. Da du nicht zu mir gekommen bist, komme ich dich besuchen", sagte sie zu Tutenchamun. Daraufhin schlage ich Elena vor, zwei weitere Vertreter zu wählen, für

Nofretete und Tutenchamun. Sie stellt die beiden hinter ihre Vertreterin, um ihr den Rücken zu stärken. Sofort steht diese auf und stützt sich auf die beiden. Erst jetzt ist sie in der Lage, ihren Eltern in wenigen Sätzen zu sagen, wie schwer ihre Kindheit für sie war. Sie sagt es mit fester Stimme, drückt ihre Wut und ihren Schmerz aus.
Schließlich stellt sich Elena in ihrer Aufstellung an die Stelle ihrer Stellvertreterin, um diese Erfahrung zu verkörpern. Das gibt ihr ein Gefühl des Wohlbefindens und der Stärke, und wir beschließen, hier aufzuhören.
Sie erzählte mir in den folgenden Jahren, dass diese Aufstellung ihr geholfen hat, in der Beziehung zu ihrer Mutter besser Grenzen setzen zu können und Unabhängigkeit zu gewinnen.

Reflexion über diese Aufstellung

Für Elena sind Nofretete und Tutenchamun viel mehr als nur historische Figuren aus dem alten Ägypten vor Tausenden von Jahren; in ihrer inneren Welt sind sie real und haben eine ähnliche Bedeutung wie ihre echten Eltern. Als Elternfiguren, die sie sich in ihrer Kindheit selbst erschaffen hat, um der Einsamkeit ihres Zuhauses zu entkommen und Gemeinschaft, Verständnis und Zuneigung zu finden, sind sie Teil ihres inneren Systems. Dank ihnen konnte sie das Erwachsenenalter ohne irreparable Schäden an ihrer Psyche erreichen.

Als Kinder sind wir zerbrechlich und verletzlich und gleichzeitig in dem Maße widerstandsfähig, wie wir Anpassungsstrategien entwickeln, um weiterzukommen.

Als solche sind sie kein pathologischer Ausdruck, sondern im Gegenteil eine Manifestation unserer großen Fähigkeit, Ressourcen zu finden, um mit extremen widrigen Situationen fertig zu werden und uns gesund zu erhalten. Sie fand sie nicht im Außen, sondern schuf sie in sich selbst, als sie sie am meisten brauchte. Natürlich ist sie sich bewusst, dass es sich nicht um Menschen aus Fleisch und Blut handelt. Das schmälert jedoch nicht ihre Bedeutung in ihrer inneren Welt, auch heute noch, als Erwachsene.

Einer meiner wichtigsten Lehrer, der amerikanische Psychologe

Richard Erskine, teilte mir eine seiner Erfahrungen persönlich mit: *„… die Schaffung einer ‚selbst erschaffenen Vaterfigur' ist bei Kindern im Alter zwischen 4 und 8 Jahren üblich, um etwas zu kompensieren, was in der Beziehung zu wichtigen Erwachsenen fehlt. Als ich etwa fünf Jahre alt war, hatte ich einen ‚ständigen Begleiter' namens Joe. Er trug immer eine Militäruniform. Er war schlauer als ich und führte mich durch die verschiedensten Ecken von Chicago … weit weg von zu Hause, aber er fühlte sich nie verloren (auch wenn ich Angst hatte). Er war viel mutiger und wusste mehr als ich, also folgte ich ihm überall hin. Ein wichtiger Punkt: Mein Vater ging zum Militär, als ich gerade vier Jahre alt war. Er ging nach Europa und die einzigen Male, an die ich mich erinnere, trug er seine Militäruniform. Wollte ich eine verlorene Beziehung nachholen? Ich glaube schon. Im Laufe der Jahre habe ich eine Reihe ähnlicher Geschichten von meinen Patienten gehört … sowohl in Form von guten Typen wie ‚Schutzengeln' oder ‚magischen Freunden' als auch in Form von gefährlichen Wesen wie ‚Teufeln', ‚Geistern' oder ‚Entführern'." (Siehe auch: Erskine, R. und Moursond, J.: Integrative Psychotherapie in Aktion; Kap. 1; 2014; Desclée de Brouwer, Bilbao).*

Mit Gott verhandeln: Religiöse Vergebung versus Traumaheilung

Ich möchte einen Fall schildern, der einen wichtigen Aspekt des Umgangs mit traumatischen Folgen bei Menschen mit religiösem Glauben illustriert.

> Pilar, eine Frau mittleren Alters, möchte eine Aufstellung machen, die sich auf ihre Gesundheit konzentriert. Im Jahr 2014 erkrankte sie an Gebärmutterhalskrebs, was zu einer Operation führte, bei der die Gebärmutter entfernt wurde. Ab 2015 entwickelte sie eine Fibromyalgie, die immer noch anhält und sie in ihrem täglichen Leben stark einschränkt.
> Wir beginnen mit zwei Stellvertreterinnen, eine für Pilar und eine für ihr Symptom, die Fibromyalgie. Überraschenderweise nimmt ihre Stellvertreterin Zuflucht bei der Stellvertreterin des Symptoms und lehnt sich an ihren

Rücken. Beide schauen aufmerksam in den Raum vor ihnen, in dieselbe Richtung. Ich lade Pilar ein, einen Stellvertreter zu wählen, wobei ich das Geschlecht dieser Person offen lasse. Obwohl nur zwei Männer im Raum sind, zögert sie nicht und wählt einen von ihnen aus, den sie in einigem Abstand vor sie stellt.

Es wird sofort deutlich, dass er jemanden repräsentiert, der Pilar Schaden zugefügt hat, da ihre Stellvertreterin dies zunächst mit Gefühlen der Angst und des Schreckens zum Ausdruck bringt, die sie dazu bringen, sich zurückzuziehen und sich mehr auf das Symptom zu stützen, um Schutz zu suchen. Dann zeigt sie Abscheu und Wut gegenüber dem männlichen Vertreter.

Ich frage Pilar, ob das, was wir sehen, für sie einen Sinn ergibt, und sie bestätigt es. Ohne ins Detail gehen zu wollen, erzählt sie mir, dass es in ihrer Kindheit einen Großvater gab, der sie ein Jahrzehnt lang missbraucht hat. Außerdem musste sie sich später, als er pflegebedürftig wurde, mehrere Jahre bis zu seinem Tod um ihn kümmern und ihm Essen zubereiten; er starb schließlich, als sie 28 Jahre alt war.

Ich schlage mehrere Sätze für Pilars Stellvertreterin vor, die das Geschehene und seine Folgen beschreiben und anerkennen: „Du hast mir so wehgetan!" Sie sagt es wütend und eindringlich. „Der Verantwortliche bist du." „Ich bin unschuldig, ich war klein." „Du bist schuld, und diese Schuld begleitet dich bis ins Grab." „Ich vergebe dir nicht." Bei diesem Satz, sagen sie und ihre Stellvertreterin fast im selben Moment: „Mit diesem Satz habe ich ein Problem".

Wir sprechen darüber. Es stellt sich heraus, dass sie eine praktizierende Katholikin ist. Aus diesem Grund hatte sie von sich verlangt, ihrem Großvater zu vergeben. Jahrzehntelang hat sie darum gekämpft, ihm zu verzeihen; trotzdem erzählt sie mir, dass sie immer wieder Träume hat, in denen sie ihn verhungern lässt, indem sie ihm nichts zu essen gibt. Ihr ungelöster innerer Gewissenskonflikt wird deutlich. Ich spreche mit ihr darüber, wie wichtig es ist, die Realität anzuerkennen und auch die eigenen Grenzen als Gläubige und Mensch zu respektieren. Es ist ein Gespräch mit wenigen Worten und langen Momenten des Schweigens, und es ist, als ob sie mehrere Minuten lang mit ihrem Gott verhandelt.

Plötzlich bricht spontan und energisch eine Kaskade von Worten aus ihr:

„Also dann verzeihe ich ihm nicht. Scheiß auf ihn! Gott möge ihm verzeihen, dafür ist er da. Was ich nicht ertragen kann, soll er ertragen. Und was ich nicht vergeben kann, soll er vergeben, denn dafür ist er da. Trägt er nicht das Kreuz für uns alle? Nun, ich vergebe ihm nicht, scheiß auf ihn. Ich muss ihm nicht vergeben. Scheiß auf's Vergeben!"
Diese Worte sind für sie sehr befreiend, ebenso wie für ihre Stellvertreterin und die des Symptoms, die es in Worten ausdrücken. Sie entspannt sich daraufhin tief, als würde sie sich von einer großen Anspannung befreien, die sie lange Zeit gequält hatte. Sie lächelt, als ich ihr sage, dass ich den Eindruck habe, dass ihr Gott heute größer geworden ist. Wir beenden die Aufstellung an dieser Stelle.

Reflexion über diese Aufstellung

Obwohl Pilar eine vierjährige Ausbildung in Gestalttherapie absolviert hatte und auch jahrelang in Einzeltherapie war, hatte sie sich nicht eingehend mit dem Trauma des anhaltenden Missbrauchs durch ihren Großvater beschäftigt. Ihre religiösen Überzeugungen hinderten sie daran, denn sie wäre unweigerlich auf diese verletzten, wütenden, getadelten und zum Schweigen gebrachten Anteile ihrer selbst gestoßen, die gesehen, gehört und in ihren Gefühlen anerkannt werden müssen. Die Forderung ihres Glaubens, dem Angreifer zu vergeben, machte es ihr unmöglich, sich mit diesen inneren Mädchen zu beschäftigen, die folglich als verleugnete Teile in den Keller ihres Bewusstseins verbannt wurden. Ich halte es für wahrscheinlich, dass ihr Symptom der Fibromyalgie eine Somatisierung dieses andauernden inneren Konflikts war, weil sie sich erlauben konnte, Schmerzen im Körper zu manifestieren.

Es ist wichtig zu verstehen, dass eine Religion oder spirituelle Praxis eine Therapie nicht ersetzen kann, es ist nicht dasselbe. Gleichzeitig können sie zu Bewusstseinskonflikten beim Klienten führen, die der Therapeut berücksichtigen muss, um eine Tür zum Weg der Integration und Heilung des Traumas zu finden. Ich habe den Eindruck, dass sich für Pilar durch diese Aufstellung eine Tür geöffnet hat und dass der Zugang nun frei ist, das Geschehene zu verarbeiten und sich in Richtung Heilung zu bewegen.

Ich bin kein Befürworter von Verzeihen im therapeutischen Kontext. Zu oft ist es eher das Ergebnis einer moralischen und sozialen Verpflichtung als ein gefühlter wiedergutmachender Akt. Ich unterscheide die Geste der zwischenmenschlichen Vergebung, wie sie üblicherweise mit einem „Ich verzeihe dir" verstanden wird, von einem tiefen, stillen, inneren Zustimmen gegenüber der Realität, wie sie ist und wie sie gewesen ist, einschließlich der Konsequenzen, die sie für einen hat. Wenn wir dann mit dem, was geschehen ist, unter Einbeziehung aller unserer inneren Anteile Frieden schließen, und nur dann, erreichen wir einen Zustand des Bewusstseins, den man auch „Vergebung" nennen könnte.

Parenthese: Überlegungen zur Vergebung

„Am Ende des Kreislaufs der Rache gibt es immer zwei Gräber", sagt der Philosoph Joan-Carles Melich: „Wenn nicht vergeben wird, wenn es keine Vergebung gibt, dann kann die Rache sich wieder bemerkbar machen und der Kreislauf der Gewalt beginnt von neuem. Warum sich nicht rächen? Das Opfer hat viele Gründe, dies zu tun, viel mehr als zu verzeihen. Und doch kann das Opfer entgegen aller Logik vergeben". Und er fährt fort: „Vergebung stellt nicht wieder her, aber ohne Vergebung ist keine Wiederherstellung möglich."

Hier geht es nicht um Vergebung im Hinblick auf das Wohl des anderen oder das, was die Gesellschaft oder die Religion nach den Regeln ihrer Moral von uns erwarten. Vergebung ist kein altruistischer Akt, sondern unsere einzige Möglichkeit, uns zu befreien! Vor allem, um uns von der Identifikation mit dem Täter oder dem Opfer zu befreien.

Aber Vergebung gibt es nicht umsonst, es ist ein mühsamer Weg, auf dem man Phasen von Schock, Wut und Trauer durchläuft. Eva Mozes Kor, eine Auschwitz-Überlebende, die ihren Tätern aus dieser Zeit schließlich vergeben konnte, sagte: „Vergebung bewirkt einfach, dass das Opfer wieder zu jemandem wird, der kein Opfer ist. Der Schmerz verschwindet und man ist ein ganz normaler Mensch."

Matthew Fox betrachtet in einem Gespräch mit Rupert Sheldrake die Unversöhnlichkeit als einen eingefrorenen Zustand: „Wir können durch Wut, Groll oder Schmerz einfrieren, und dann müssen wir etwas tun, um zu schmelzen. Thomas von Aquin hat diesen ausgezeichneten Satz gesagt: „Die erste Wirkung der Liebe ist das Schmelzen." Das erste, was die Liebe tut, ist schmelzen. Schmelzen ist immer Bewegung." So kann man Vergebung als Schmelzen betrachten, als einen Akt des Auftauens. In diesem Sinne hilft Vergebung, sich selbst zu heilen, sich wieder zu lieben.

Damit ein Täter dies tun kann, braucht er eine bestimmte Haltung. Die Österreicherin Christl Lieben, die sich in ihrer Arbeit als Therapeutin mit dem Bösen auseinandergesetzt hat, beschreibt es so: *„Ein Mensch, der sich schuldig gemacht hat, kann sich wirklich verzeihen, wenn er einem anderen Menschen seine eigene Schuld klar und deutlich ins Gesicht gesagt hat. Das gibt ihm seine Würde als Täter, und nur aus dieser Würde heraus ist es ihm möglich, sich selbst zu verzeihen".* In ihren Worten sehen wir die Bedeutung von drei wesentlichen Elementen: der Übernahme von Verantwortung, des Bekennens vor Zeugen und eines Heilungsrituals.

Vielleicht sind Familienaufstellungen auch deshalb so erfolgreich, weil sie einen symbolischen und rituellen Raum in einer modernen Gesellschaft bieten, die sich weitgehend von Ritualen verabschiedet hat.

„Vergebung bedeutet, die Hoffnung auf eine bessere Vergangenheit aufzugeben", sagte Gerald Jampolsky. Vergebung – sich selbst und anderen gegenüber – verstehe ich als einen zutiefst spirituellen Akt, ohne Worte. Wir können schmerzhafte Kapitel unserer Lebensgeschichte nicht auslöschen, denn sie sind Teil unserer Reise, und sie zu ignorieren oder zu vermeiden, bindet uns nur an die Vergangenheit.

Das Wichtigste, um mit der Vergangenheit Frieden zu schließen, ist jedoch, sich aus der damaligen Situation zu befreien, oder genauer gesagt, die verleugneten Anteile des eigenen Selbst von dort zu retten und ihnen in diesem gegenwärtigen Moment einen Platz im Herzen zu geben. Denn es ist der eigene innere Konflikt und die Abspaltung, die einen leiden lassen und den Schmerz der Vergangenheit verlängern. Und im eigenen Selbst kannst du die Quelle deiner Heilung finden.

Aufstellung mit Laura: „Warum boykottiere ich mich?

Der folgende Fall ist ein gutes Beispiel dafür, wie Aufstellungen helfen können, Klarheit in die innere Dynamik zu bringen. Normalerweise erfolgt die Arbeit mit inneren Anteilen in einer Einzelsitzung, in der der Klient eingeladen wird, mit dem Teil oder den Teilen, die er/sie besser kennenlernen möchte, in inneren Kontakt zu treten.

Systemische Aufstellungen bieten uns ein außergewöhnliches Werkzeug, um diese Anteile in einer Gruppenarbeit zu externalisieren, in der der Klient sie mit einer gewissen Distanz und Perspektive beobachten kann, wie sie sich ausdrücken oder miteinander interagieren.

Laura, eine Frau von etwa 45 Jahren, bringt zum Ausdruck, dass sie vor kurzem mit einem Teil des Kindes in Kontakt gekommen ist, der ihr vorher nicht bewusst war und mit dem sie gerne arbeiten würde. Sie hatte das Gefühl, ein Kind zu sein, das sich ungeschützt fühlt, das niemanden hat, an den es sich anlehnen kann, und das, wie sie sagt, es sehr klar und eindeutig erschienen ist.
Zu Beginn des Eingangsgesprächs vor der Aufstellung frage ich sie nach weiteren Einzelheiten darüber, wie sie das Kind wahrnimmt.

Laura: Das Gefühl ist ein Gefühl von „ich kann mich nirgends anlehnen", von „mach weiter", weil es andere Dinge gibt. Es stimmt, dass meine Mutter sich um meine Großmutter kümmern musste, die krank war und bei uns lebte.
Carmen: Die objektiven Umstände sind so, wie sie sind, und das subjektive Erleben des Mädchens ist so, wie es ist. *(Hier soll mein Kommentar das subjektive Erleben bestätigen; man kann immer Rechtfertigungen dafür finden, warum das, was passiert ist, geschah, aber für das Mädchen, das es erlebt, ändert es nichts an der Erfahrung).*
Laura: Heute Morgen hatte ich diesen Geistesblitz: Das kleine Mädchen, das sich an jemanden anlehnen muss, weil es sich verloren fühlt, erscheint mir. Und das Gefühl, ein Mädchen zu sehen, das nicht die ist, die ich jetzt bin, war sehr deutlich.

Carmen: Ich verstehe, dass diese Dynamik, in der du dich jetzt befindest und die du gestern beschrieben hast, nicht nur mit dem Kind zu tun hat; heute ist die Erinnerung an dieses Kind aufgetaucht, aber es gibt andere Aspekte oder andere Teile, die sich gezeigt haben, zum Beispiel das, was du gestern von diesem Teil von dir erzählt hast, der keine Lust hat, etwas zu tun.
(Mit dieser Bemerkung versuche ich, die Perspektive dessen zu erweitern, was sich innerlich in ihr bewegt, denn ich vermute, dass die Tatsache, dass sie mit diesem Teil in Kontakt gekommen ist, mit anderen Aspekten zu tun hat, die ihr in diesem Moment bewusst werden).
Laura: Ja, die Müdigkeit, die ich spüre. Ich habe viel getan, und jetzt, wo ich nichts tue, weiß ich nicht, ob es die Müdigkeit ist, dass ich mich ausruhen muss oder dass ich zur Faulheit übergegangen bin, alles macht mich träge. Ich fühle mich zu träge, etwas anzufangen, aber wenn mich jemand bittet, etwas zu tun, spüre ich diese Faulheit nicht. Ich habe meine Zeit damit verbracht, mich um andere zu kümmern, und ich habe mich gehen lassen; ich habe mich um mich nur in minimalen Dosen gekümmert.
Jetzt, wo ich mehr Zeit habe, habe ich das Gefühl, wo fange ich an? Und es ist nicht so, dass ich keinen Hintergrund oder keine Informationen habe, es ist nicht so, dass ich nicht weiß, wo ich jetzt bin, wo ich stehe. Ich glaube, das ist der Grund, warum dieses Mädchen heute Morgen aufgetaucht ist. Jetzt, wo die Ablenkung durch so viel Tun verschwunden ist, ist dieses Mädchen wieder aufgetaucht. Kind oder Heranwachsende ...
Carmen: Okay, und wenn wir jetzt etwas tun, was würdest du gerne erreichen? Wofür willst du es machen?
Laura: Um Klarheit zu haben und zu sehen, warum ich mich selbst boykottiere, wenn ich weiß, was ich brauche, warum ich es mir nicht gebe oder zu wenig gebe... was mit dem Teil von mir passiert, der mich boykottiert.
Carmen: Klarheit und ein besseres Verständnis für diesen Teil, okay. Dieser Teil, den du so genannt hast, der Teil, der „mich boykottiert", ist das der Teil, von dem du sagst, dass er Teil dieser Faulheit ist?
Laura: Ja, so fühle ich mich auch, aber dann werde ich wütend. Ich habe eine Menge Dinge zu tun, die ich gerne tue ... und die mir viel Spaß machen ... und ich tue sie nicht.

Carmen: Also dieser Teil, der boykottiert, der faule, klingt auch ziemlich unmotiviert, als ob er sich für nichts interessiert.
Laura: Ja, und ich habe das Gefühl, dass dieser Teil nicht neu ist, er ist alt, er reicht weit zurück.
Carmen: Ich verstehe, dass es bei dieser Aufstellung wichtig sein wird, dass es dieses Mädchen gibt, mit dem du heute morgen in Kontakt gekommen bist, das sich ungeschützt fühlt, ohne Unterstützung; und auch diesen anderen Teil, wie nennen wir ihn, träge, der boykottiert ... wie willst du ihn lieber nennen?
Laura: Die Boykottierende.
Carmen: Okay. Gibt es noch andere Anteile, die deiner Meinung nach an dieser inneren Dynamik beteiligt sind?
Laura: Die Resolute.
Carmen: Okay, ja. Dieser Anteil, der viel für andere tut, und der viele Jahren beschäftigt war, und jetzt weniger beschäftigt ist ...
Laura: ... ist orientierungslos.
Carmen: Sie ist orientierungslos ... okay, ich denke, es ist gut, so anzufangen, ist das in Ordnung?
Laura: Ja, das ist schon eine Menge.
Carmen: Ja, wir können uns das anschauen. Wähle Stellvertreter für das Mädchen, die Boykotteurin und für die Resolute.
Laura wählt drei Personen als Vertreter ihrer Rollen aus und stellt sie in den Raum. Nachdem sie die Repräsentanten ihrer inneren Anteile platziert hat, vergehen einige Minuten, in denen sie in das Erlebnis eintauchen, und es kommt zu einigen spontanen Bewegungen:
Das Mädchen nimmt mehr Abstand zu den beiden anderen, steht am Rand und sieht sie kaum an.
Die Boykottierende nähert sich allmählich von hinten der Resoluten und ist fast die ganze Zeit mit geschlossenen Augen in einer leicht gebeugten Haltung.
Die Resolute befindet sich in einer starren Haltung, ohne Bewegung.
Carmen zum Mädchen: Kannst du in Worte fassen, was hier passiert?
Mädchen: Mein Bein ist eingeschlafen, die Anwesenheit dieser Stellvertreterin stört mich, ich habe nicht gehört, wer sie war (sie bezieht sich auf

die Boykotteurin), ich fühle mich am Rande, verletzlich, allein; es ist keine schreckliche Einsamkeit, aber ich fühle mich allein. Und ich stehe am Rande, fast am Rand. Ich kann meinen Kopf nicht heben, ich kann nur auf ihre Füße schauen, ich kann nicht zu ihnen hochschauen.

Carmen: *(an Laura gewandt)* Du hältst es und du kannst es halten, aber dieser Teil ist nicht glücklich, er ist weit entfernt von Wohlbefinden.

Laura: Ich habe mir immer viele Fragen über den Sinn von allem in dieser Welt gestellt, es gab immer Probleme, und dabei waren wir keine kaputte Familie, aber ich spürte einen Mangel.

Mädchen: Das hat mich wirklich angesprochen, dieses: Was mache ich hier?

Carmen: Und was passiert im resoluten Anteil?

Resolute: Meine Füße und Hände sind kalt, und ich mag nicht, was hinter mir ist (sie meint die Boykottierende), es macht mich sogar ein bisschen schwindlig. Ich kann mich nicht wirklich wegbewegen, aber ich verspüre den Drang, weiter zu gehen.

Carmen: Was ist mit der Stellvertreterin des boykottierenden Anteils, kannst du es in Worte fassen?

Boykottierende: Viel Schwere, Unausgeglichenheit.

Carmen: Kannst du deine Augen nicht öffnen?

Boykottierende: Ich finde es schwierig, ich öffne sie ein wenig, um zu sehen, ob sie noch da ist ... (die Resolute), aber ich finde es schwierig.

Carmen: Willst du ihr nahe sein?

Boykottierende: Ja, mir geht es gut hier, mit ihr, die andere ist mir egal ... Ich öffne meine Augen ein wenig, um zu sehen, dass sie nicht weggeht.

Laura: Ich habe das Gefühl, dass ich zu schnell erwachsen geworden bin und dieser Anteil vergessen ist, er ist dort geblieben.

(Dies bezieht sich auf das Mädchen, das sich am weitesten von den anderen beiden entfernt, obwohl es in Wirklichkeit kaum Kontakt zwischen ihnen gibt. Lediglich die Boykottierende, die die Nähe der Resoluten sucht, versucht Kontakt herzustellen, aber bei allen dreien ist ein starkes Gefühl der Isolation und Einsamkeit vorhanden.)

Carmen: Ja, und gleichzeitig bewegt sich jetzt etwas ... heute Morgen, auf dem Herweg, war da dieses Mädchen, war sie dir vorher schon aufgefallen?

Laura: Nicht so, wie sie heute erschienen ist. Ich hatte schon mit meinem inneren Kind auf diese Weise gearbeitet, auf eine direkte Art, aber dass sie so auftaucht wie heute Morgen... das war wie ein Blitz, nein. Ich habe nicht nach ihr gesucht ...

(Während Laura spricht, hat sich das Mädchen der Resoluten angenähert und ist vor sie getreten).

Carmen: Was passiert beim Mädchen?

Mädchen: Ich spürte, dass ich mich zu ihr hingezogen fühle und ich stand hier und wollte sie anschauen, und wenn sie den anderen Teil verdeckt, dann kann ich sie anschauen und ich entspanne mich. Ich sehe auch, dass es für sie schwer ist, sie zu verdecken, weil sich die andere bewegt. Aber es geht mir besser und mein Bein entspannt sich ... das war eine Erleichterung. *(Bezieht sich auf die Resolute, die mit ihren Armen und Händen eine Barriere zwischen dem Mädchen und der Boykottierenden bildet).*

Boykottierende: Nicht für mich, für mich ist es dichter, noch schwerer...

Carmen: Was ist mit der Resoluten?

Resolute: Von hinten ist es sehr unangenehm *(bezieht sich auf die Boykottierende).* Ich habe das Gefühl, dass ich das Mädchen schützen muss *(ihre Haltung und ihre Bewegungen deuten darauf hin, dass sie versucht, mit ihrem Körper und ihren Armen eine Barriere zu bilden, um sie zu trennen, damit die Boykottierende nicht mit dem Mädchen in Kontakt kommt).*

Mädchen: Ich habe einen Impuls, ich möchte sie beide schubsen, und eintreten können.

Carmen: Fühlst du dich ausgeschlossen?

Mädchen: Ja, ich bin die ganze Zeit am Rand, und jetzt habe ich Lust, reinzugehen und das zu tun... *(Und sie schiebt sie, bis sie in der Mitte des Raumes ist. Irgendwie manifestiert sich das, was heute Morgen bei Laura passiert war, als sie einen Geistesblitz hatte).*

Carmen: Wir sehen, dass es eine Menge Schwierigkeiten zwischen dem Mädchen und der Boykottierenden gibt, es ist dort, wo es schwierig ist, sie stören sich gegenseitig sehr, und die Resolute ist in der Mitte ...

Laura: Ja, ich lösche ständig Brände.

Mädchen: Es passiert was, hier fühle ich mich nicht mehr wie ein kleines Mädchen ... Ich habe mich eh nicht wie ein kleines Mädchen gefühlt, aber jetzt hier werde ich stärker und ich würde sie körperlich rausschmeißen *(sie bezieht sich auf die Boykotteurin. Man kann das sehr gut an ihrer Haltung sehen, viel aufrechter, mehr auf dem Boden stehend, den Blick offen, den Kopf erhoben).*

Resolute: Ich hingegen bin mir jetzt nicht mehr so ganz im Klaren darüber, wen ich vor wem zu schützen habe ...

(Hier ist eine spürbare Veränderung in der Dynamik zwischen den Dreien zu beobachten).

Carmen: Interessant!

Resolute: Der Kontakt hier ist nicht mehr so wie vorher, er ist viel erträglicher, einfacher, und ich habe eher das Gefühl, die Boykottierende vor dem Mädchen zu schützen.

Carmen: Was ist bei der Boykottierenden los?

Boykottierende: Ich halte mich zurück, aber ich würde gerne mit ihr *(dem Mädchen)* kämpfen, denn es ist, als ob sie nach mir sucht ...

Carmen: Und wie ist es für dich, das alles zu sehen, Laura?

Laura: Was sie gerade gesagt hat, verwirrt mich: dass das Mädchen an Stärke gewinnt und die Resolute nicht so klar ist, ist verwirrend. Dass das Mädchen nicht so ein Mädchen ist und die Boykottierende nicht so eine Boykottierende, sie versteckt sich oder schützt sich ...

Die Verwirrung, die Laura zum Ausdruck bringt, hat damit zu tun, dass die Vertreter beginnen, eine andere Realität zu zeigen als die, die sie bisher sehen konnte. So erscheint ein Anteil beispielsweise nicht mehr als „Boykotteurin", sondern als bedürftige Person, die Unterstützung und Schutz sucht. In diesem Zusammenhang ist auch zu erwähnen, dass die zu Beginn gewählten Namen bestimmte Eigenschaften und Merkmale der Anteile beschreiben und damit zu tun haben, wie der Klient sie sieht. Sie können sich im Laufe der Aufstellung oft ändern, wenn die Anteile sich von ihrer Last befreien. In diesem Sinne sind sie vorläufige Namen. Sie mitten in der Arbeit zu ändern, kann jedoch zu Verwirrung führen.

Carmen: Wenn du die Boykotteurin von hier aus betrachtest, welche Gefühle löst sie in dir aus, was fühlst du ihr gegenüber?

(Mit dieser Frage möchte ich herausfinden, von welchem inneren Ort aus Laura diesen Anteil betrachtet. Von einem anderen Anteil aus, der

darauf reagiert? Oder ist es von einem Ort aus, der näher am Selbst liegt, wo sie sie mit Interesse und Mitgefühl betrachten kann?)

Laura: Es ist keine Wut, es ist auch kein Leid ... vielleicht ist es das Erkennen eines Anteils, den ich nicht beachtet habe ... Und zu sehen, wie sie sich jetzt verhält, sogar noch mehr ... *(Sie bezieht sich darauf, dass die Boykotteurin, während ich sie gefragt habe, ihren Kopf auf den Rücken der Resoluten gelegt hat, als ob sie Ruhe und Schutz sucht). Lauras Antwort deutet für mich darauf hin, dass sie ein echtes Interesse an dem boykottierenden Anteil hat und gleichzeitig feststellt, dass sie ihn vernachlässigt hat. Sie scheint zu begreifen, dass sie nicht wirklich viel über diesen Anteil weiß.*

Carmen: Sie sucht nach Unterstützung ... jetzt kümmert sich die Resolute um sie, und das macht Sinn. In gewisser Weise ist es das, was jetzt in deinem Leben passiert. Dein resoluter Teil ist weniger in Aktion und gibt dem boykottierenden Teil mehr Raum. *(Bei dieser Intervention beziehe ich die Dynamik der Aufstellung auf das, was sie in ihrem Leben gerade erlebt, damit sie besser verstehen kann, was wir sehen).*

Während dieses Austauschs kann man sehen, wie die Beziehung zwischen der Resoluten und der Boykottierenden leichter und fließender wird, die Haltung der Resoluten wird entspannter, bequemer. Die Boykottierende stützt sich mehr und mehr auf sie, die Resolute beginnt zu lächeln.

Carmen: Jetzt lächelt die Resolute, siehst du das? Was passiert in der Resoluten?

Resolute: Ich fühle mich hier sehr wohl, ich fühle mich warm.

Boykottierende: Ich habe das Gefühl, dass hier etwas fehlt (zeigt auf ihre rechte Schulter).

Carmen: *(an Laura gewandt)* Wenn sie das sagt, was löst das in dir aus?

Laura: Was ich vorhin sagte, es ruft dieses Gefühl der Leere hervor, jemand, der mich unterstützt, das könnte meine Mutter sein, aber sie war es auch nicht, das Fehlen von jemandem, der mir überlegen ist.

Carmen: Ok ... Als die Boykottierende dies zum Ausdruck brachte, wollte ich dir gerade vorschlagen, ob du in die Aufstellung hineingehen magst.

Laura: *(denkt einen Moment nach)* Ja, das ist gut.

Carmen: Wenn du hineingehst, lass dich gehen, es gibt kein Programm ... fließe mit ihnen, jede von ihnen ist ein Teil von dir.

An diesem Punkt soll mein Vorschlag an die Klientin, in die Aufstellung zu gehen, die Integration dessen, was bisher gezeigt wurde, erleichtern. Und da meine Wahrnehmung von Laura und ihre bisherige Reaktion mir zeigen, dass sie die Aufstellung von einem Ort aus beobachtet und lebt, der dem Selbst nahe ist, ist es die beste Option, dass sie selbst in diesen Prozess eintritt. In Situationen, in denen sich der Klient nicht an diesem Ort befindet, wäre eine andere Möglichkeit, einen Stellvertreter des Selbst einzuführen, wobei zunächst mit dem Klienten geklärt werden sollte, ob er/sie weiß, was wir damit meinen.

Laura betritt die Aufstellung und geht zuerst auf das Mädchen zu, das sie liebevoll anschaut. Das Mädchen nimmt sie schnell bei der Hand, und man kann sehen, dass sie sich bei ihr sehr wohl und sicher fühlt; sie hat den Platz gefunden, den sie gesucht hat.

Laura: Ich sehe sie als sehr vollständig an, gut beieinander *(in Bezug auf die Resolute, die tatsächlich gut auf dem Boden steht und eine aufrechte und feste Haltung hat).*

Carmen: Sie ist stark! Wie ist es für dich, sie zu sehen?

Laura: Ich sehe sie gerne an und denke gleichzeitig: „Mein Gott ...".

Carmen: Was meinst du?

Laura: Was sie hält! *(Dieser Ausdruck der Klientin zeigt, dass sie sich der großen Anstrengung bewusst ist, die dieser Teil unternommen hat. Eine Anstrengung, die in zwei Richtungen gegangen ist: nach außen, um andere zu unterstützen und zu lösen, und nach innen, um – wie in der Aufstellung gesehen – zuerst den Kind-Anteil und dann den Boykott-Anteil zu unterstützen).*

Carmen: Ja, sie hat sich sehr viel Mühe gegeben! Wenn du es für angemessen hältst, kannst du so etwas sagen wie: „So viel Mühe braucht es nicht mehr".

Laura ist innerlich bewegt und sagt das.

Carmen: „Du kannst dich auch ausruhen".

Laura: *(bewegt)* „Du kannst dich auch ausruhen". *(Resolute ist erleichtert, diese Worte zu hören, aber ihre Haltung ändert sich noch nicht).*

Carmen: Ich vermute, dass wir uns um die Boykotteurin kümmern müssen, die auf sie angewiesen ist, damit sie sich ausruhen kann.

Laura: Ja.

Laura nähert sich der Boykotteurin, die hinter der Resoluten steht und deren Kopf auf ihrer Schulter ruht. Sie stellt sich hinter sie und legt ihre Hand auf die Schulter der Boykotteurin, genau dort, wo sie geäußert hatte, dass ihr etwas fehle, und dabei ist bei dieser Vertreterin eine große Veränderung zu beobachten: Ihre Muskulatur lockert sich, ihr Gesichtsausdruck wird weicher und man sieht, wie sie in dieser Berührung ruht, die sich in eine Umarmung verwandelt, die sie hält. Jetzt lehnt sie sich an Laura. Beide sind gerührt.

Während dies geschieht, nimmt die Resolute etwas Abstand, trennt sich von den beiden und streckt sich, lockert sich, streckt ihre Arme aus, um mehr Raum einzunehmen, in einer ausladenden Bewegung. Ihr Gesicht entspannt sich, wird weicher und lächelt.

Carmen: Was geschieht im resoluten Anteil?

Resolute: Frei! Ich fühle mich frei! Und mit Wärme in meinen Händen. Und ich fühle mich jünger ... kleiner, jünger!

Carmen: Sie ist eine von denen, die sehr schnell erwachsen werden mussten, zu schnell ... Und was ist mit dem boykottierenden Anteil?

Boykotteurin: Ich fühle mich klein, sehr klein. Ich möchte nur so sein, gehalten werden, gehalten werden ...

Carmen: Mein Eindruck ist, dass sie die Jüngste der Dreien ist. Die Mädchenrolle ist auch ein Mädchen, aber nicht so klein...

Laura: Ich habe das Gefühl, dass, ohne zu wissen, dass sie kleiner sein könnte, hier eine große Last liegt ...

Lauras Wahrnehmung deckt sich mit meiner. Von Anfang an wurde dieser Anteil am wenigsten gesehen und am wenigsten beachtet, bis Laura damit in Kontakt kam. Auch hat dieser Anteil von Anfang an nur nach Unterstützung gesucht, nach jemandem, an dem sie sich ausruhen und der sie stützen kann. Ohne die Erfahrungen oder die Geschichte dahinter zu kennen, hat sie Zerbrechlichkeit und ein tiefes Bedürfnis nach Begleitung gezeigt. Man könnte von einem verbannten Teil sprechen, denn bis jetzt war sich Laura diesem und seiner Bedürfnisse nicht bewusst.

Carmen: Ja, ich habe den Eindruck, dass dies der am meisten schmerzende Anteil ist.

Laura: Wie alt kann er sein?

Carmen: Wir fragen sie. *(An die Boykotteurin gewandt)*: Hast du ein Gefühl dafür, wie alt du bist?

Boykotteurin: Etwa zwei Jahre.

Carmen: *(zu Laura)* Wenn du es für angebracht hältst, sag sowas wie: „Jetzt sehe ich dich, ich bin bei dir, ich bin für dich da".

Laura tut dies, und die Boykottierende fühlt sich in ihren Armen immer wohler.

Carmen: Das andere Mädchen, wie geht es dir? *(Die ganze Zeit über hält das Mädchen Lauras andere Hand).*

Mädchen: Ich bin ruhig ...

Carmen: Hast du deinen Platz bei ihr gefunden?

Mädchen: Ja, beginne mich auszuruhen ...

Die Resolute, die die meiste Zeit mit geschlossenen oder halbgeschlossenen Augen verbracht hat, hat sie nun geöffnet und schaut mit großem Interesse auf die Klientin, die den boykottierenden Teil hält und den Kinder-Teil an der Hand führt.

Carmen zur Resoluten: Jetzt hast du deine Augen geöffnet.

(zu Laura) Wäre es sinnvoll, diesem Anteil für seine Bemühungen zu danken?

Laura: Puh, das macht Sinn! *(bewegt)* Vielen Dank!

Carmen: Sag ihr: „Jetzt kümmere ich mich um sie".

Laura zur Resoluten: Jetzt kümmere ich mich um sie.

Diese Worte sorgen für noch mehr Erleichterung bei der Resoluten.

Carmen zu Laura: Wie geht es dir jetzt, wie fühlst du dich?

Laura: Bewegt und ausgeruht... und auch überrascht, dass sie aufgetaucht ist (*sie bezieht sich auf den Boykott-Teil)* und dass sie 2 oder 3 Jahre alt ist... Ich hatte mir einen älteren Anteil vorgestellt ... Ich verstehe, dass es da eine Lücke gab, die ich nicht berücksichtigt habe, ich hatte ein älteres Mädchen vor Augen.

Carmen: Von diesem Alter haben wir auch keine expliziten Erinnerungen, wir haben nur noch diese Empfindungen, Gefühle, implizierte Erinnerungen.

Laura: Ich hätte nicht gedacht, dass sie so klein ist ... Ich bin sehr überrascht.

Resolute: Ich habe das Gefühl, dass ich spielen gehen will!

Carmen: Fantastisch! Statt zu arbeiten, hört sich Spielen gut an, nicht wahr?

Laura: Das war eines der Dinge, die sie mir nicht erlaubten, Spielen zu gehen. Weil man Dinge tun musste …

Es vergehen einige Minuten, in denen Laura und die drei Vertreter einfach nur das Gefühl des Wohlbefindens genießen, das sie jetzt in sich tragen.

Carmen: Ok, lassen wir es da.

Alle setzen sich.

Carmen zu Laura: Da es neu war, diesen ganz jungen Anteil zu sehen, wird es wahrscheinlich in Ordnung sein, sich selbst mehr fühlen lassen, was von diesem Anteil, von diesem Alter, von diesem Moment in dein Leben kommen könnte. Sei einfach weiter in Kontakt damit, höre weiter darauf.

(Diese Aufforderung, in Kontakt mit diesem Teil zu bleiben, den sie entdeckt hat, scheint mir wichtig, um den Prozess des Sehens und Integrierens zu unterstützen, und auch als eine Möglichkeit, ein neues neurologisches Netzwerk zu konsolidieren. Es wäre durchaus möglich, dass in den folgenden Tagen Erinnerungen oder Empfindungen auftauchen, vielleicht mittels Träumen, die mit den Erfahrungen dieser Phase zusammenhängen).

Laura: Ich hatte das Gefühl, dass das Kind eingeschlossen war, ich sah es, als wäre es in etwas eingeschlossen… eingekapselt, geschützt. Ich konnte mir nicht vorstellen, dass sie so klein war … bin überrascht. Danke!

Reflexion über diese Aufstellung

Der interessanteste Aspekt dieser Aufstellung, der Laura sicherlich am meisten beeindruckt hat, ist das, was sich in der „Boykottierenden“ gezeigt hat. In der Beschreibung der Klientin zu Beginn und im Namen, den sie ihr gab, können wir eine gewisse negative Sichtweise ihr gegenüber erkennen. In der Schilderung ihrer inneren Dynamik war dies der Anteil, den sie am wenigsten verstand, den sie als störend empfand und den sie besser verstehen wollte.

Was jedoch von Anfang an in ihr zu sehen war, war Passivität und der Wunsch, unterstützt zu werden. Wenn wir uns in die Lebensspanne versetzen, auf die sich die Stellvertreterin bezog, etwa zwei Jahre, was könnte ein Kind in diesem Alter dazu bringen, sich so zu fühlen? Sicherlich könnte man eine gewisse Vernachlässigung, eine gewisse Verlassenheit vermuten. Wie die Klientin es ausdrückt, erinnert sie sich nicht an Extremsituationen („wir waren keine zerrüttete Familie"). Gleichzeitig scheint es nicht so, als ob es seitens ihrer Eltern genügend Aufmerksamkeit und Unterstützung gegeben hätte, die ein zweijähriges Kind gebraucht hätte. Was Laura an einer Stelle als Faulheit beschreibt, erscheint im Lichte der Aufstellung in Wirklichkeit eher als ein sehr kindlicher Teil mit einem Mangel an Unterstützung und Ermutigung, sich dem Leben zu stellen.

Interessant ist auch, dass dieser Anteil jetzt mehr zum Vorschein kommt als in den Vorjahren, wie Laura sagt. Jetzt, wo der resolute Teil weniger aktiv ist, tritt dieser Teil mehr in Erscheinung. Der resolute Anteil war für die Aufrechterhaltung der Stabilität zuständig, konzentrierte sich auf das Äußere, war ein großer Macher und Kümmerer für andere und drängte so die eigenen bedürftigen Anteile in die Vergessenheit. Aber im jetzigen Moment im Leben, in dem es mehr vitale Reife gibt, ist dies nicht mehr so notwendig, und wenn diese Strategie gelockert wird, kann der verbannte Teil, der gedeckelt wurde, ans Licht kommen.

Ein weiterer interessanter Aspekt ist, dass ihr Impuls, tiefer zu blicken, vom Anteil des Kindes ausgeht. Zu Beginn der Aufstellung spricht Laura von einem ungeschützten Kind, aber das Bild, das ihr erscheint, ist das eines älteren Kindes, irgendwo zwischen Kind und Jugendlicher: Sicherlich gibt es dort ein weiteres Kapitel der Schutzlosigkeit. Und es ist der Wunsch, diesem Gefühl der Schutzlosigkeit auf den Grund zu gehen, der sie dazu bringt, eine Aufstellung zu machen. Offensichtlich hat dieses ältere Mädchen mehr Ressourcen, in der Aufstellung wird sie mit Energie und Kraft und mit der Fähigkeit zur Selbstversorgung gesehen. Die Ressourcen sind größer, aber das Gefühl des Alleinseins ist das gleiche. An einem bestimmten Punkt des Prozesses sehen wir, wie sie um den Schutz des resoluten Teils konkurrieren, denn beide sind hungrig danach, versorgt zu werden.

Nur Laura kann diese Versorgung leisten, heute ist sie die Einzige, die das kann. Und wie wir in der Aufstellung gesehen haben, kann sie es.

VIELE VON UNS

Aber als ich den Unerschrockenen fragte,
bekam ich den faulen alten Mann,
und deshalb weiß ich nicht, wer ich bin.
Ich weiß nicht, wie viele es von uns gibt oder geben wird.
Ich würde gerne eine Glocke läuten
und mein wahres Ich zum Vorschein bringen,
denn wenn ich mich brauche,
darf ich nicht verschwinden.

Paul Neruda

Judit Climent

Zum ersten Mal Flügel bekommen

„Alles zeigt sich, wenn es dem Licht ausgesetzt wird,
und was dem Licht ausgesetzt ist, wird zu Licht."
San Pablo

Der Anfang

Vor über einem Jahr begann ich eine ungewöhnliche Reise: Eine Therapie, mit Umsicht angeleitet von Mario C. Salvador, einem der führenden Spezialisten für die Behandlung von Traumata. Ich möchte hier die Elemente hervorheben, die der Schlüssel zu meinem neuen Wohlbefinden waren. Zuerst möchte ich meinem Begleiter und Mentor Mario danken. Ich habe mich von ihm in jedem Moment sehr gut begleitet gefühlt, mit der Sorgfalt und Kompetenz, die eine solche Reise nach innen braucht. Während meiner Therapie hat Mario mich in die unwirtlichsten Ecken meiner Existenz geführt: in mein Innerstes und zu den Spuren, die meine traumatischen Erfahrungen dort hinterlassen haben.

Ich hatte einen Großteil meines Lebens damit verbracht, meine Verletzungen nicht zu spüren oder allzu sehr wahrzunehmen. Oft habe ich wie in einem Traum gelebt, halb abwesend, den Schmerz verdeckend, ihn ignoriert, meist in einem Zustand des reinen Überlebens.

Vor Jahren beschloss ich, eine Psychotherapie zu machen, und obwohl ich in vielerlei Hinsicht beträchtliche Fortschritte feststellen konnte, hatte ich das Gefühl, dass ich der Ursache meiner Leiden noch mehr auf den Grund gehen musste. Ich wollte dorthin gelangen, wohin noch niemand zuvor mit mir gewesen war.

Die Zeit war reif, ich hatte den nötigen Mut mich dorthin zu begeben, doch mir fehlte der „Kapitän“ für die Expedition in mein Innerstes. Hierzu eine Anmerkung: Ich bin der Meinung, dass es bei dieser Art von Therapie notwendig ist, dass der Therapeut über Fähigkeiten verfügt, die über das übliche Niveau hinausgehen. Fähigkeiten, die man nicht in therapeutischen Ausbildungen lernen kann. Für mich ist das „Plus“, auf das ich mich beziehe, die Gabe, die dazu führt, dass der Therapeut in der Lage ist, diese tiefen Bereiche mit Sorgfalt zu erschließen.

Zur Methode

Mario wandte das an, was ich „Seelenchirurgie“ nenne. Ein Ausdruck, der mir in den Sinn kam, als ich erstmals die Arbeit von ihm und Carmen Cuenca kennenlernte. Beim Beobachten ihrer Studien konnten wir uns mit den umfangreichen Kenntnissen, Fortschritten und Erfahrungen in der Traumabehandlung befassen. Wir vertieften uns in den Aufbau und die Anwendung einer von den beiden entwickelten Integrationsmethode, die das Wissen der wichtigsten aktuellen psychotherapeutischen Modelle vereint und die die beiden sehr erfolgreich in die therapeutische Arbeit eingebracht haben.

Im praktischen Teil der *Aleceia-Methode*-Ausbildung gibt es Schüler/Teilnehmer, die sich als Probanden zur Verfügung stellen. Auf diese Weise konnte ich die Arbeit von Mario und Carmen beobachten. Ich war tief beeindruckt, wie sie auf eine behutsame, feinfühlige und respektvolle Art und Weise, frei von jedem Urteil und mit großem Vertrauen, Menschen dabei halfen, an den Ursprung ihres Schmerzes zu gelangen. Sie verschafften ihnen Zugang zu ihren Erfahrungen, oft aus der Kindheit, zu ausgeblendeten oder verletzten Anteilen, und halfen ihnen, sich dem Erkennen ihrer Bedürfnisse und der sich anschließenden Heilung zu öffnen.

Ich habe die „Kunst“ gesehen, mit der sie Menschen dabei begleiten, sich diesen sensiblen Orten annähern zu können, indem sie sich ganz auf die Personen einstellten und mit großer Offenheit, Vertrauen, Mitgefühl und mit viel Zuneigung und Respekt auf sie zugehen. Beide Therapeuten wussten genau, was sie wann und wie sagen mussten. Und auch wann es angemessen war zu schweigen. In der Schilderung der Klienten wiesen sie auf Ausdrücke oder Gesten hin, die sie hervorheben wollten, als Hinweise darauf, was für diese Person so wichtig war, um gesehen und verstanden zu werden. Durch dieses Erkennen begleiten sie die Person zu ihren im Dunkeln verborgenen Seiten zu gelangen, um schließlich mit ihrem eigenen Licht zu sehen, was dort verborgen war.

Ihre innovative und aufschlussreiche Methode besteht vor allem darin, Körperempfindungen und das, was diese über das Wesen der Klienten zum Ausdruck bringen, also ihre somatischen Signale, nutzen, um tiefer zu gehen und Wege zu finden, um zum Kern des Themas zu gelangen.

Das Eintauchen in meine Abgründe

Nun hatte ich den Spezialisten gefunden, den ich brauchte. Hand in Hand mit Mario begann ich diesen Weg zu beschreiten, der für mich weit über das hinausgeht, wohin man in der Außenwelt reisen kann, und der mich in die entlegensten Winkel meines Wesens, meines Lebens und das meiner Vorfahren führte. Zum ersten Mal hatte ich den Mut, die Orte in mir aufzusuchen, die ich allein wahrscheinlich nie hätte bereisen können. Es war ein Weg der Heilung und jedes Mal, in jeder Sitzung und auch zwischen den Sitzungen, brachte er neue Herausforderungen und somit neue Erkenntnisse mit sich. Am Anfang waren sie eher mysteriös und teilweise schmerzhaft, aber zunehmend bewegte ich mich in klarere, schöne, heilende und sogar magische Bereiche.

Die Therapie ermöglichte es mir, die nötigeAufmerksamkeit für mein inneres und äußeres Selbst zu entwickeln, indem ich lernte, meinen Alarmzustand runterzufahren. Ich entwickelte das, was Eckhardt Tolle sagt: „Sei immer der aufmerksame Wächter deines inneren Raumes." Ich wurde mir mehr und mehr bewusst, was in jedem Moment mit mir geschah, und das erlaubte mir unter anderem, freier zu entscheiden, wie ich in gewissen Situationen reagiere, in denen ich zuvor nur im Überlebensmodus reagiert hatte.

Ich war auch in der Lage, meine kreative, fantasievolle, visuelle und kommunikative Seite zu zeigen, die ich jahrelang verstecken musste, um sie zu schützen. Dank der Therapie kamen meine natürlicheren Charakterzüge zum Vorschein, die zuvor unter meinem Schmerz verborgen lagen, und gaben mir folglich ein Gefühl dafür, wer ich wirklich bin. Die Form der Bilder, Schriften, Ressourcen … kamen aus meinem Innersten, aus meinem Bauch, aus meinem wahren Selbst. Ich fühle mich immer mehr in der Lage, mit meinem wahren Selbst verbunden zu sein und auch mit dem, das viel größer ist als ich.

Es fällt mir nicht leicht, das Folgende in Worte zu fassen, da das Erlebte oft komplexer und abstrakter ist, als dass der Verstand es beschreiben kann. Doch eines kann ich mit Sicherheit sagen: Die befreiende Wirkung, die die Therapie auf mich hat, ist eines der wertvollsten Dinge, die ich je in meinem Leben gefühlt habe.

In Verbindung mit mir selbst

„Angst, Furcht, Wut … entstehen aus der Trennung von uns selbst; aus der Illusion heraus, dass unser Wert davon abhängt, dass andere uns anerkennen, akzeptieren und lieben. Dies impliziert eine Verschiebung unseres Bewusstseins. Das Selbst, der Verstand, muss begreifen, dass es sich eben nur um eine Verschiebung des Bewusstseins handelt. Wenn das Selbst das verstanden hat, kann es sich diesem Verständnis hingeben. Das Leben gibt uns immer wieder Hinweise dafür, um zu erkennen, zu lernen, dass wir die Verantwortung für die Dinge haben, die uns wiederholt passieren, damit wir aus diesem Kreislauf erwachen können. Hürden sind dazu da, um überwunden zu werden und daran zu wachsen. Jeder Konflikt gibt uns die Möglichkeit, uns selbst neu zu bestätigen, uns selbst zu entdecken, um zunächst zu differenzieren und dann uns selbst zu transzendieren.“ (Salvador, 2016, S. 257).

Auf meiner „Reise“ habe ich mehrere Gefährtinnen, in Form von inneren Anteilen meiner selbst getroffen, kennengelernt und beigestanden. Es waren Anteile, die sich in mir völlig allein und unverbunden fühlten. Sie waren da, verloren und verängstigt, unsichtbar, ohne Hoffnung, dass irgendjemand sie wahrnehmen, geschweige denn, ihnen zu Hilfe kommen könne. Nie zuvor war jemand in der Lage, sich um sie zu kümmern, sie zu verstehen, bis ich sie aus ihrer Dunkelheit herausholen konnte. Mit der Zeit haben wir Freundschaft geschlossen. Wo vorher nur trostlose Herzen und ein „Nichts“ war, füllen wir seit Beginn meiner Therapie ein wunderbares „Ganzes“ aus.

Die meisten von meinen inneren Anteilen sind klein und orientierungslos gewesen, denn sie mussten ihr Licht und ihre Fantasie gut versteckt halten, um sie nicht zu zerstören. Diese Anteile besitzen Eigenschaften, die ihre Eltern nicht sehen oder ihnen gegenüber zum Ausdruck bringen konnten, denn wenn sie sich in ihrem wahren Sein gezeigt hätten, wären sie ein hohes Risiko eingegangen.

Durch die Therapie konnte ich sie retten und ihnen all die Heilung und Aufmerksamkeit bieten, die sie nie zuvor erfahren hatten. Meine inneren Anteile fühlen sich wie neugeboren und müssen nichts mehr verbergen, denn die Gefahren sind vorbei und ihr Mut wird ihnen nie mehr genommen. Denn von jetzt an gibt es eine erwachsene Judit, die von Tag zu Tag immer mehr mit ihrem (essenziellen) Selbst in Berührung kommt, und sich selbst liebevoll kennenlernt, umarmt, zuhört, beschützt und auf ihre eigenen Bedürfnisse und Wünsche eingeht.

Heute kann ich mich selbst verstehen und dadurch aufhören, mich aufgrund meiner schmerzhaften Erfahrungen zu verurteilen. Ich habe jetzt Verständnis für diese verletzten und kindlichen Anteile in mir, die von Zeit zu Zeit immer noch – in Form von unangemessenen Reaktionen – an die Oberfläche treten. Was sich in mir verändert hat, ist die Tatsache, dass ich sie nicht mehr ignoriere, ablehne oder verurteile, sondern verstanden habe, dass sie in meiner Kindheit eine sehr wichtige Funktion hatten, und zwar die des psychischen Überlebens.

Seit Beginn meines therapeutischen Prozesses haben sie das Gefühl, dass endlich jemand für sie da ist und ihnen die Schönheiten des

Lebens zeigt, von deren Existenz sie zwar ahnten, die sie aber nie wirklich erleben durften. Gleichzeitig waren sie fähig, auszudrücken, wovor sie sich fürchteten, und spürten, dass jemand eine Antwort auf ihre Ängste hatte, eine gesunde Antwort in Form von einer mitfühlenden, nicht überstürzten und anspruchslosen Heilung. Das ist ein Gefühl von absoluter Sicherheit, ich fühle mich gehalten und kann mich in meiner Vielfalt so zeigen, wie ich bin.

Geschrieben am 15/07/20 (vier Monate nach Beginn der Therapie):

Meine lieben Mädchen, ich bin für euch alle da, um eurer Leid zu heilen, euch voller Mitgefühl zu umarmen und euch jetzt und immer ein Nest zu bieten, eingelullt, warm und mit Zuneigung gefüllt. Mädels, ihr könnt aufhören zu leiden, die Feste gehen weiter, wir sind ein eingespieltes Team, denn wir können jetzt tief in uns hineinsehen, dort wohin noch nie jemand zuvor hingeschaut hat. Ihr müsst euch vor nichts mehr fürchten, denn die Zuneigung, von der ihr befürchtet habt, dass sie euch entzogen wird, ist jetzt ganz für euch da und zunehmend fähig, euch zu verstehen und zu lieben. Und es gibt keine Strafe mehr, denn ich bin eine sichere und starke Beschützerin, vor wem auch immer.

Mädchen, ihr seid wunderbar, so wie ihr seid, mit tausend zauberhaften und unvergleichlichen Eigenschaften. Ich helfe euch dabei, alle Wunden zu heilen, eure Lebensgeister zu erwecken, Schlachten zu gewinnen, den Himmel zu bereisen und Universen zu erkunden.

Der Verlauf der Therapie

Um zu veranschaulichen, wie diese Therapie funktioniert, erzähle ich im Folgenden den Ablauf von zwei Sitzungen, die zu einem bedeutenden Durchbruch in meiner Heilung führten. Im Anschluss an jede Sitzung beschreibe ich die daraus entstandenen Nutzen.

Februar 2021:

Zu Beginn erzähle ich dem Therapeuten, dass ich erkannt habe, dass ein Teil von mir sich immer in irgendjemanden verliebt. Es gibt keine „Auszeit" des Verliebtseins und somit für mich keine Zeit des Alleinseins. Ich habe bemerkt, dass ich auf diese Weise immer die Leere, die ich in mir spüre, mit externen Ablenkungen fülle. Die Antwort von Mario: „Wenn ich es richtig verstehe, gibt es diesen Teil von dir, der sich immer wieder verliebt, und der ein Weg war, dich lebendig zu fühlen und eine Leere zu füllen?" Ich nicke.

Er fährt fort: „Dafür kannst du ihm dankbar sein. Aber wir wissen auch, dass diese Leere nicht geheilt, nicht erfüllt wurde. Wenn es immer jemanden von außen braucht, dann liegt das daran, dass sie immer noch verwundet ist, nicht wahr?"

Ich stimme ihm zu. Dann bittet er mich, diesem Teil vorzuschlagen, in diese Leere einzutauchen: „Kannst du diese Leere wahrnehmen, kannst du sie benennen?" Ich bemerke eine gewisse Anspannung im Kiefer und er sagt mir, ich solle dieser Anspannung sagen, sie müsse etwas warten. Stattdessen fordert er mich dazu auf, die Dimension des Mitgefühls in mir zu suchen. Er bittet mich, zu beobachten, wo ich es spüren kann, und ich antworte ihm: „In meinen Armen."

Gleichzeitig suche ich mit meinem Blick – auf der Spitze des Pointers ruhend – danach, denn so wird „Brainspotting" angewandt: die Augenposition greift auf das neurologische Netzwerk zu, mit dem die jeweilige Erfahrung oder Emotion verknüpft ist. Als ich den Punkt gefunden habe, an dem ich mich am besten mit meinem Mitgefühl verbinden kann, schlägt er vor, dass ich den Teil, der die Leere fühlt, auffordere, dazuzukommen: „Lade ihn dazu ein, all das auszudrücken, was in diesem Gefühl der Leere steckt, oder dich dorthin zu bringen, wo es festgefahren ist."

Dieser Teil ist voller Wut und Abscheu, Wut über das Sklavendasein, über die Ungerechtigkeit, über die Misshandlung. Er will frei sein, sich von aller Unterdrückung befreien und nie wieder jemanden ertragen müssen, der ihn schlecht behandelt. Er sagt, dass er sehr wütend darüber ist, dass er sein wahres Ich unterdrücken muss, sich verstecken muss, dass er immer klein beigeben muss, und dass er gezwungen ist, den schlechten Umgang

mit anderen zu ertragen. Er will schreien können, sich ausdrücken, wann und wie er will, sich als Person fühlen. Er fordert, dass er seine Rechte bekommt und sagt alles, was er als Kind nicht verbalisieren konnte. Er sagt, er fühle sich sehr machtlos und müsse sich abkoppeln, um nicht mehr leiden zu müssen. Er will frei sein und sich von niemandem mehr etwas gefallen lassen. Ich höre ihm zu, er ist verzweifelt und wütend.
Der Therapeut sagt mir, ich solle nicht mit ihm streiten, sondern ihn so lassen, wie er ist.
Ich weine lange und viel; er sagt mir, ich solle den Anteil weiterhin willkommen heißen und aus meinem Mitgefühl heraus all den Schmerz anhören, der sich hinter so viel Wut verbirgt, und ihm helfen, indem ich in diesen Schmerz sanft hineinatme. Er sei noch da, weil er mir das alles nie sagen konnte, erklärt er. Ich fahre fort, den Schmerz in meinen Tränen herauszulassen. Ich erzähle, dass das kleine Mädchen sagt, sie wolle nicht mehr zurück in diese riesige Angst, dass sie es nicht mehr aushalte.
Der Therapeut schlägt vor: „Versichere ihr, dass wir deswegen da sind, sag ihr, dass das der beste Weg ist, um diese Angst dazu zu bringen, all das auszudrücken, was sie nicht ausdrücken konnte. Stell ihr deinen Körper zur Verfügung, damit sie sich dieser Angst nähern und in ihr sein kann. Kannst du sie spüren?“
Ich antworte: „Ich fühle den Schmerz, den enormen Schmerz.“
Darauf antwortet er: „Dann lass uns zuerst zum Schmerz gehen. Richte deinen mitfühlenden Blick darauf, höre auf alles, was dieser Schmerz ausdrükken will.“
Ich antworte: „Die Misshandlung! Und sie aushalten zu müssen, das ist so unfair!“
Der Therapeut fügt hinzu: „Das ist ganz sicher unfair. Es ist das Leben einer Sklavin, die sich alles gefallen lassen muss und sich nicht beklagen darf. Sie kann nie sie selbst sein.“
Ich sage, dass der Schmerz wirklich will, dass es aufhört. Der Therapeut schlägt vor: „Bestätige ihr (dem verletzten Mädchen in ihr), dass es tatsächlich vorbei ist. Du bist ein klarer Beweis dafür, dass sie aus dieser Hölle heraus ist. Und sag ihr, dass du jetzt mit deinen 47 Jahren kommst, um ihr zu helfen all die Wunden zu heilen, die noch übrig sind. Gib ihr den Raum,

damit dieser Schmerz alles ausdrücken darf, was er in sich trägt, und heiße willkommen, was an die Oberfläche kommen will."

Ich sage: „Sie hat das starke Bedürfnis sagen zu können, was sie will, wann und wie sie will."

Er führt mich: „Gut, und wo ist dieses Bedürfnis, sich auszudrücken? Bringe deine Aufmerksamkeit dorthin und höre ihr zu." Sie drückt alles aus, was sie in diesem Moment sagen wollte, sie lässt die ganze Wut heraus. Ich spüre eine große Erleichterung.

Danach erscheint durch neue Körperempfindungen ein anderes, kleineres Mädchen (innerer Anteil), das sagt, dass es sich endlich von einem Erwachsenen beschützt und geborgen fühlen möchte, dass es das Recht auf Liebe haben möchte. Sie versteht nicht, was sie getan haben sollte, um diese Liebe nicht haben zu dürfen. Sie erklärt, dass sie sich unsichtbar machen musste, um eine Art Schutzschild zu schaffen, hinter dem sie leben musste, und selbst dort kann sie sich nicht sicher fühlen. Sie musste ihre Bedürfnisse auslöschen. Sie möchte, dass die Kriegerin in ihr zum Vorschein kommt. Mario sagt mir: „Wenn die Zeit reif ist, wird die Kriegerin herauskommen. Versichere ihr das."

Das kleine Mädchen erzählt weiter, dass sie jede Situation, in der sie zum Schweigen gebracht wurde, als hilflos und ungerecht erlebte: „Halt wenigstens den Mund, wenn du schon alles verbockt hast! Immer willst du recht haben!"

So war sie gezwungen, zu schweigen und sich zu verstecken, um nicht angegriffen zu werden. Das gibt ihr, wie sie sagt, ein Gefühl von permanenter Bedrohung. Es ist diese tief sitzende Angst vor Aggression, die Angst, dass jeden Moment etwas Schlimmeres passieren könnte, die Angst vor so viel Wut in Form von Drohungen. Die Wut, die ihr entgegenschlug, war für sie wie ein Monster, das sich auf sie stürzen wollte. Sie verlor die Hoffnung, als sie sah, dass niemand da war, um sie zu beschützen, immer und immer wieder. Hilflos, unendlich klein, bedeutungslos ... Plötzlich äußert sie mit Nachdruck (eine heilsame Bestätigung, dass sie sich zum ersten Mal auf diese Weise traut, aus ihrem Versteck hervorzutreten): „Lasst mich in Ruhe! Ich möchte nur mit Menschen zusammen sein, die mich gut behandeln und beschützen. Ich will mich zu Hause frei fühlen, ich will keine Angst mehr

haben." Sie verspürt den starken Wunsch, frei von Angst zu sein und schreit, warum sie niemand beschützt.
Der Therapeut bittet mich, sie da herauszuholen und das zu tun, was jemand für sie aus einem starken Mitgefühl heraus tun sollte. Ich gehe hin und sage meinen Eltern, sie sollen sie in Ruhe lassen, sie müssen sie so respektieren, wie sie ist, und sie frei sein lassen. Ich bringe sie von dort weg an einen schönen, sicheren Ort, an einen Fluss von Bäumen gesäumt, wo wir beide schwimmen können. Sie ist glücklich. Sie bittet mich, ihr Zeit zu geben, damit sie mehr aus ihren Gefühlen, ihrem Schmerz und aus ihrer Leere heraus kann.
Dann kommt eine neue, sehr harte Erfahrung hoch: Sie fühlt sich zerstört, im Dunkeln. Mario sagt, dass ich dort bei ihr bleiben soll, neben ihrem gebrochenen Herzen. Ich begleite sie und fühle mit ihr, lange Zeit und in Stille. Dann sage ich, dass es sich anfühlt, als würde sich alles von Minute zu Minute zusammenfügen, als würden die zerbrochenen Teile zusammengeklebt werden. Mario kommentiert das: „Das ist wie diese japanische Kunst, *Kintsugi*." Durch diesen Kommentar entsteht ein sehr gutes Bild, das mir hilft. Ich fühle großen Frieden in mir. Das bisschen kindliche Verlegenheit, das ich noch in mir spüre, puste ich aus mir heraus, wie ein Drachenfeuer kommt sie heraus. Durch das Freilassen dieser Energie spüre ich, wie Stärke und Kraft in meinen Körper strömen. Ich weiß, dass ich mich verteidigen oder angreifen kann, wenn es nötig ist. Ich spüre die Gewissheit, dass niemand mich je wieder verletzen kann. Ab sofort darf und kann ich mich selbst verteidigen.
Gleichzeitig spüre ich, dass ich das alles jetzt erst mal sacken lassen muss. Nach und nach konnte ich all die Last loslassen, mit der ich lebte: Angst, Schmerz, Scham, Leere, Ekel, all das, was ich so viele Jahre mit mir herumgetragen hatte und was nicht zu mir gehörte. Wenn neue Ängste kommen, vertreibe ich sie. Ich fühle die Leere nicht mehr.
Ich danke allen meinen kindlichen Anteilen dafür, dass sie so harte Dinge durchgestanden haben. Sie antworten mir, dass ich das Recht habe meine Wut auszuleben und so zu sein, wie ich möchte. Dass niemand mehr in der Lage sein wird, irgendeine Art von Gewalt gegen mich anzuwenden, weil ich mich trauen werde, mich zu verteidigen.

Der Teil, der sich immer in irgendjemanden verlieben will, ist ruhiger geworden, reifer.
Mario schlägt vor: „Vielleicht kann er sich in diese Mädchen verlieben."
Als er mich fragte, wie ich mich fühle, antwortete ich: „Ich muss das alles neu ordnen, verdauen", worauf er antwortete: „Vertraue deinem inneren Prozess und lass die Dinge von selbst zur Ruhe kommen. Kümmere dich um dich selbst, vertraue darauf, dass dein System das verdauen wird." Und er schließt mit den Worten: „Gute Arbeit. Tiefgründig. Mutig. Eine weitere tiefe und wichtige Ebene."

Die Auswirkungen der Sitzung

In den Tagen nach dieser Sitzung hatte ich ein angenehmes Gefühl von Leichtigkeit. Es war, als ob mehrere schwere Ketten von mir gelöst worden wären. Dies war auch in den folgenden Monaten der Fall. Ich fühlte mich, als hätte man mir zum ersten Mal Flügel verliehen. So erlebe ich zumindest meine Heilung von dem, was so viele Jahre lang eine enorme Last für mich war. Die Auswirkungen sind für mich mehrere Monate später deutlich zu spüren. Wenn mich jemand mit Worten angreift, kann ich ohne mit der Wimper zu zucken Grenzen ziehen. Ich spüre ein Selbstvertrauen, das mich überrascht, es ist ganz neu und stark in mir. Das macht mich sehr glücklich – der ersehnte Seelenfrieden ist Wirklichkeit geworden.

Neben dieser Facette meines Lebens haben auch andere davon profitiert. Ich habe das Gefühl, dass mein Gerechtigkeitsgefühl in meinem Leben wiederhergestellt worden ist. Das Mädchen in mir und ich, gemeinsam als eine Einheit, sind ungezwungener. Aus meinem Inneren kommt nicht mehr die Unterdrückung, der Glaube, dass ich die schlechten Dinge, die mir passieren, verdient habe und dass ich die Ursache dafür bin. Und die Angst, dass schlimme Dinge jederzeit wieder eintreten könnten, ist in den meisten Momenten meines Lebens nicht mehr da.

Diese hässliche Angst, die mich still und leise wie ein riesiger Schatten begleitete, ist praktisch verschwunden. Ich weiß nicht, ob ich in der Lage bin, die enorme und existenzielle Veränderung, die dies alles mit sich bringt, zu vermitteln, aber ich übertreibe nicht, wenn ich sage, dass ich von einer Menge großem Schmerz nachhaltig befreit bin. Zudem haben sich viele andere einschränkende Aspekte in mir mit *Brainspotting* gelockert. Ich sehe, wie ich mich vorwärts bewege, ohne den Schmerz der blauen Flecken … Ich beobachte, wie die Wunden auf meiner Haut, anfangen zu heilen und sich zu schließen, sodass nur der Hauch einer Narbe zurückbleibt.

Notizen über eine Meditation und eine Sitzung vom Juni 2021:

Meditation

Nachdem ich mehrere Stunden lang von einem starken Gefühl der Einsamkeit überfallen wurde, das mir großes Unbehagen und ein Gefühl des „Verlorenseins" bescherte, unfähig, mich auf irgendetwas um mich herum zu konzentrieren, machte ich eine Meditationsübung. (Ich beschreibe sie weiter unten, um in Kontakt mit dem zu kommen, was mir dieses Unbehagen bereitete.)

Als ich zu Beginn der Meditation meinen Körper und meinen Schmerz beobachtete, konnte ich den kindlichen Teil in mir sehen, der ausdrückte, dass er sich sehr einsam fühlte und zwei Schlussfolgerungen aus diesem Gefühl zog: „Am Ende werden sie dich immer allein lassen." und „Am Ende werden sie dich immer verletzen." Diese Aussagen sind mit viel Angst, Sorge und Dunkelheit verbunden. Hier zeigt sich, wie Überzeugungen und Schlussfolgerungen, zu denen wir zu bestimmten Zeiten kommen, das kontrollieren, was mit uns geschieht, und uns unaufhaltsam zu dem führen können, was wir „vorausgesagt" haben.

Im Verlauf der Meditation war das Mädchen in der Lage, den Schmerz loszulassen, und es war eine heilsame Erfahrung. Gleichzeitig äußerte sie den Wunsch nach weiterer Heilung. Als sie den Schmerz nun in seiner Ganzheit loslassen konnte, gab es für sie Raum, um Ruhe zu fühlen. Ich hatte das Bild eines Strandes aus meiner Kindheit im Morgengrauen vor Augen, wo das Wasser nach einem nächtlichen Sturm ruhig und klar war. Ich spürte Liebe und war fähig, Freude zu empfinden. All dies blieb an der Stelle des Schmerzes, was ein großes Wohlbefinden im Kind und in mir auslöste. Wie Thich Nhat Hanh sagt: „Der Lotus, der aus dem Schlamm unseres Schmerzes aufsteigt."

Die Therapiesitzung

Drei Tage später nahm ich das Thema mit zu meiner nächsten Sitzung. Als ich Mario erzählte, was ich erlebt hatte, fügte ich hinzu, dass mich dieses Gefühl der Verlassenheit zwar schon mein ganzes Leben lang begleitete, ich aber festgestellt hatte, dass ich es im Laufe der Therapie immer seltener spürte.

Dann sagte er mir, dass wir es auf eine etwas andere Weise angehen würden. Er bat mich, diesen Teil, der sich einsam fühlte, der befürchtete, allein gelassen und verletzt zu werden, einzuladen, ihn hereinzulassen, und zu beobachten, wie und wo ich das im Körper spürte. In dem Moment begann ich zu husten und antwortete, dass ich einen Kloß im Hals habe. Er bat mich, die Intensität, mit der ich den Kloß dort spürte, von null bis zehn zu bewerten. Ich antwortete, dass er leicht sei, und bewertete ihn mit einer 2 bis 3. Dann sagte er mir, ich solle meine Aufmerksamkeit für einige Sekunden auf den Kloß im Hals richten. Und wenn ich bereit sei, solle ich meine Augen öffnen und spontan auf den Punkt schauen, an dem ich diesen Knoten, seine Aktivierung, besser spüren könne.

Ich schaute auf die Stelle, an der er mir am meisten auffiel, und musste wieder husten. Diese konkrete Stelle sollte ich mir merken und ihm zufolge würden wir gleich darauf zurückkommen.

Dann sollte ich nach innen zurückkehren und die Judit der Zukunft, befreit von dieser Angst vor der Einsamkeit, anschauen. Die Judit, die unverwüstlich ist und die eine Lehre aus der Einsamkeit gezogen hat. Als ich sie sehen konnte, fragte er, wo ich diese Judit wahrgenommen habe. Ich antwortete, dass ich sie im ganzen Körper spürte, als etwas Ganzes, sehr stark. Er bat mich dann, wieder die Augen zu öffnen und den neuen Punkt zu finden, in dem ich diese Kraft spüren könne. Als Nächstes sagte er mir, ich solle meinen Blick zwischen diesen beiden Punkten hin und her bewegen, geführt von meiner inneren Weisheit und dem Vertrauen darauf, dass meine inneren Prozesse mich für das öffnen, was kommen möchte.

Ich sagte ihm, dass das, was mich verletzte, die Gewissheit dieser Einsamkeit war, die wie ein großes, unbewegliches, widerhallendes Gewicht auf mir lastete, das mir nicht erlaubte, das Gefühl infrage zu stellen,und dass dort alles enden würde und nichts anderes existierte.

Mario antwortete mir, dass ich meinen Verstand als Beobachter, als Forscher meiner inneren Welt benutzen sollte. Ich erforschte diese Welt ein paar Minuten lang. Ich fühlte, wie sehr ich mir wünschte, dieses Stigma abstreifen zu können und diese Last, die mein Leben blockierte, nicht mehr mit mir herumtragen zu müssen. Er riet mir zu der Annahme, dass diese Last in mein Leben getreten ist, um mir etwas wichtiges mitzuteilen, das es mir noch nie habe sagen können ... Ich erklärte ihm mit großer Rührung, dass es um das ging, was er mir in der ersten Therapiesitzung gesagt hatte: „Wenn sich dir jemand nähert, wird er dich verletzen, und damit er dich nicht verletzt, musst du allein sein." Ich sagte ihm, dass diese Verletzung der Schlüssel sei und dass der Satz deshalb so stark sei. Er fügte hinzu: „Sie werden mich immer verlassen und werden mich immer verletzen." Dann sagte ich, dass dieses Gefühl sehr stark in mir ausgeprägt sei, denn trotz allem, was wir bisher in der Therapie erreicht hätten, sei die Einsamkeit immer noch da, denn schließlich seien wir schon viele Jahre mit ihr zusammen.
Er fuhr fort: „Lass uns bei der Einsamkeit bleiben und sie einladen, zu dir zu kommen, um ihr somit die Möglichkeit zu geben, dir zu sagen, was sie dir noch nicht sagen konnte, was sie noch für sich behält. Nimm alles auf, was sie dir sagen will. Wir werden die ganze Zeit bei ihr sein, wir werden sie nicht allein lassen."
Ich hörte eine Weile meiner Einsamkeit zu, ich weinte und dann sagte ich, dass das, was mir am meisten zu schaffen machte, sei die Feindseligkeit meines Vaters. Sie sei der Ursprung von allem; ich erzählte Mario von den Wunden, die mein Vater mir zugefügt hatte. Er bestätigte: „Genau, dieser Vater, der dich immer verletzt hat und der das kleine Mädchen immer allein gelassen hat." (Genau das hat er getan.) Ich fuhr fort: „Er hat mich so verletzt ... Und dann wurde ich weggeschickt und blieb mit diesem großen Schmerz alleine. Und dann noch etwas. „Er konnte nie eine versöhnliche Seite zeigen oder mir wenigstens erklären, warum er wütend geworden war oder was ich falsch gemacht hatte. Ich konnte nie verstehen, was ich falsch gemacht hatte, niemand konnte es mir erklären."
Der Therapeut sagte mir, er könne sich vorstellen, dass ein Kind sich diese Frage stellt: „Was mache ich falsch, warum?"

Ich fuhr fort: „Niemand kam, um mir irgendetwas zu erklären. Es war eine sehr unbehagliche Realität, nicht zu wissen, was vor sich ging. Es wurde so getan, als sei nichts passiert, eine schreckliche Normalität."
Er sagte zu mir: „Höre weiter auf diese Tränen, denn alle Kinder finden eine Antwort auf das Warum."
Die Antwort, die ich fand, war: „Ich verdiene es nicht besser." Dann fing ich bitterlich an zu weinen. „Wow, hör dir das an, Judit, denn in dieser Schlussfolgerung steckt so viel Schmerz", sagte der Therapeut, wiederholte meinen Satz ‚Ich verdiene es nicht besser.' und fügte hinzu: „Viele Kinder, die zu diesem Fazit kommen, entscheiden sich dafür, allein zu bleiben und damit aufzuhören nach etwas zu suchen, das nie da ist. Sei offen für das, was ich dir sagen will, Judit, du bist jetzt nicht mehr allein damit. Du bist bei diesem Schmerz."
Ich sagte dann, dass es zwei Seiten in mir gäbe, eine die wütend sei und das Gefühl habe, dass sie mehr und etwas Besseres verdiene, und dass es sehr ungerecht sei, dass sie nicht gut behandelt werde. Und eine andere, die das Gefühl habe, dass sie aufgegeben habe, da sie nie gefunden hatte, wonach sie gesucht habe. Er sagte mir, ich solle mir überlegen, wer von den beiden meine Aufmerksamkeit mehr brauche. Für mich waren es beide, aber in stärkerem Maße die, die aufgegeben hatte. Er fragte mich, wie ich sie fühlte, und ich beschrieb sie als eine Schwere, eine Dunkelheit, die mich einschloss und mir selbst wehtat.
Der Therapeut bat mich, meine Aufmerksamkeit darauf zu richten, und wir gingen in die Dunkelheit. Er sagte, dass mein Körper und mein Verstand genau wüssten, was zu tun war, um das, was kommen würde, willkommen zu heißen. Ich sagte, es sei, als ob ich in mir selbst gefangen wäre, wie ein Tier, das in einem Loch eingesperrt sei. Wie eine Sackgasse, die nirgendwohin führt. Er erwiderte, es sei der letzte Ort, der letzte Zufluchtsort in sich selbst. Dann sagte ich: „Ich spüre es gibt einen gewissen Frieden, denn sie (das kleine Mädchen Judit) ist dort drinnen, sie hat kein Licht, sie kann keine Beziehung eingehen, sie kann nicht sie selbst sein, es ist ein angespannter, fiktiver, sehr unangenehmer Frieden, weil sie dort so allein ist, ohne Perspektive. Sie möchte heraus, ohne so verschreckt zu sein, ohne Angst zu haben, in die Welt hinauszugehen."

Er antwortete: „Sag ihr, dass wir ihr Zeit geben werden."
Ich fuhr fort: „Sie fleht mich an, sie zu retten, ihr zu helfen, aus diesem Loch herauszukommen, ohne dass ihr etwas zustößt."
Therapeut: „Vertraue dem Prozess." Und ich sagte ihm: „Ich denke, dass ich sie mit meiner Liebe dort herausholen kann."
Ich war eine Weile bei ihr, ich lächelte sie an, ich schenkte ihr Zuneigung (Sie umarmte das Kind und streichelte ihr Gesicht). Der Therapeut begleitete mich schweigend, da er verstand, dass ich in diesem intimen Moment mit dem Mädchen war, und gleichzeitig spürte ich seine Präsenz im Hintergrund. Am Ende erklärte ich ihm, dass es ihr gut ging, weil ich sie in mein Herz hinein retten konnte, mit all der Liebe, mit der ich sie in meinen Armen hielt. Er fragte mich: „Wo spürst du das in deinem Körper?" Woraufhin ich antwortete: „Nun, mein Körper ist voller Liebe, voller Entspannung, voller Wohlbefinden." Er fuhr fort: „Beobachte weiter und vertraue darauf, dass die Dinge von selbst dorthin gehen werden, wohin sie gehen wollen."
Ich: „Ich sage ihr, dass sie nichts mehr zu befürchten hat, dass ich bei ihr bin, dass ich sie nicht allein lasse, dass sie beschützt ist, dass es draußen keine Gefahr mehr gibt."
Der Therapeut legte Musik auf, die beim Brainspotting zur Unterstützung der Integration eingesetzt wird. Etwas später, als ich ein ganz besonderes Wohlbefinden bemerkte, sagte ich: „Sie fühlt sich nicht mehr allein. Sie fühlt sich mehr verbunden mit allem."
Er sagte zu mir: „Nimm diese Verbundenheit auch in deinem Körper wahr, richte deine Aufmerksamkeit darauf, schau, wohin sie geht." Und ich versuchte, etwas Magisches zu beschreiben, das ich in dem Moment fühlte: „Es ist, als ob Licht aus meinem Körper strömt."
Er antwortete: „Nun, beobachte es weiter." Es folgte ein langer Moment der Stille. Es war eine wunderschöne Stille. Ich spürte, dass ich voll von wunderbaren Empfindungen war, die kamen und gingen und zum Heilungsprozess beitrugen. Nach einer Weile versuchte ich zu beschreiben, was ich erlebte: „Sie ist wie ein Baby in meinen Armen, ruhig. Sie kann endlich entspannen und vertrauen."
Er fragte mich: „Wie spürst du jetzt diese Entspannung in deinem Körper, dieses Vertrauen, diese Ruhe?" „Entspannt und fest zugleich, solide."

Der Therapeut antwortete: „Gut. Beobachte dieses Vertrauen weiter und schau, wohin es führt."
Es herrschte wieder ein langes Schweigen. Ich sagte ihm mit einem großen Gefühl der Vollkommenheit: „Da ist ein großes Herz und es strahlt viel Licht aus." Darauf erwiderte er: „Nun, gib dir weiter Zeit und Raum, schau weiter, wohin das führt." Ich erwiderte: „Ihr natürliches Licht kann endlich leuchten und sich ausbreiten." Der Therapeut schlug vor: „Beobachte weiter, wohin diese Helligkeit, diese Ausdehnung geht." „Überall hin", sage ich, „es geht zur Gelassenheit. Alle meine Adern sind voller Liebe." Ich bewege meinen Rücken, meinen Kopf sanft hin und her, ich wache auf, ich streichle mein Gesicht.
Als Mario mich fragt, wie ich mich fühle, antworte ich, dass es mir gut geht, das einzige, was mir wehtut, sind meine Halswirbel. Er fordert mich erneut auf: „Richte deine Aufmerksamkeit darauf. Richte deine Aufmerksamkeit auf das, was dieses Unbehagen verursacht."
Ich: „Es geht darum, mich von der Meinung anderer zu befreien, vor der Angst davor, was andere sagen werden, davor, verurteilt und angegriffen zu werden. Auch das will ich alles loslassen können."
Ich atmete aus, warf den Kopf zurück, machte Bewegungen, um die Halswirbelsäule zu befreien, hustete, bewegte meinen ganzen Rücken, hob meine Arme, mein Haar, meinen ganzen Oberkörper, ich gähnte und ich hustete wieder.
Mario: „Wie läuft es?" Ich: „Sehr gut." Mario: „Gut, lass dir Zeit."
Ich habe wieder gehustet. Therapeut: „Beziehe das Husten mit ein." Ich sage: „Ich will meine Verpflichtungen loswerden, genug damit." Ich pustete heftig, hustete, holte tief Luft, schnaubte, bewegte weiter meine Arme, meinen Rücken, zog den Kopf zurück, bewegte die Schultern, atmete laut aus. Ich fuhr fort: „Gut aussehen, ein braves Mädchen sein ... Mir steht es bis hierhin", sagte ich mit zusammengebissenem Kiefer. Therapeut: „Wie geht es der Anspannung?" Ich: „Sie lockert sich immer mehr." Der Therapeut hat mich immer wieder dazu angeleitet, die aufkommenden Erfahrungen und Empfindungen loszulassen, ihr immer wieder Zeit zu geben, das zu zeigen, was das kleine Mädchen in mir braucht, ihre Bedürfnisse auszudrücken.
Ich: „Eine Menge Gewicht steckt in meiner Vergangenheit. Das Päckchen,

das ich mit mir herumtrage, ist sehr schwer." Therapeut: „Bitte sie, dir zu zeigen, woher dieses Gewicht kommt." Ich habe wieder gehustet. Ich: „Ich weiß es nicht. Es verbindet sich mit meiner Kehle." „Wann immer es Streit gab, eine Ungerechtigkeit, hieß es: ‚Halt den Mund, schlucke es runter, das ist deine Pflicht, dein Schicksal', sagt das Mädchen verbittert. Es scheint, als wäre ich dazu geboren, zu schlucken und zu schweigen, der Mülleimer meines Vaters zu sein und seine ganze Scheiße aufzubewahren. So viele Jahre ... Ich will nicht mehr. Und ich weiß, dass ich mich davon befreien kann."

Mit zurückgeworfenem Kopf herrschte in dieser Position eine lange Stille. Das Husten kam wieder. Dann eine weitere lange Stille in der gleichen Position, mit nach hinten gebogenem Hals und geöffneten Schultern, um dieses Gewicht vom Rücken zu lösen. Ich spürte, wie ich all den Scheiß loslassen konnte, auf die ruhige Art und Weise, die ich in dem Moment brauchte. Immer wieder gab Mario mir Raum und Zeit für die nötige Stille und fragte bloß ab und zu: „Wie geht es jetzt weiter?"

Ich: „Nun, ich habe das Bedürfnis, mir die Erlaubnis zu geben, ihre Verpflichtungen, Regeln, das ‚du musst dies, du musst das ....', ihre Muster loszulassen. Mir die Erlaubnis zu geben, dass sie das nicht mehr mit mir machen können. Es ist immer noch sehr tief in mir verwurzelt."

Therapeut: „Wie spürst du dieses Bedürfnis jetzt in deinem Körper?" Ich antwortete langsam, mit einem sehr entspannten Gesicht und einem großen Gefühl der Befreiung: „In meinem Körper mit dieser Weichheit und dieser Entspannung ist es, als würde ich all das loslassen. Und ich weiß, es geht darum, es in meinen Alltag mitzunehmen, mir dessen bewusst werden, was ich will und was ich nicht will."

Wieder herrschte langes Schweigen. Es waren Stillephasen, in denen viele Dinge passierten und verarbeitet wurden. Ich sagte: „In mir entsteht nun etwas Schönes, ich sehe diesen Raum in mir, der es mir erlaubt, frei zu sein, ohne irgendwer sein zu ‚müssen'. Therapeut: „Mach damit weiter." Ich legte meine Hand auf meine Brust und gab dem Kind Liebe.

Therapeut: „Wie geht es dir jetzt?"

Ich: „Gut, ich sehe Wolken am Himmel, das Universum, fliegende Möwen. Ich habe immer noch einen kleinen Schmerz im Nacken."

Therapeut: „Ein bisschen? Ja, gut. Du kannst die Fingerspitze dorthin bringen, wo dein Schmerz ist. Richte deine Aufmerksamkeit wieder auf das, was immer noch von diesem Schmerz kommt. Versuche deine Augen im Brainspotting zu halten."
Da hörte ich diese mütterliche Stimme in mir: „Was werden sie von dir denken, sie werden dich kritisieren, wenn du nicht gut bist, sie werden dich verletzen." Wieder spürte ich Angst vor Ablehnung, davor, was die Leute über mich sagen werden. Therapeut: „Ja ... akzeptiere, was auch immer von dieser Stimme kommt, akzeptiere sie einfach. Wie auch immer sie ist, sie hat auch eine Geschichte zu erzählen."
Ich sagte verbittert: „Sie will diese Geschichten nicht mehr glauben. Sie hat die Nase voll von diesen Geschichten. Sie will sich auch befreien, sie will den ganzen Dreck anzünden, der sie unterjocht! Sie wird all diese Vorurteile in Brand setzen. Nun stelle ich mir vor, dass sie brennen, dass wir sie in Brand gesetzt haben. Eine Zeit lang schweige ich und genieße es, sie brennen zu sehen." Therapeut: „Sag mir Bescheid, wenn sie verbrannt sind."
Ich ließ ihn nach einer Weile wissen, dass es fertig war. Therapeut: „Wie geht es deinem Nacken und deiner Wirbelsäule jetzt?" Ich: „Gut."
Therapeut: „Gehen wir jetzt zu den Momenten zurück, in denen das Kind mit diesem gewalttätigen, aggressiven, immer wieder verletzenden Vater zusammen war. Was passiert jetzt, wenn du dorthin zurückgehst?
Ich: „Nun, es hat keine Auswirkungen auf mich, ich bin jetzt so ruhig, denn ich beobachte die Szene wie durch eine schützende Fensterscheibe. Ich sehe, dass mich das, was er zu mir sagt, nicht mehr berührt, weil es seine Sache ist."
Später verstand ich, dass ich es verdiene, geliebt zu werden, und spürte viel Frieden und Zärtlichkeit. Als ich mich der Judit der Zukunft zuwandte, spürte ich, dass ich bereits an einem Punkt war, der dem, was ich werden wollte, schon sehr nahe kam. Das verletzte Kind bat mich, dass ich sie nicht allein lassen solle, sollte wieder das Gefühl der Einsamkeit auftauchen, und ich versprach ihr, sie von meiner erwachsenen Judit aus zu begleiten.

Über Dissoziation

Gegen Ende meiner Therapie erkannte ich, dass ich einen großen Teil meines Leben von meinem Körper abgespalten gelebt habe, also die bewusste Wahrnehmung meines Körpers, als auch die, der einzelnen Körperteile und deren Zusammenspiel, war sehr gering. All die erlebten Stresssituationen führten dazu, dass ich oft leer oder blockiert war, innerlich und äußerlich von mir abgetrennt.

Einerseits hatte ich oft das Gefühl, mich lächerlich zu machen, winzig klein zu sein, hatte starke Ängste in alltäglichen Momenten, ohne zu wissen, was mit mir geschah oder warum. Andererseits war ich sehr selbstbewusst in Bezug auf (oder dank der) die Dinge, die ich bisher in meinem Leben erreicht hatte, und dieses Selbstbewusstsein hätte mich davor bewahren können, mich so oft so minderwertig zu fühlen.

Nach den ersten Therapiesitzungen, wurde mir klar, dass ich, wenn ich ich in einer Gruppe war, viel öfter in dissoziative Zustände verfiel, als mir je zuvor bewusst gewesen war. Mir war schon klar, dass ich vor und während eines Treffens mit anderen, mein Stresslevel für Angstzustände sorgte. Trotzdem war ich mir dessen nicht bewusst, wie sich diese Angst in mir entwickeln konnte. In mir herrschte eine unüberwindbare Blockade.

Bevor ich mit der Therapie angefangen hatte, schweiften meine Gedanken oft von der als gefährlich empfundenen Situation ab, ich war abgelenkt, abwesend. Mein Verstand war sich dessen nicht bewusst, was mit mir geschah, geschweige denn war ich fähig, den meisten Gesprächen um mich herum zu folgen. Ich war zu ängstlich, zu durcheinander. Aber ich habe das nicht bemerkt und konnte es erst anfangen zu betrachten, als ich die Möglichkeit hatte, mich tiefer in dieses Problem hineinzuversetzen, und zwar ganz allmählich.

Als wir mit dieser konkreten Sitzung begannen, sahen wir, was in mir vorging: Ich war so blockiert davon, beobachtet oder gesehen zu werden, und noch mehr durch die Vorstellung, an Gesprächen teilnehmen zu müssen. Wir sprachen vor allem über sehr anspruchsvolle Situationen im Zusammenhang mit meiner Arbeit und Ausbildung, aber auch, in geringerem Maße, über Ängste in meinem Privatleben.

In Kontexten, die ich als schwieriger (und daher bedrohlicher) empfand, war ich oft buchstäblich gelähmt vor Angst. Das Ausmaß der Dissoziation, unter der ich litt, wurde mir noch deutlicher, als wir dieses Thema vertieften. Ich sah, dass ich wie ein verängstigtes Kaninchen war, mit Herzrasen, einem angespannten Körper und einem Gefühl der drohenden Gefahr, die mich nicht losließ. Bei all dem konnte ich kaum darauf achten, was mit mir geschah, und auch nicht darauf, worüber die um mich herum sprachen. Als ich mich damit auseinandersetzte, merkte ich, dass ich ständig ihre Gesichter musterte, auf der Suche nach Anzeichen für Gefahr, schwitzend, ängstlich und immer mit dieser enormen Angst verbunden. Ich versuchte vergeblich, die Situation in den Griff zu bekommen.

Mein Verstand interpretierte die körperlichen Anspannungen der anderen als eine große Bedrohung, daraufhin folgten Botschaften unerbittlicher Verachtung für mich. Ich konnte die verinnerlichte Stimme (Introjekt) meines Vaters in all seiner Strenge hören, genauso wie seine Blicke bei vielen Gelegenheiten bedrohlich, streng und verurteilend wirkten. Ich war mein Hauptfeind, ohne es zu wissen und ohne es zu wollen. Ich fühlte mich minderwertig, als sei ich von einem anderen Stern. Ich wollte fähig sein, in der Öffentlichkeit sprechen zu können. Ständig verglich ich mich mit denen, die problemlos, selbstsicher vor anderen sprechen konnten, und machte mich auf grausame Weise runter, weil ich dazu nicht in der Lage war. Und obwohl ich erkannte, dass mich das nur verletzte, wusste ich nicht, wie ich meine innere Kritikerin stoppen konnte. Ich konnte an nichts anderes denken.

Während ich versuchte, zu verstehen, worüber die anderen sprachen, kam der Teil in mir hervor, den ich „die Richterin" nenne, der Teil, der alle möglichen Urteile über mich fällt, bis zu dem Fazit, dass ich dumm sei, etc. und dass alle anderen das auch von mir denken würden. Ich hatte das Gefühl, dass sie meine Blockaden und meine Dummheit förmlich sehen konnten.

Oft empfand ich Menschen mit Stimmungsschwankungen, Menschen, die mir launenhaft, reizbar und unberechenbar erschienen als bedrohlich. Eines der Dinge, die mir am meisten geholfen haben, dieses Unwohlsein zu verringern, war die Tatsache, dass ich in der Lage war, mich durch mein Bewusstsein von dem zu distanzieren, was mit mir geschah. Die Beobachterin in mir (mein essenzielles Selbst) sah von außen, jedes Mal ein wenig distanzierter, was in der jeweiligen bedrohlichen Situation geschah, und führte zu einem größeren Verständnis und damit einem freundlicheren Umgang mit mir selbst, einem mitfühlenderen, geduldigeren und beruhigenderen Blick.

Indem ich lernte, mir die Dinge auf eine freundlichere Weise zu sagen, konnte ich länger an den Orten bleiben, die mir Angst machten. Mir eröffneten sich neue und hoffnungsvolle Wege, mit diesen Momenten umzugehen, befreit von dem Gefühl der Einsamkeit und Gefahr.

Auch einige der Gedankenanstöße des Therapeuten haben mir geholfen, wie zum Beispiel: „Dort, wo Schmerz ist, bietest du Schutz an. Anstatt vor dem Schmerz wegzulaufen, schütze dich vor der Ursache des Schmerzes. Wie können diese Eigenschaften, die jetzt in dein Leben gekommen sind (nachdem du die Last der Angst, der Überwältigung, der Unterdrückung losgelassen hast), die Fähigkeit der Freude, der Vorstellungskraft, der Freiheit, der Stärke, dir in deinem Alltag helfen, vor allem wenn du in Gruppen bist und dich zeigen musst?"

Ich: „Nun, sie können mir helfen, aus meiner Angst herauszukommen und mich ungezwungener zu fühlen, zu sehen, dass da niemand mehr ist, der mich misshandeln, verurteilen, aufhalten und verlassen kann."

Auf diese Weise begann ich zu lernen, wie ich bei aufkommenden Ängsten etwas von der Dynamik, dem Schwung, der Unbefangenheit und der Lockerheit einbringen konnte, die in dieser Sitzung als Ressourcen erschienen waren. Ich fing an, entspannter und humorvoller zu sein. Und zu sehen, dass ich andere Menschen zum Lachen bringen konnte, fühlte sich sehr gut an. (Wie ein Hund, der sich vor Angst schüttelt und sich dann wieder sicher fühlen kann.) Zeitgleich begannen die anderen Ressourcen in mir sich allmählich in mein Dasein zu integrieren.

Nach und nach verringerte sich meine Panik davor, beobachtet zu werden, sowohl auf dem Bildschirm als auch im direkten Kontakt mit Menschen. Ich habe festgestellt, dass ich den meisten Gesprächen besser folgen kann, dass es mir leichter fällt, an Gesprächen teilzunehmen und ich in der Lage bin, bei einigen Gesprächen sogar im Mittelpunkt zu stehen. Dennoch ist es etwas, das immer wieder auftaucht und ich noch nicht ganz überwunden habe. Es zwingt mich dazu, sehr auf mich aufzupassen, wenn ich zum Beispiel in anspruchsvollen Arbeitssituationen bin. Aber selbst da sehe ich deutliche Verbesserungen.

In Bezug auf den Umgang mit Menschen, die ich als aggressiv empfinde, bemerke ich ebenfalls eine Verbesserung in mir. Nach einer sehr eindrucksvollen, intensiven Sitzung sagte Mario zu mir: „Wenn jemand versucht dich zu zerstören, kannst du heute einfach gehen."

Für mich war es, als ob mir jemand zum ersten Mal die Erlaubnis gab, aus einer aggressiven Situation auszusteigen. Er – meine sichere Bezugsperson – war der Meinung, dass ich es problemlos schaffen könnte. In diesem Moment fiel die schwere Last der Lähmung von mir, die mir nahestehende Menschen durch ihre ständigen Verletzungen verursacht hatten.

Kurz gesagt, ich kann jetzt in Angst machenden Situationen einen kühlen Kopf bewahren und klarer wahrnehmen, was ich fühle und was um mich herum ist. Ich halte inne und betrachte mitfühlend meine nervösen Reaktionen, die sich ankündigen, und halte mich davon ab, ihnen freien Lauf zu lassen. Antworten statt reagieren. Oft besteht die Antwort darin, nichts zu tun, während ich vorher in einer zerstörerischen Art und Weise gegenüber mir und/oder der Umgebung handeln konnte. Und ich fühle mich auch mehr mit allem und jedem verbunden, mehr mit mir und der Welt. Worauf der Therapeut hinzufügte: „Das ist also auch ein Gegenmittel gegen die Einsamkeit: Verbundenheit zulassen."

In dem Maße, in dem die Angst vor dem Alleinsein abnahm, distanzierte ich mich von den Menschen, die mir schadeten und brach den Kontakt zu ihnen ab. Denjenigen, die sich mir gegenüber (verbal) aggressiv verhalten und mit denen ich weiterhin zu tun haben muss, biete ich ein inneres emotionales Schutzschild, sodass sie mir keinen Schaden zufügen können. Ich habe das Gefühl, dass ich mich spontan vor denen schütze, die mir früher Angst gemacht haben. Das liegt daran, dass ich in der Lage bin zu erkennen, dass das Problem zu dieser Person gehört und ich es mir nicht zu eigen mache.

Mein eigener Kommunikationsstil hat sich verändert, und ich bin jetzt ein Mensch, der nach außen hin friedlicher kommunizieren kann, ohne ausfallend zu werden, weil ich gut mit mir selbst umgehen kann, weil ich mich selbst besser verstehe. Und gleichzeitig bin ich offener, selbstbewusster und habe weniger Angst zu sagen, was ich denke, und kann gesunde Grenzen setzen. Ich kann mich selbst verstehen und lieben, und in mir vereinen, was vorher getrennt voneinander funktioniert hat.

Schlüsselaspekte der therapeutischen Intervention

Mich selbst lieben und verstehen:

Nach den Worten von Thich Nhat Hanh ist *„Verständnis die Essenz der Liebe"*. Als ich in der Lage war, meine Beweggründe zu verstehen und mich um sie zu kümmern, hat mich das sehr bewegt und mir sehr geholfen; meine Schuldgefühle schwächten ab. Es ließ mich weniger schuldig, unzulänglich oder unsicher fühlen und ich begann, mir selbst einzugestehen, mich irren zu dürfen. Ich behandelte mich mit mehr Taktgefühl und respektierte meine Bedürfnisse. Es ist eine Selbsterkenntnis, die nicht nur aus dem Verstand kommt, sondern auch aus einem Ort existenzieller Erfahrung. Durch die Therapie war ich in der Lage, die Bedeutung bestimmter Dynamiken zu erkennen, die ich erlebt hatte. Ich verstand die Funktion meiner Verhaltensweisen, die ich als „abnormal" beurteilte. Ich erkannte zunehmend die Ursachen für meine Reaktionen, die ich automatisch und unbewusst sehr kritisiert hatte und die teilweise auch von meinem Umfeld kritisiert worden waren. Es war für mich sehr heilsam, mich mit meinen Beweggründen auseinanderzusetzen und meine harschen Selbsturteile abzubauen, mich und meine Handlungen annehmen zu können und den destruktiven Perfektionismus allmählich loszuwerden.

Dieser Weg führt zu einer tiefen und bedingungslosen Liebe zu mir selbst und damit auch zu meinem Umfeld – und das verändert alles. Aus Respekt heraus lieben zu können, bereitet mir großes Wohlbefinden sowie innere und äußere Harmonie.

Begleitung durch Achtsamkeit und Mitgefühl

„Sobald unsere Identität nicht mehr mit dem aus Erfahrungen konstruierten Selbst (Charakter) gekoppelt ist, können wir unsere Aufmerksamkeit auf das essenzielle Selbst richten. Diese Verschiebung des Identitätszentrums versetzt uns an einen Ort der Stille, eine Dimension, von der aus wir uns mit Mitgefühl, Akzeptanz, Gleichmut und frei von Urteilen mit der Welt (mit dem Leben) in Kontakt treten können. Ein Ort, von dem aus wir diejenigen Phänomene betrachten können, die uns dabei helfen, unsere persönlichen Eigenschaften zu entwickeln und somit uns von derjenigen Charakterfigur distanzieren, mit der wir uns bisher identifiziert haben.

Es ist das Erwachen unserer ursprünglichen und wahren Natur, das nonduale Bewusstsein, das Gefühl des Einsseins mit allem, was existiert. Von hier aus können wir eine strahlende Quelle für das sein, was uns zutiefst menschlich macht: Mitgefühl gegenüber anderen Wesen.“ (Salvador, 2016, S. 256)

Ich eruiere, praktiziere und wende Achtsamkeit in meinem persönlichen und beruflichen Leben seit mehreren Jahren an. In dieser sehr erfahrungsorientierten und intensiven Therapie (*Brainspotting*), in der Achtsamkeit eine wichtige Rolle spielt, ist die Selbstbeobachtung ein Zustand, auf den wir uns ständig berufen. Dabei ist es wichtig, nichts, was in den Sitzungen auftaucht, zu bewerten. Die Person wird dazu aufgefordert, immer diese Haltung der Neugier und Offenheit einzunehmen, die im Buddhismus als „Geist des Anfängers“ bezeichnet wird.

Ein Beispiel dafür:

Als ich bei unserer ersten Sitzung eine große innere Kälte verspürte, sagte Mario zu mir: „Richte deinen Blick und Atem liebevoll auf deine kalten Hände und Füße, lass ihnen Zeit. Achte geduldig auf das, was diese Kälte dir mitteilen will." Er legte mir nahe, mitfühlend zu sein, was auch immer kam, wie schwer es auch manchmal sein mochte, und ermutigte mich dazu, sich dem mit Liebe zu stellen. Ich spürte, dass wir ein starkes Team waren, das in der Lage war, mit allem fertigzuwerden, was kommen mochte. Die Zuneigung, das Verständnis, die Wärme und gleichzeitig die Festigkeit seiner Stimme waren mir eine große Hilfe.

Gleichmut und frei von jeglichem Urteil zu sein – ein weiterer Schlüsselaspekte der Achtsamkeit – waren für mich wesentlich. Ich fühlte mich sicher, weil ich spürte, dass der Therapeut in keiner Sitzung erkennen ließ, dass er „mehr weiß" als ich. Durch sein einfühlsames Zuhören vermittelte er mir, dass das Wissen über mich allein mir gehörte. Ich wusste, dass von seiner Seite aus keinerlei Kritik, keine Einmischung, kein Ratschlag, kein Versuch mich verändern zu wollen, kommen würde. Ich wusste, dass ich in jedem Moment das Kommando hatte.

Nachdem ich inmitten von so viel Kritik und Hierarchie aufgewachsen war, kehrte endlich die Ruhe und Selbstbestimmung ein, nach der ich mich unbewusst gesehnt hatte. Ich hatte mir angewöhnt, mich selbst nicht mehr so sehr infrage zu stellen, weder während noch außerhalb der Therapiesitzungen. Das gab mir die Freiheit, intensive und persönliche Dinge auf meine Art auszudrücken.

Darüber hinaus lud Mario mich fast ständig zur Selbstbeobachtung ein. In jeder Sitzung forderte er mich zu Selbstbeobachtung auf, er bat mich, zu den Empfindungen meines Körpers zu gehen, in denen alle Erinnerungen gespeichert sind, um auf diese Weise zu den „gefangenen" kindlichen Anteilen in mir zu gelangen. Er wusste, wie er mit dem, was zum Vorschein trat, umzugehen hatte, und ließ mich auf seine Fähigkeit vertrauen, mit eventuellen Hindernissen umgehen zu können, wie sie manchmal von den schützenden inneren Anteilen kamen.

Ich konnte vorwärts gehen, indem ich mich in jedem Augenblick beobachtete. Achtsamkeit zu (er-)leben ist wundervoll. In der Lage zu sein, die

Neurozeption, die Reaktionen, die ich vor allem als ängstlicher Mensch immer empfunden hatte, wahrzunehmen, ist fantastisch. Und das ist es, was die Meditation bewirkt.
Pema Chödrön sagt: „Bietet Angst und Schmerz eine Wiege der liebenden Güte." Mitgefühl ist ein weiterer grundlegender Baustein der Achtsamkeit und dieser Therapie, um mit Emotionen und anderen Inhalten umzugehen, die auftauchten und für mich anfangs schwierig zu erkennen waren. Der Therapeut nutzte oft solche Ressourcen, wie zum Beispiel die Anregung: „Atme Liebe in den Schmerz des Kindes in dir." Ich lernte von ihm unter anderem, mit meinen inneren schützenden Anteilen (Abwehr) umzugehen und sie mitfühlend zu behandeln, mit dem Ziel, mit ihnen zusammenzuarbeiten. Diese Teile wurden gefragt, was sie brauchten, was sie suchten, welche Funktion sie hatten, was ihrem Dasein einen Sinn gab. Diese Anerkennung wirkte beruhigend auf sie und wir konnten jeden einzelnen inneren Anteil identifizieren und so mit ihnen umgehen. Wir bestätigten die wichtige Funktion, die sie jahrelang für mich gespielt hatten, ihre harte Arbeit mit dem Ziel, mich zu schützen, und gleichzeitig machten wir ihnen auch klar, dass sie jetzt keine aktive Rolle mehr spielen müssen, weil ich als erwachsene Frau selbst in der Lage bin, mich zu schützen.

Verstärkung meiner persönlichen Ressourcen und deren Einbindung in meinen Alltag:

Der therapeutische Prozess hat mich dazu gebracht, meine Meditationspraxis zu erweitern und auf andere ähnliche Ressourcen zurückzugreifen, insbesondere das bewusste Atmen. Beides verstärkte die positiven Auswirkungen der Therapiesitzungen.

Das, was in der Therapie und der Meditation gleichermaßen wichtig ist, besteht darin, die Aufmerksamkeit auf das zu richten, was in der Gegenwart auftaucht. Die Präsenz in mir erlaubte mir, das, was in den Sitzungen aufgetaucht war, in mir selbst zu verankern. Es ist, als hätte ich in der Therapie metaphorische Samen gepflanzt, die ich zwischen den Sitzungen durch Meditationen und Atemübungen bewässert habe. Das hat ihnen dabei geholfen, gesund zu wachsen.

Eine der Meditationen, die ich sehr oft und fast jedes Mal, wenn es mir schlecht ging, durchgeführt habe, war eine von Mario vorgeschlagene Meditation mit dem Titel „*Compassion Practice*“ (Mitgefühl praktizieren). Sie wurde zu einer wichtigen Ergänzung meines therapeutischen Prozesses.

Hier die Anleitung

1. Stelle dich aufrecht hin und achte auf eine gerade Haltung.
2. Lenke die Aufmerksamkeit auf den Atem, ohne etwas anderes mit ihm zu tun, ihn einfach beobachten. Indem wir ihn beobachten, vereinen wir Geist und Körper. Beim Einatmen denke ich: „Ich bin angekommen.“ und beim Ausatmen: „Ich bin zu Hause.“
3. Wir stellen uns Mitgefühl vor oder fühlen es. Es kann ein Bild sein, das direkt im Geist erscheint, von einer wichtigen Person aus der Vergangenheit oder Gegenwart, es kann auch ein Tier oder eine Landschaft sein ... Wir stellen uns vor, dass dieses Bild nun bei uns ist und uns einhüllt, sich uns nähert und uns mit seiner Zärtlichkeit bedeckt. Wir bemerken, wie wir uns bei dieser Einhüllung fühlen, wir achten auf die Empfindungen im Körper, wenn wir uns von diesem Mitgefühl umgeben fühlen, auf die Emotionen, die entstehen können. Wir spüren die Wirkung, die diese Figur hat. „So fühle ich mich, wenn mich das Mitgefühl umhüllt.“ Wir achten auf dieses „Ich bin wie ich mich fühle.“
4. Mit allen Sinnen nehmen wahr, wie wir die Gestalt des Mitgefühls in unser Herz einatmen. Wir beobachten: „So bin ich, wenn ich Mitgefühl einatme.“
5. Wir wenden uns den Eigenschaften zu, die diese Figur verkörpert. Wir erkennen ihre diversen Besonderheiten, eine nach der anderen. Wir spüren, sie um uns herum, wie sie uns durchdringen und nähren können. Wir erhöhen allmählich ihre Intensität. Wir beobachten, wie wir uns fühlen. Und wir schwingen mit: „Das bin ich, wenn ich Mitgefühl fühle.“
6. Wir fühlen uns wie die Figur des Mitgefühls, wir verkörpern sie also.
7. Jetzt erinnern wir einen Zeitpunkt in der Vergangenheit, in dem wir Mitgefühl brauchten und es nicht bekamen. Wir beobachten den Moment, als sähen wir ihn von einem Hügel aus, und schicken das Mitgefühl, das wir

jetzt empfinden, zu dem Ich von damals, unten im Tal. Wir geben unserem Mitgefühl Zeit, dieses andere Ich zu erreichen und das Leiden in ihm aufzulösen. Wir atmen ein und aus und heißen das willkommen, was von diesem Leiden kommt, und hören ein paar Minuten lang zu, was es uns sagen will.

8. Wir fragen, ob das Ich aus dieser Szene bereit ist, die Lasten, mit denen es gelebt hat, loszulassen. Wenn nicht, fragen wir es, was es dafür braucht, und wenn es bereit ist, geben wir ihm Zeit zum Loslassen.
9. Nun beobachten wir, was dort Neues auftauchen kann, wo vorher das Leiden war und heißen es mit Mitgefühl willkommen. Wir übermitteln dem anderen Ich, dass wir es akzeptieren, weil wir es selbst sind.
10. Unsere Aufmerksamkeit lenken wir wieder auf den Atem und sehen, wie diese Erfahrung uns heute, in diesem Moment helfen kann.
11. Dann kommen wir zurück zu dem Ort, an dem wir sind.

Die regelmäßige Praxis dieser Meditation war für mich in diesem Heilungsprozess sehr hilfreich. Sie funktionierte in der gleichen Richtung wie die Sitzungen und ergänzte diese. Sie war wie eine Fortsetzung, die ich außerhalb der Therapie allein machen konnte, wenn ich sie brauchte. Das hat mich bestärkt, denn es war ein Schritt der Heilung aus mir selbst heraus, unabhängig und sehr effektiv. Das Material, das mir durch tägliche Erfahrungen, Träume und innere Zustände zur Verfügung gestellt wurde, ist das, was ich durch diese Praxis hervorgerufen habe. Und ich praktiziere sie weiterhin, immer wenn ich mich schlecht fühle.

Als Beispiel dazu folgen hier meine Aufzeichnungen, die ich nach einer dieser Meditationen gemacht habe.

Notizen nach der Praxis des Mitgefühls, März 2021:

Ich merke, dass ich während einer alltäglichen Arbeit Angst in meinem Körper spüre, dass ich schon eine Weile angespannt bin. Ich halte inne und beobachte, was in mir vorgeht, und identifiziere die Quelle dieser Ängste, indem ich die jüngsten Ereignisse Revue passieren lasse.

Ich erkenne, dass sie mit der Beziehung zu einer mir sehr nahestehenden Person zusammenhängen, die mich verunsichert, weil sie manchmal streng, hart und kritisch ist und mich demütigen kann. Das Kind (kleine Mädchen) in mir leidet immer noch sehr. Ich identifiziere den Teil in meinem Verstand, der ihr sagt, dass sie alles sehr gut machen muss, sonst wird sie bestraft, das ist mein inneres Gefängnis. Ich spüre Angst, ständige Unruhe, Härte. Ich halte inne.

Während ich die Übung mache, stelle ich mir vor, dass die Figur des Mitgefühls eine Frau ist, die ein Ideal für mich verkörpert: stark, die mich zu beschützen weiß, mutig, die mich liebt, die mich zu verteidigen weiß und mich mit mitfühlender Liebe erfüllt. Sie umarmt mich und sagt: „Ich heile dich, ich heile dich." Das Mädchen weint viel, es hat Angst, wieder angegriffen zu werden, mit etwas noch Schlimmerem bestraft zu werden als dem, was sie schon kennt, etwas Grausamerem, das sie nicht ertragen kann. Sie spürt absoluten Schmerz vor der erwachsenen Bestie, Angst, dass es sie zerstört, dass sie in ein noch tieferes Loch fällt, in eine schwere Depression oder in den Tod. Es herrscht Panik, Schmerz, Hilflosigkeit und eine Menge Wut.

Ich und diese Schutzperson

Die Figur des Mitgefühls und ich begleiten sie, während sie uns davon erzählt, mit viel Mitgefühl, aufmerksamen Zuhören, tiefer Zuneigung und Zärtlichkeit, ohne zu urteilen. Die Kleine bekommt die Zeit, die sie braucht, um alles rauslassen. Sie prustet durch den Mund und stellt sich vor, dass all das Leid in Form von Feuer herauskommt, und all die Ängste, die Wut, die Überzeugungen und der Schmerz, die so viele Jahre lang eingesperrt waren. Wenn sie dann spürt, dass sie alles losgelassen hat, was sie loslassen muss, gebe ich Raum für das, was an der Stelle, wo das Leiden war, auftauchen will. Das Mädchen fühlt sich stark, sicher, fähig sich selbst zu schützen, befreit von Ängsten. Sie spürt Gelassenheit, große Energie, Licht …

Indem ich all das, was das Kind gefühlt hat, in den gegenwärtigen Moment bringe, so wie es die Meditation vorgibt, werde ich mir Folgendem bewusst: Anstatt mich von den Gefühlen der Angst im

Körper mitreißen zu lassen, beobachte ich sie einfach. In mir entsteht ein Gefühl von großer Sicherheit, Mut, Selbstachtung, Ruhe und Festigkeit. Ich habe keine Angst mehr vor möglichem Machtmissbrauch von anderen Menschen, ich habe keine Angst mehr, dass mir alles weggenommen wird, und ich spüre auch nicht mehr den Schrecken vor dem Schmerz, den andere mir zufügen könnten. Schließlich empfinde ich eine große Dankbarkeit für diese Arbeit, ich erkenne, dass sie sehr kraftvoll war.

Zwei Tage später, nachdem ich unerwartet in einer sehr ähnlichen Situation mit einer anderen Person war, machte ich dieselbe Meditation noch einmal und es war eine vergleichbare Erfahrung. Am Ende bekam ich wieder ein Geschenk in Form von einem großen Gefühl der Weite in mir, Mut, das Wissen darum mich verteidigen zu können und eine immense Liebe, die alles heilt.

Die nachhaltigen Auswirkungen dieser Meditationen spüre ich dadurch, dass einige meiner tief verwurzelten, uralten Ängste sich enorm reduziert haben. Jetzt bin ich in der Lage körperlich zu erkennen, wenn Spannungen im Zusammenhang mit diesen Ängsten auftauchen. Sobald ich das spüre, unterbinde ich, dass sie sich ausbreiten, und lasse auch nicht zu, dass sie die damit verbundenen Gedanken und Emotionen erzeugen. Stattdessen entspanne ich mich, richte meinen Körper neu aus und agiere anders. Normalerweise bin ich dazu fähig, den Gedankengang zu stoppen, der früher dazu geführt hätte, diese Ängste zu schüren, und den Teufelskreis zu unterbrechen. All dies verdanke ich der Tatsache, dass ich ein größeres Bewusstsein für das, was mit mir geschieht entwickelt habe. Ich praktiziere zusätzlich noch andere Meditationen, in denen ich manchmal intensive Empfindungen und Bilder von großer Schönheit, vor allem in Bezug auf die Natur, Gefühle von viel Liebe, von der Unermesslichkeit der Welt, Glück, Dankbarkeit für dieses große Geschenk, das mir das Leben gemacht hat, und vieles mehr, das man nicht in Worte fassen kann, erlebe. Diese Bilder und angenehmen Empfindungen haben sich als reichhaltige Ressourcen erwiesen, die mich während der Therapie und auch heute noch begleiten. Ressourcen, die ich nutze, indem ich sie in Momenten des Unbehagens, des Unwohlseins oder der Not abrufe.

Notizen im Anschluss an eine Meditation

Tag für Tag über das meditieren, was wir sind. Beobachten, was uns widerfährt und wie wir darauf reagieren. Den Kreislauf des Automatismus durchbrechen. Mit Demut akzeptieren, das Ego betrachten, und über seine Grenzen hinausgehen. Sich an nichts anhaften, ein Mensch werden, der mit dem Leben variiert und fluktuiert. Das ist Freiheit! Sehen ohne zu reagieren, sich nicht den gleichen Zwängen immer und immer wieder hingeben. Sich selbst akzeptieren, die Dunkelheit und das Licht gleichermaßen umarmen und die Dinge einfach sein lassen. Oder wie Eckhart Tolle sagen würde, sich ihnen kampflos hingeben. Dann spielt das Ego keine Rolle mehr. Sich in jedem Moment dem öffnen, was da ist, wie eine Blume, was immer es ist, ohne Urteil und mit dem Blick des Mitgefühls.

Die Lehren

Ich habe bereits viele Dinge erwähnt, die ich durch die Therapie gelernt habe und dank derer ich mich in meinem eigenen alltäglichen Leben präsenter fühlen kann. Ich weiß, ich kann immer auf sie zurückgreifen, um sie auf neue Herausforderungen anzuwenden. Darüber hinaus möchte ich noch ein paar weitere Ideen hinzufügen, die sich herauskristallisiert haben und die ich als sinnvoll und hilfreich im Umgang mit den aktuellen und zukünftigen Schwierigkeiten in meinem Leben erachte:

- Der Körper ist weise, wenn ich auf ihn höre, wird er mir helfen.
- Die Reaktionen anderer Menschen auf etwas, das ich tue, und ihre Meinungen sagen in der Regel etwas über sie aus, und nicht so sehr über mich.
- Ich selbst kann meine eigene Vitalität und Kreativität fördern.
- Wenn jemand meine Art zu sein und zu leben missbilligt, kann ich mich schützen und Grenzen setzen.
- Ich habe Ressourcen in mir gefunden, die mich in schwierigen Situationen unterstützen, wie z. B. das Gefühl des Einseins im Körper wahrzunehmen,

es auszurichten, mich als Kanal oder Achse zu fühlen. Ich weiß auch, wie ich in Momenten körperlicher Anspannung sanft und weich die Anteile entspannen kann, in denen die Spuren oder Erinnerungen der Vergangenheit verborgen sind. Ich weiß, dass sie, wenn sie sich in meinem Körper manifestieren, etwas Konkretes ausdrücken möchten.

- Besonders zum Ende meiner Therapie hin kam ich zu dem Schluss, dass man schweigen und dennoch eine Menge einbringen kann. Dass ich mir selbst die Erlaubnis geben kann, still zu sein, nichts zu sagen, und mich dennoch sehr wohlfühlen kann. Dies steht im Gegensatz zu meinem lebenslangen Glauben, dass ich dumm oder unnütz sei, wenn ich mich verbal nicht einbringe. In meinem Körper manifestierte sich dieser Wandel mit dem Gefühl, meine Gliedmaßen zu lockern und eine große Entspannung in ihnen zu spüren. Ich nahm diese neue Empfindung und Botschaft in mir auf, um sie zusammen mit den anderen Ressourcen in meinem „Rucksack" mitzunehmen. Als ich meine Erkenntnis dem Therapeuten mitteilte, sagte er zu mir: „Hier ist heute etwas sehr Weises zum Vorschein getreten. Im Schweigen trägt man oft viel bei. Viele Menschen sprechen, weil sie gesehen werden wollen, nicht weil sie etwas beitragen, sondern weil sie damit ihr eigenes Bedürfnis befriedigen. Wie dem auch sei, es steht einem zur Wahl, wann man schweigt oder sich mit Schweigen ausdrückt, denn Schweigen an sich ist auch eine Sprache, und wenn man verbal ausdrückt, was man wirklich sagen möchte. Für uns bedeutet das nicht, dass andere es wirklich als solches empfangen werden. Manche werden es annehmen und manche nicht.
- Es ist möglich, sich gut zu fühlen, ohne sich abzumühen. Ich weiß, dass ich immer noch dazu neige, zu viel zu tun, und möchte lernen, diese Anstrengung loszulassen, das Tun, „weil es getan werden muss". Ich lasse das „Tun-Müssen" los, d. h. ich gebe mir die Erlaubnis, wenig oder nichts zu tun und ruhig zu bleiben. In diesem Sinne schrieb ich: „Was auch immer mein Umfeld von mir verlangt, ich kann hier sein, an diesem Ort der Ruhe und Stille. Was auch immer ich gefragt oder gesagt bekomme, was auch immer mir befohlen wird, ich habe die Erlaubnis, innezuhalten, zu ruhen, still zu sein und alles einfach sein zu lassen. Ich stelle mir vor, ich bin im Wasser und schwimme im Meer. Ich bin allein und fühle mich trotzdem

von meinen Mitmenschen begleitet.
Wie Laotse im Tao-Te-King lehrt: „Der Weise ruht in der Arbeit, ohne zu tun, er lehrt, ohne zu sprechen."

Was ich erreicht habe

Die oben transkribierten Sitzungen und viele andere waren der Schlüssel zu meiner Heilung. Die meisten von ihnen bedeuteten einen qualitativen Sprung für mein Wohlbefinden, da ich sofort einen inneren Umschwung erlebte und mich erleichtert fühlte, vor allem bezüglich meiner sozialen und anderen Ängste.

Ich konnte Lasten wie Angst, Wut, Schmerz, Traurigkeit, Entmutigung, Blockaden und einschränkende Glaubenssätze loslassen. In den Sitzungen und in meinem Alltag spürte ich verstärkt diese Veränderungen, sodass meine Starrheit einer flexibleren Sichtweise auf die Gegenwart, auf mich selbst und auf die verschiedenen Situationen in meinem täglichen Leben wich. Ich erlebte, dass die veralteten Grundprinzipien in mit, die mich in gewisser Weise geformt und kontrolliert hatten, schwächer wurden, als ob sie sich auflösten. Ich fühle die Freude, diese Weite in mir zu erleben.

Die Ängste sind manchmal noch da, aber sie sind leichter geworden. So viele Jahre lang hatten sie viele Momente meines Lebens durchkreuzt und boykottiert – im privaten, beruflichen oder akademischen Bereich. Sie waren mit vielen Gedanken verbunden, die wiederum andere unangenehme Gefühle wie Wut oder Ohnmacht auslösen konnten. Dazu gehörten auch Vergleiche mit anderen Menschen und andere Überzeugungen, die mich herabsetzten. Und all dies spielte sich in meinem Kopf ab, ohne dass ich mir dessen bewusst war.

Durch die Therapie und die Meditationen habe ich mir angewöhnt, öfter innezuhalten, ein unvoreingenommener Zeuge dieser Prozesse zu sein, ohne zu sehr in sie verwickelt zu werden. Ich weiß, dass sie mir passieren, und gleichzeitig bin ich nicht in ihnen gefangen. Ich bin also irgendwie anders als diejenige, die früher in ihre eigenen mentalen

Fallen getappt ist. Mein Geist ist offener, ich kann vollständiger leben. Früher war ich zu sehr mit dem Überleben beschäftigt und konnte viele Dinge, die man mit den Sinnen wahrnimmt, oft nicht genießen. Ich habe viel von meinem „Lebensfilm“ verpasst. Das verleiht mir eine gewisse Traurigkeit über all das, was ich in meinem Leben verpasst habe zu genießen. Gleichzeitig werde ich entschädigt, dass ich jetzt in einem Moment meines Lebens bin, der viel süßer und aufregender ist.

Und ich habe festgestellt, dass wir ein Resonanzboden sind, wenn es um Beziehungen zu anderen geht. Diese gegenwärtigen Beziehungen bringen uns automatisch mit jenen in Verbindung, die in unserer Vergangenheit wichtig waren. Beziehungen, die uns, durch die mit ihnen erlebten schmerzhaften und schwierigen Momente, geprägt haben. Es ist eine automatische, unbewusste Reaktion, die uns durchströmt und Empfindungen und Gefühle wieder aufleben lässt, die sehr überwältigend sein können, ohne dass wir wissen, was mit uns geschieht oder warum. Mir ist klar, dass es schwierig ist, tiefgreifende Erkenntnisse über uns selbst zu erlangen und im Wesen zu wachsen, solange wir uns unserer Reaktionen, Emotionen, inneren Prozesse und deren Ursprung nicht bewusst werden.

Bei dem ganzen Prozess stelle ich fest, dass ich in all diesen Jahren sehr verängstigt gelebt habe, häufig retraumatisiert, dissoziiert, mit wenig Selbstliebe, aber nicht deswegen, weil ich mich nicht ändern wollte, sondern es lediglich nicht konnte.

Etwas, das mich ausmacht, ist, dass ich immer in Bewegung bin und versuche, bei jedem Schritt das Beste aus mir herauszuholen. Der Wunsch, gesund zu sein, war die Richtlinie meines Lebens, der Wunsch, ohne so viel Leid zu leben. Ich sehnte mich danach, aus dem emotionalen „Morast“ herauszukommen, in dem ich mich gefangen fühlte, und ich wusste, dass ich am Ende einen Weg finden würde. Nun sehe ich, dass es wirklich geschehen ist, dass ich es geschafft habe.

Dies passiert durch ein wachsendes Bewusstsein, durch die Möglichkeit, über mich selbst hinauszuschauen, mich in meinem Wesen zu erkennen. Auch durch die „Kleine-Mädchen-Anteile“ in mir, denen ich begegnet bin und immer noch weitere dazu neu kennenlerne.

So setze ich mein Puzzle zusammen und kann sie verstehen, ich kann mich selbst tiefer verstehen, die Feinheiten, das Warum und Wozu jeder Panikattacke. Ich erkenne die Dimension von all dem, die Auswirkungen auf mich, die so gegenwärtig sind, den Schmerz von so viel Misshandlungen, die heftige Angst, die im Menschen verbleibt. Und wie ich selbst, ohne mir dessen bewusst zu sein, diese Saat in mir trage und aufrechterhalte, die so schädlich, zerstörerisch, vernichtend und erschöpfend ist und die so viel Energie beansprucht und mich in Beziehungen leiden lässt. Auch heute spüre ich es noch ab und an.

Jetzt befinde ich mich auf einem völlig anderen Weg, auf dem ich weiß, was es heißt, mich selbst zu lieben, mein Umfeld zu lieben, vor Glück berauscht zu sein, alte Funktionsmuster loszulassen. Ich bin mir bewusst, dass ich jeden Tag die Saat in mir gieße, die mir Liebe, Freude, Frieden, Mitgefühl, Dankbarkeit, Respekt, Mut, das Streben nach Gewaltlosigkeit in jeder Form, und sei sie noch so klein, bringen. Ich sehe, dass dies enorm ist für jemanden, der in entscheidenden Jahren seines Lebens viel verbale und nonverbale Aggression erfahren hat, mit den daraus folgenden äußerlichen und innerlichen Konsequenzen, und dann verlassen wurde. Die Kultivierung dieser Saat führt dazu, dass ich eine stärkere, gelassenere Person bin, mit viel Vitalität und offen für die ständigen Unwägbarkeiten des Lebens – und das mit mehr Humor und Flexibilität.

Die Beziehung zu meiner Mutter ist anders, verständnisvoller, nachsichtiger, friedlicher. Das ist etwas, was vor einiger Zeit undenkbar gewesen wäre. Jetzt haben sich meine inneren kindlichen Anteile, die nach etwas suchten, was ich bei ihr nicht finden konnte, entspannt, denn sie verstehen, dass meine Mutter aufgrund ihrer eigenen Verletzungen mir nicht das geben konnte, was ich brauchte. Selbst wenn sie es gewollt hätte. Ich verstehe auch, welchen Schmerz das Wissen darum, nicht mehr geben zu können, in ihr ausgelöst hat. Ich empfinde Mitgefühl für ihre eigenen hilflosen Kinderanteile, für diese Mutter, die tief im Inneren weiß, dass sie nicht mehr geben kann und ihre Hilflosigkeit mit einem Schutzschild zudeckt.

Mittlerweile kann ich diese Teile von ihr als das anerkennen, was sie sind, sie sogar mit Liebe betrachten. Ich empfinde sie nicht mehr als Problem, sondern als ein Teil meiner Heilung. In einem kürzlich geführten Gespräch mit ihr, in dem ich über Alltagsprobleme mit ihr sprach, konnte sie mir zum ersten Mal sagen, dass sie mich liebt, dass sie mich bewundert und dass sie sieht, dass ich als Frau und als Mutter meiner Kinder alles richtig mache. Ich habe die Liebe zwischen uns beiden gespürt, und das war eines der wertvollsten Geschenke in meinem Leben.

Mit meinem Vater, der in meiner Jugend gestorben ist, habe ich das Gefühl, dass ich jetzt nichts mehr zu klären habe, irgendwie haben wir in letzter Zeit auch unsere Beziehung geheilt.

Und tatsächlich erlebe ich zum ersten Mal in meinem Leben das wunderbare Gefühl, ausnahmslos mit allen Wesen in Harmonie zu sein, und ich merke, wie sehr mich das erfüllt.

Auf dem Weg zu etwas Tieferem

> „Und schließlich gelangen wir in unserer Reife zu einem transpersonalen Bewusstsein, das über das individuelle Bewusstsein hinausgeht und uns dabei hilft, unsere universelle und spirituelle Natur zu erkennen, die uns mit anderen und mit einem höheren Selbst verbindet" (Salvador, 2016, S. 257).

Ich bin froh, dass ich es so weit geschafft habe und ich kann mir vorzustellen, dass sich wahrscheinlich alles noch weiter verbessern kann. Ich möchte mehr Liebe, Wohlbefinden, Freundlichkeit, Gleichmut und Frieden annehmen und geben. Ich möchte eine Quelle großzügigerer Liebe sein, voller Mitgefühl, Gelassenheit, Respekt, Freude, Energie, die heilt.

Ich will weitere Hindernisse überwinden, mehr Ketten loswerden, mich von den Teilen in mir trennen , die nicht zu meinem Wesen gehören. Ich möchte meinen Mut, mich zu zeigen, weiter fördern. Denn manchmal habe ich immer noch das Gefühl, dass es besser für mich ist, mich zu verstecken, allerdings nicht mehr so heftig wie früher. Ich kann gelassen darauf reagieren und mich diesen Ängsten stellen, anstatt mich von ihnen überwältigen zu lassen. Ich habe gelernt, sie zu umarmen, zu beruhigen und dann loszulassen.

Ich will meinen Kindern und meinem Umfeld helfen, sich von den hohen Ansprüchen, der Härte und der Selbstkritik zu befreien, die oft so viel Leid über uns und die uns nahestehenden Menschen bringen. Ich will weiterhin die falschen Glaubenssätze und Schlussfolgerungen aufspüren und loswerden, die seit Jahren mein Handeln kontrollieren, meinem Selbstwertgefühl schädigen und meinen Handlungsspielraum einschränken.

Und mit all dem möchte ich meinen Teil dazu beitragen, eine Welt zu schaffen, in der es mehr Milde, Zuneigung, Fürsorge, Verständnis und Mitgefühl gibt, und in der wir anstelle von so viel Urteilen, Kälte, übermäßigem Ehrgeiz und Eitelkeit die Saat des Innehaltens, Beobachtens, Nachdenkens, Verstehens und der Fähigkeit, ganz zu werden, säen werden.

Notizen, die ich am Ende der letzten Therapiesitzung gemacht habe

Ich fühle mich in mir sicher und gebe mir, was ich brauche. Ich sehe die Menschen, die mir wichtig sind von außen. Sie haben alle ihre eigene Geschichte, und wenn es ihnen besser geht, kommen sie wieder zu sich, zu mir. Ich merke, dass ich ihre Aufmerksamkeit nicht mehr brauche. Früher wäre es undenkbar gewesen, dass ich ein solches Maß an Unabhängigkeit und Freiheit empfinden könnte. Ich fühlte mich abhängig von ihrer Hilfe, um meine Ängste und Probleme zu überwinden.

Jetzt habe ich dieses Gefühl kaum noch. Das gibt mir eine unbeschreibliche Freude und ein Gefühl der Ermächtigung. Ich danke all den Teilen von mir, die sich gezeigt haben und bei meinem therapeutischen Prozess geholfen haben. Wir umarmen uns, und mit einem Gefühl großer Dankbarkeit und Frieden, fühle ich mich mehr mit mir und mit allem verbunden.

Und am Ende meines Berichtes bleibt mir die Überzeugung und die Erkenntnis, dass es möglich ist, zu heilen (psychisch gesund zu werden). Mein Wunsch ist es, dass mein Schreiben diejenigen Menschen erreicht, die aufgrund ihrer Traumata großes Leid aufgestaut haben, damit sie sich dazu entschließen können, die Verantwortung für ihr Wohlbefinden zu übernehmen und sich diesen Geistern zu stellen, die sie sonst weiter quälen und ihr Leben ruinieren. Ein Leben das voller Schönheit, Freiheit und sogar, wenn wir es zulassen, voller Magie sein kann.

Quellennachweis

Cortés | Bourquin – Der Mensch und sein inneres System

. *Anderson F., Sweezy M., Schwartz R. (2019). Innere Familiensysteme – Ein Handbuch der Fähigkeiten. Barcelona: Eleftheria*

. *Boszormenyi-Nagy, I. (2003). Unsichtbare Loyalitäten. Madrid: Amorrortu*

. *Bourquin P. (2018). Trauma und Anwesenheit. Bilbao: Desclée de Brouwer*

. *Bradshaw, J. (2015). Nach Hause kommen: Das innere Kind wiederfinden und zurückgewinnen. Madrid: Móstoles*

. *Büntig, W. (1996). Wesen und Charakter; überarbeitete und gekürzte Fassung eines Vortrags, gehalten im Oktober 1993 bei den Münchener Gestalttagen; Zugriff am 17.4.2020: https://www.zist.de/de/veroeffentlichung/wesen-und-charakter*

. *Cortés C. (2018). Die Integration der inneren Familie. In Bourquin P. Trauma and Presence. Bilbao: Desclée de Brouwer*

. *Emmerson, G. (2003). Ego State Theory. Carmarthen, USA: Crown House Publishing.*

. *Fritzsche K. und Hartman W. (2014). Einführung in die Ego-State-Therapie. Heidelberg, Deutschland: Carl Auer*

. *Guerrero Garcia, M. (2020), in Bourquin, P. and Varela, R. (ed.). La buena práctica de las Constelaciones Sistémicas. Sabadell: Hakabooks*

. *Hellinger, B. (2002). Die Mitte zeichnet sich durch ihre Leichtigkeit aus. Barcelona: Herder*

. *Holmes, T. (2014). Reisen in die Innenwelt. München, Deutschland: Kösel*

. *Jäger, W. (2003), in Mahr, A. (Hrsg.), Konfliktfelder – Wissende Felder. Heidelberg, Deutschland: Carl Auer*

. *Jung, C. G. (2003, 26. Aufl. 2019). Erinnerungen, Träume, Gedanken. Herausgegeben von Aniela Jaffé. Barcelona: Planeta*

. *Koestler, A. (1967). Der Geist in der Maschine. USA: Macmillan Inc.*

. *Orban, P. (2005). Der multiple Mensch. Darmstadt, Deutschland: Schirner.*

. *Merzel, D. (2008). Großer Verstand, großes Herz. Barcelona: La Liebre de Marzo.*

. *Peichl, J. (2010). Jedes Ich ist viele Teile. München, Deutschland: Kösel*

. *Peichl, J. (2013). Innere Kritiker, Verfolger und Zerstörer; Stuttgart, Deutschland: Klett-Cotta.*

. *Salvador, M.C. (2016). Jenseits des Selbst, unsere Essenz in der Heilung von Traumata finden. Barcelona: Eleftheria*

. *Schützenberger, A. (2006) ¡Ay, mis ancestros! Buenos Aires: Omeba*
. *Schwartz, R. (2015). Die Systeme der inneren Familie. Barcelona: Eleftheria*
. *Spiegel, D. (1996). Abhandlung über Psychiatrie; Barcelona: Ancora.*
. *Stein, H. und S. (2014). Handbuch des Dialogs der Stimmen. Barcelona: Eleftheria*
. *Watkins, J. und H. (1997). Ich-Zustände – Theorie und Therapie. New York – London: W. W. Norton.*

Salvador – Die Topografie des Selbst beim Überleben

. *Barach, P. M. (1991). Multiple Persönlichkeitsstörung als eine Bindungsstörung. Dissoziation: Progress in the Dissociative Disorders, 4(3), 117-123.*
. *Berne, E. (1957). Ich-Zustände in der Psychotherapie. Amerikanische Zeitschrift für Psychotherapie, 11(2), 293-309.*
. *Edelman, G. M., & Tononi, G. (2000). Ein Universum des Bewusstseins: Wie aus Materie Fantasie wird. New York, NY: Basic Books.*
. *Herman, J. L. (1992). Trauma und Genesung. Basic Books/Hachette Book Group (spanische Ausgabe. Trauma und Genesung. Ed. Espasa, 1997).*
. *Janet, P. (1907). Die wichtigsten Symptome der Hysterie. London & New York: Macmillan.*
. *Janet, P. (1919). Psychologisches Heilen. New York, USA: Macmillan (das Originalwerk wurde 1894 veröffentlicht).*
. *Kluft, Richard P. (Hrsg.), (1985). Childhood antecedents of multiple personality. Washington, DC: American Psychiatric Press, American Journal of Clinical Hypnosis, 30:3, 227, DOI: 10.1080/00029157.1988.10402742*
. *Levine, P. (1997). Den Tiger wecken: Trauma heilen. North Atlantic Books.*
. *Liotti, G. (1999). Bindungsdesorganisation als Modell zum Verständnis dissoziativer Psychopathologie. In J. Solomon & C. George (Eds.), Disorganization of attachment (pp. 297-317). New York, NY: Guilford Press.*
. *Nijenhuis, E. R. S., & Den Boer, J. A. (2009). Psychobiologie der chronischen Traumatisierung und traumabedingten strukturellen Dissoziation der Persönlichkeit. In P. F. Dell & J. A. O'Neil (Eds.), Dissoziation and the dissociative disorders: DSM-IV and beyond (pp. 337-365). New York, NY: Routledge.*
. *Nijenhuis ER, Vanderlinden J, Spinhoven P. Animal defensive reactions as a model for trauma-induced dissociative reactions. J Trauma Stress. 1998 Apr; 11(2): 243-60. doi: 10.1023/A:1024447003022. PMID: 9565914.*
. *Nijenhuis, E. R. S., Van der Hart, O., & Steele, K. (2002). Die sich abzeichnende Psycho-*

biologie von traumabedingter Dissoziation und dissoziativen Störungen. In H. D'haenen, J. A. den Boer & P. Willner (Eds.), Biological psychiatry (pp. 1079-1098). Chichester, England: Wiley.

. *Panksepp, J. (1998). Affektive Neurowissenschaft: Die Grundlagen der menschlichen und tierischen Emotionen. New York, NY: Oxford University Press.*

. *Porges, S. W. (2017). The Polyvagal Theory: Neurophysiological Foundations of Emotions, Attachment, Communication, and Self-regulation. (2011) The Polyvagal Theory: Neurophysiological Foundations of Emotions, Attachment, Communication, and Self-regulation (Norton Series on Interpersonal Neurobiology).*

. *Salvador. M. (2008). Das Lebensskript im Körper. Journal of Transactional Analysis and Humanistic Psychology, n° 59, 238-246.*

. *Salvador, M. C. (2009). Psychologisches Trauma: ein neurophysiologischer Prozess mit psychologischen Folgen. Revista De Psicoterapia, 20(80), 5-16. https://doi.org/10.33898/rdp.v20i80.835*

. *Salvador, M. (2013). Die Weisheit des subkortikalen Gehirns. Internationale Zeitschrift für Integrative Psychotherapie, Vol. 4, Nr. 2, 2013.*

. *Salvador, M. C. (2016). Jenseits des Selbst, unsere Essenz in der Heilung von Trauma finden. .Eleftheria. (Englische Ausgabe (2019) Beyond the Self: Healing Emotional Trauma and Brainspotting. Eleftheria).*

. *Salvador, M. C. (2018). Brainspotting, Dissoziation und Ich-Zustände (Kapitel 7). In Wolfrum, G. The Power of Brainspotting, Eine internationale Anthologie. Asanger Verlag GmbH.*

. *Salvador, M. (2018). Anwesenheit und Einstimmung als Heilungsfaktor. In Bourquin, P. Trauma und Präsenz. Desclée De Brouwer.*

. *Salvador, M. C. (2021). Framing as Listening and Access to the Deep Emotional Life. The Optics for Reaching the Subcortical Brain. Zeitschrift für Psychotherapie. 32. 177-195. 10.33898/rdp.v32i118.492.*

. *Scaer, R. C. (2001). Der Körper trägt die Last: Trauma, Dissoziation und Krankheit. Haworth Press*

. *Selye H. (1976). Stress in Gesundheit und Krankheit. Reading, MA: Butterworth.*

. *Spiegel, D. (1984). Multiple Persönlichkeit als eine posttraumatische Belastungsstörung. Psychiatric Clinics of North America, 7(1), 101-110.*

. *Steinber, M., Schnall, M. (2002). Der Fremde im Spiegel: Dissoziation: Die verborgene Epidemie. DIANE Publishing Company (Hrsg. auf Spanisch: Quién soy realmente?: la disociación, un trastorno tan frecuente como la ansiedad y la depresión. Javier Vergara Herausgeber, 2002)*

. *van der Hart, O., Nijenhuis, E., Steele, K. (2006, 2011). The haunted self. Bilbao: Desclée de . Brouwer (englische Ausgabe: The haunted self: Structural dissociation and the treatment of chronic traumatization. New York, NY: Norton, 2006).*
. *van der Kolk BA, Roth S, Pelcovitz D, Sunday S, Spinazzola J. Disorders of extreme stress: The empirical foundation of a complex adaptation to trauma. J Trauma Stress. 2005 Oct; 18(5):389-99. doi: 10.1002/jts.20047. PMID: 16281237.*
. *van der Kolk, B. A. (2014). The body keeps the score: Brain, mind, and body in the healing of trauma. Viking (englische Ausgabe. The body keeps the score. Eleftheria, 2015).*
. *Vermetten, E., Doherty, M. und Spiegel, D. (2007). Traumatische Dissoziation: Neurobiologie und Behandlung. Arlington, VA: American Psychiatric Publishing.*

Jesús Atencia – Kartografische Analyse des Prozesses

. *Erskine, R.G. (1993) Die Bedeutung von Erkundung, Einstimmung und Beteiligung in der Psychotherapie der Dissoziation. In Transactional Analysis Journal, vol. 23, Issue 4, pp. 184-190 Original article at: https://doi.org/10.1177/036215379302300402; article in English: https://www.integrativetherapy.com/es/articles.php?id=20*
. *Erskine, R. G. und Trautmann, R. L. (1997). Methoden der integrativen Psychotherapie. Originalartikel in Erskine, R. G. (1997). Theorien und Methoden einer integrativen Transaktionsanalyse. Ein Band mit ausgewählten Artikeln. TA Press, San Francisco. Artikel auf Englisch unter: https://www.integrativetherapy.com/es/articles.php?id=27*
. *Levine, P.A. (2010). In an unspoken voice. North Atlantic Books (Hrsg. auf Englisch: In an unspoken voice. Madrid: Gaia Ediciones (2021)).*
. *Porges, S. W. (2017). The Polyvagal Theory: Neurophysiological Foundations of Emotions, Attachment, Communication, and Self-regulation. The Polyvagal Theory: Neurophysiological Foundations of Emotions, Attachment, Communication, and Self-regulation (Norton Series on Interpersonal Neurobiology).*
. *Salvador, M. C. (2016). Jenseits des Selbst, unsere Essenz in der Heilung von Trauma finden. Eleftheria. (Hrsg. auf Englisch (2019) Beyond the Self: Healing Emotional Trauma and Brainspotting. Eleftheria).*
. *Salvador, M. C. (2018). Brainspotting, Attunement und Präsenz in der therapeutischen Beziehung. Veröffentlicht in: Wolfrum, G. (2018) The Power of Brainspotting, Eine internationale Anthologie. Asanger Verlag GmbH. (p 3-30). Artikel auf Englisch unter: https://aleces.com/wp-content/uploads/2019/08/articulo-3.pdf*
. *Salvador, M. C. (2021). Framing as Listening and Access to the Deep Emotional Life. The*

Optics for Reaching the Subcortical Brain. Zeitschrift für Psychotherapie. 32. 177-195. 10.33898/rdp.v32i118.492.

Bourquin | Cortés – Das inneren System aufstellen

. *Bourquin, P. (2007). Las Constelaciones Familiares. Bilbao: Desclée de Brouwer*

. *Bourquin, P. (2011). Die Kunst der Therapie. Bilbao: Desclée de Brouwer*

. *Bourquin, P. (2017). Kräfte, die heilen. Bilbao: Desclée de Brouwer*

. *Bourquin, P. (2018). Trauma und Anwesenheit. Bilbao: Desclée de Brouwer*

. *Cortés C. (2018). Die Integration der inneren Familie. In Bourquin P. Trauma and Presence. Bilbao: Desclée de Brouwer*

Über die Autoren

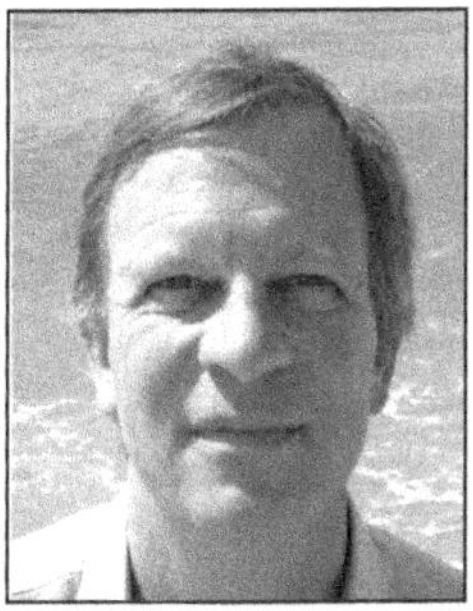

PETER BOURQUIN

stammt aus Deutschland und lebt seit 1998 in der Nähe von Barcelona. Gründer in 2005 des Instituts „ECOS - Escuela de Constelaciones Sistémicas". Therapeut mit humanistischem und systemischen Ansatz, ausgebildet u.a. in Gestalttherapie, „Brainspotting" bei Mario Salvador und David Grand und in „Integrativer Psychotherapie" bei Richard Erskine. 1999 lernte er bei Bert Hellinger das Familienstellen kennen. Er ist einer der Pioniere der Aufstellungsarbeit in Spanien und bildet seit 2002 in dieser Methode aus. International hat er in der Fortbildung und Supervision mit verschiedenen therapeutischen Instituten in Europa und Lateinamerika kooperiert. Anerkannter Weiterbildner der deutschen und spanischen Verbände (DGfS und AECFS). Autor von neun Büchern, die in sechs Sprachen veröffentlicht sind.
Kontakt: www.peterbourquin.net

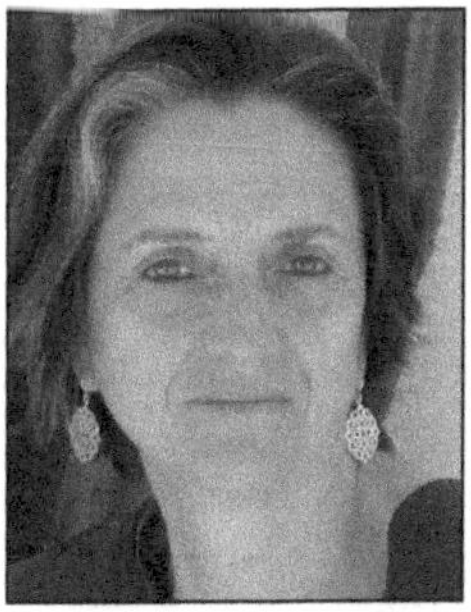

CARMEN CORTÉS

Leiterin und Dozentin des ECOS-Instituts, Barcelona. Sie gibt Fortbildungen und Workshops zur Aufstellungsarbeit in ganz Spanien. Expertin für Familien- und Systemaufstellungen am Real Centro Universitario María Cristina (RCU), Madrid. Ausgebildet in verschiedenen humanistischen Therapieansätzen: Gestalttherapie; SAT-Programm mit Claudio Naranjo; „Brainspotting" mit David Grand; „Integrative Psychotherapie" mit Richard Erskine; und „Internal Family System" (IFS) mit Richard Schwartz. Zusammen mit Peter Bourquin Ist sie Autorin des Buches „Der allein gebliebene Zwilling"(2014) und Mitautorin des Buches „Trauma und Begegnung" (2018).
Kontakt: www.infoecosweb.net

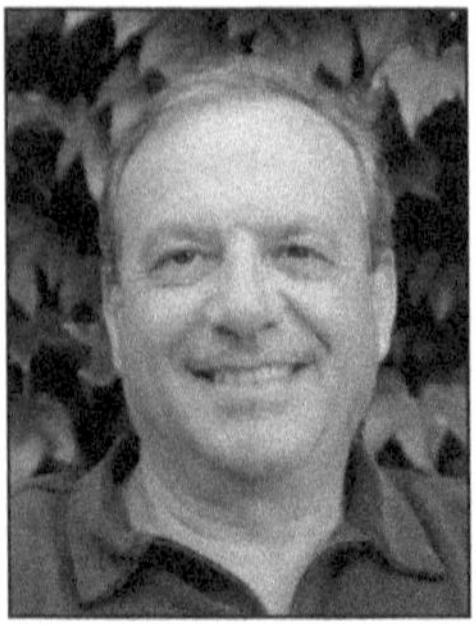

MARIO C. SALVADOR

Psychologe und Spezialist für klinische Psychologie, Codirektor von ALECES „Instituto de Psicoterapia Integradora del Trauma y Brainspotting España". Er verfügt über vier Jahrzehnte Erfahrung in der Praxis der Psychotherapie und ist internationaler Ausbilder für Integrative Psychotherapie der IIPA, Lehrer und Supervisor für Transaktionsanalyse (EATA-ITAA), Ausbilder und Supervisor für Brainspotting des BTI, sowie Ausbilder und Supervisor in der von ihm entwickelten Methode Aleceia der Traumaufarbeitung. Aktuell tätig in Spanien, Brasilien, Ecuador, Italien, Slowenien, Rumänien, Russland und Österreich. Er ist derzeitig Präsident der spanischen Brainspotting Association sowie Schatzmeister der Iberoamerikanischen Vereinigung für Psychotrauma (AIBAPT). Autor mehrerer Bücher.

Kontakt: www.aleces.com

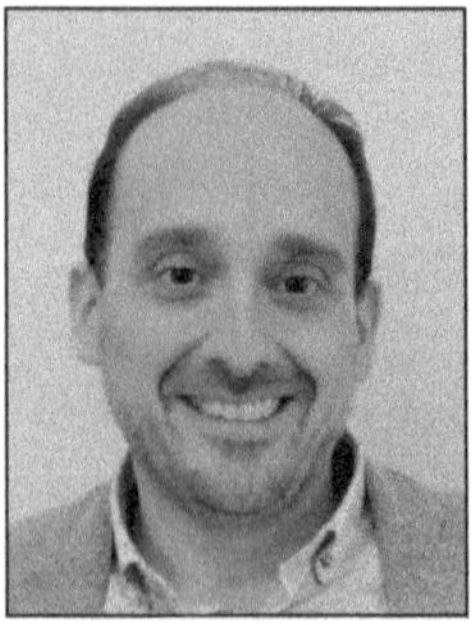

JESÚS ATENCIA

Hochschulabschluss in Psychologie (2004), anschliessend 2005 bis 2016 Lehrer für Mathematik, Chemie und Geologie. Fortbildung in Integrativer Humanistischer Psychotherapie (Galene Institut), Notfallpsychologie (COP Madrid), Neurofeedback (SEBINE), Brainspotting und in Methode Aleceia der Traumaaufarbeitung (Alecés Institut). Zertifikat in SSP (Safe and Sound Protocol), basierend auf der Polyvagal-Theorie. Er arbeitet in Madrid als Psychotherapeut für Erwachsene, Jugendliche und Kinder und als Berater in Schulen sowie als Lehrerfortbilder im Sekundarbereich.

Kontakt: www.epojepsicoterapia.com

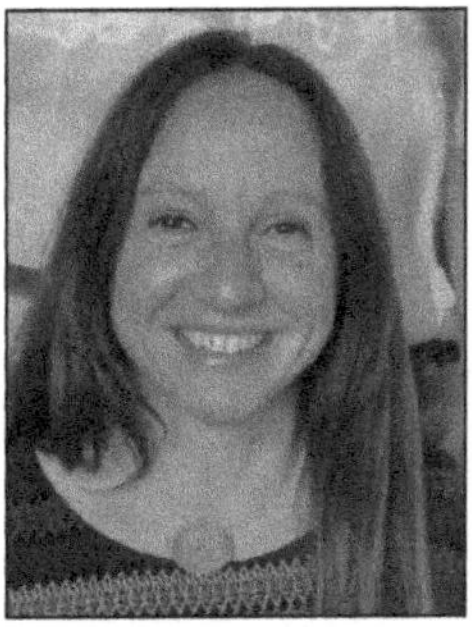

JUDIT CLIMENT
ist seit mehr als 25 Jahren als Psychologin tätig. In den letzten zwei Jahrzehnten war sie als Psychotherapeutin und allgemeine Gesundheitspsychologin bei der Stiftung Els Tres Turons (Barcelona) tätig, die sich der Förderung der psychischen Gesundheit von Jugendlichen und Erwachsenen widmet. Mehr als drei Jahre lang koordinierte sie einen kommunalen Rehabilitationsdienst für junge Menschen und unterstützt diese Gruppe bis heute als Psychotherapeutin, Beraterin und Beraterin für Einzel- und Gruppenarbeitsplätze. Sie ist in verschiedenen Therapieformen ausgebildet, u.a. Atemarbeit und Traumabehandlung (Institut Alecés).
Kontakt: Judit.climent@els3turons.org

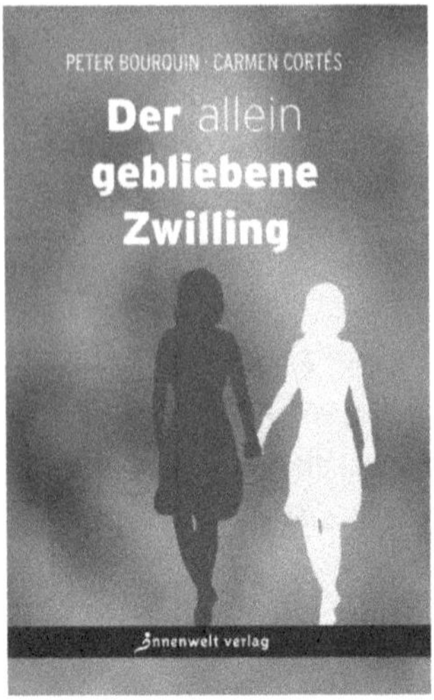

Peter Bourquin | Carmen Cortés
DER ALLEIN GEBLIEBENE ZWILLING
208 Seiten | Broschur
ISBN 978-3-942502-40-5

. Jedes zehnte Baby, das zur Welt kommt, hat sein Leben als Zwilling begonnen.
. Dieser Prozentsatz wächst durch die steigende Zahl der In-vitro-Befruchtungen.

Was für Folgen hat es, die ersten Wochen oder Monate seiner Existenz von einem Zwilling begleitet zu sein, dann dessen Verlust zu erleben und schließlich alleine zur Welt zu kommen?
Wie kann der überlebende Zwilling diese Erfahrung verarbeiten und integrieren, wenn sie ihm obendrein oftmals nicht bekannt ist und allein in den unbewussten Seiten seines Seins gespeichert bleibt?
Antworten auf diese und viele weitere Fragen sind der Kern dieses Buches.
Es kommen Betroffene zu Wort, die über die vielfältigen Lebenswege eines allein gebliebenen Zwillings berichten.

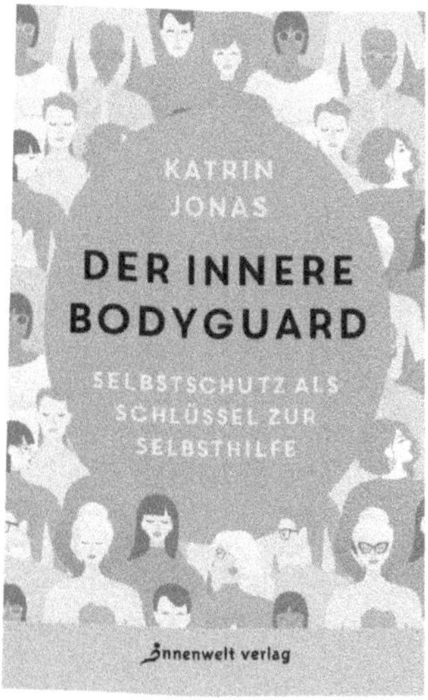

Katrin Jonas
DER INNERE BODYGUARD
Selbstschutz als Schlüssel zur Selbsthilfe
160 Seiten | Broschur
ISBN 978-3-947508-64-8

Unser Körper ist mit einem ausgefeilten Selbstschutzsystem ausgestattet, das uns in herausfordernden Situationen vor Verletzungen, seelischer oder körperlicher Natur, schützt. Dieser innere Bodyguard ist oft lebensrettend. Doch manchmal verfestigen sich dessen Mechanismen und Reflexe, dann bleiben sie aktiv, obwohl die Bedrohungssituation längst vorbei ist. Der Körper bleibt im Alarmmodus, harmonische Abläufe des zentralen Nervensystems werden blockiert. Tiefe Entspannung und innerer Friede finden keinen Platz. Hält dieser Zustand lange an, können daraus chronische Symptome entstehen.
Dieses Buch zeigt, wie überflüssig gewordene Selbstschutzmechanismen erkannt und zurückgefahren werden können. Es zeigt, wie wir im Einklang mit unserem Nervensystem leben lernen und wahre Selbst-Sicherheit erlangen.
So entsteht Raum für ein Leben, in dem der reflexartige Selbstschutz seinen Platz hat, er den Alltag aber nicht mehr bestimmt.